# 人体经络

## 使用手册全书

主编 ■ 高海波 刘红

江苏凤凰科学技术出版社
·南京·

# 常用骨度分寸表

骨度分寸法：将人体各部位分成若干等份，每一等份为 1 寸，作为量取穴位的标准。

| 部位 | 起止点 | 分寸 | 说明 | |
|------|--------|------|------|---|
| 头颈部 | 前发际至后发际 | 12 寸 | 用于头部，前额部及颈后部的直寸。当头发稀少，前后发际不清楚时，可从眉心至颈后最高的第 7 颈椎下缘作 18 寸，其中眉心至前发际为 3 寸，后发际下也为 3 寸 | |
| | 前发际至眉心 | 3 寸 | | |
| | 后发际至第 7 颈椎棘突下 | 3 寸 | | |
| | 前额两发角之间 | 9 寸 | | |
| 胸腹部 | 两乳头之间 | 8 寸 | 女性可取两锁骨中点之间的距离作 8 寸，用在胸腹部 | 胸部及胁肋部取穴直寸，一般根据肋骨计算，每肋骨折作 1 寸 6 分 |
| | 胸剑联合中点至脐中 | 8 寸 | 用在上腹部，剑突骨折作 0.5 寸 | |
| | 脐中至耻骨联合上缘 | 5 寸 | 用在下腹部 | |
| 腰背部 | 肩胛骨内侧缘至脊柱正中 | 3 寸 | 用于背部 | 背部直寸以脊柱间隙为取穴根据 |
| | 第 7 颈椎至尾骨 | 15 寸 | 用于腰骶部 | |
| 上肢 | 腋前横纹至肘横纹 | 9 寸 | 用在上臂内外侧 | |
| | 肘横纹至腕横纹 | 12 寸 | 用在前臂内外侧 | |
| 下肢 | 股骨大转子至肘横纹 | 19 寸 | 用于大腿 | |
| | 肘横纹至外踝尖 | 16 寸 | 用于下肢前、外后侧 | |
| | 耻骨联合上缘至股骨内上髁上缘 | 18 寸 | 用于大腿 | |
| | 胫骨内侧髁下缘至内踝尖 | 13 寸 | 用于下肢内侧 | |
| | 臀横纹至肘横纹 | 14 寸 | 用于大腿 | |
| | 内踝尖至足底 | 3 寸 | 用于下肢内侧 | |

# 常用骨度分寸图

　　骨度分寸法又叫分寸折量法，这种方法是按照人体比例计算的。因此不论患者为成人、小孩或高矮胖瘦均可适用。

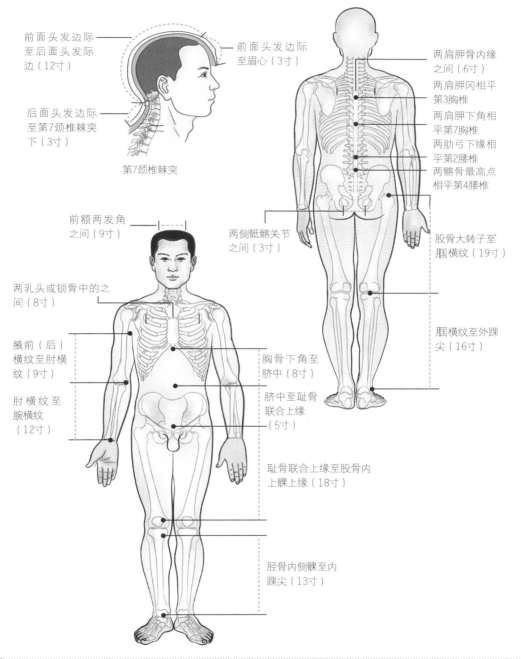

前面头发边际至后面头发边际边（12寸）

前面头发边际至眉心（3寸）

后面头发边际至第7颈椎棘突下（3寸）

第7颈椎棘突

两肩胛骨内缘之间（6寸）

两肩胛冈相平第3胸椎

两肩胛下角相平第7胸椎

两肋弓下缘相平第2腰椎

两髂骨最高点相平第4腰椎

股骨大转子至腘横纹（19寸）

腘横纹至外踝尖（16寸）

前额两发角之间（9寸）

两乳头或锁骨中的之间（8寸）

腋前（后）横纹至肘横纹（9寸）

肘横纹至腕横纹（12寸）

两侧骶髂关节之间（3寸）

胸骨下角至脐中（8寸）

脐中至耻骨联合上缘（5寸）

耻骨联合上缘至股骨内上髁上缘（18寸）

胫骨内侧髁至内踝尖（13寸）

# 人体经络推拿主治一览表

● 手太阴肺经经穴主治一览表

| 穴位名称 | 位置 | 推拿手法 | 主治病症 |
|---|---|---|---|
| 中府穴 | 胸前壁的外上方、云门穴下1寸、前正中线旁开6寸，平第1肋间隙处 | 点、按、揉法 | 支气管炎、咳喘、心脏病、胸肺胀满、胸肌疼痛、肩背痛 |
| 云门穴 | 人体胸前壁外上方，锁骨外侧下端三角形的凹陷处 | 点、按、揉法 | 支气管炎、咳喘、心脏病、胸肺胀满、胸肌疼痛、肩背痛 |
| 天府穴 | 上臂内侧面，肱二头肌外侧缘，腋前纹头下3寸 | 点、揉、掐法 | 支气管炎、哮喘、鼻炎、肩臂疼痛等 |
| 侠白穴 | 上臂内侧面，肱二头肌外侧缘，腋前纹头下4寸 | 点、揉法 | 哮喘、胸部烦满、干呕、肩臂疼痛等 |
| 尺泽穴 | 肘部屈曲，在肘横纹内侧中央处有粗腱，腱的外侧即是 | 点、按、揉法 | 无名腹痛、咳喘、咽喉肿痛、肘臂肿痛、皮肤过敏 |
| 孔最穴 | 尺泽穴下约5寸处 | 点、揉、捏法 | 肠炎、痔疮、热病、头痛、支气管炎、咽喉痛 |
| 列缺穴 | 在桡骨茎突的上方，腕横纹上1.5寸处 | 点、揉、掐法 | 感冒、支气管炎、神经性头痛、落枕、腕关节及周围软组织等疾患 |
| 经渠穴 | 前臂掌侧，腕横纹上1寸，桡动脉外侧处 | 点、揉法 | 支气管炎、咳嗽、喉痹、咽喉肿痛、肺热等 |
| 太渊穴 | 手掌心朝上，腕横纹的桡侧，拇指立起时，有大筋竖起，筋内侧凹陷处 | 点、揉、掐法 | 流行性感冒、支气管炎、胸痛、失眠、腕关节及周围软组织等疾患 |
| 鱼际穴 | 手掌心朝上，在第1掌骨中点之桡侧，赤白肉际处 | 点、揉、捏法 | 声带疾患、头痛、眩晕、咽炎、腹痛、脑充血、口干舌燥等 |
| 少商穴 | 双手拇指末节桡侧，距指甲根角0.1寸处即是 | 掐法 | 感冒、扁桃体炎、肺炎、呃逆、失眠、牙龈出血等 |

## ● 手阳明大肠经经穴主治一览表

| 穴位名称 | 位置 | 推拿手法 | 主治病症 |
|---|---|---|---|
| 商阳穴 | 食指的桡侧，距离指甲根角大约0.1寸处 | 掐法 | 胸闷、哮喘、咽炎、牙痛等 |
| 三间穴 | 微微握拳，在食指的桡侧、第2掌指关节后的凹陷处，合谷穴前 | 点、揉、掐法 | 牙痛、咽喉肿痛、肠鸣下痢等 |
| 合谷穴 | 手背第1、2掌骨间，第2掌骨桡侧的中点处 | 点、揉、捏、掐法 | 头痛、耳鸣、鼻炎、肩胛神经痛、神经衰弱等 |
| 阳溪穴 | 手掌侧放，翘起拇指，在手腕背侧，腕横纹两肌腱间凹陷中即是 | 点、揉、掐、刮法 | 头痛、耳鸣、扁桃体炎、牙痛、手腕痛、小儿消化不良等 |
| 下廉穴 | 前臂背面桡侧，当阳溪穴与曲池穴连线上，肘横纹下4寸处 | 点、揉、掐法 | 头痛、眩晕、肘关节炎、腹痛、腹胀等 |
| 手三里穴 | 前臂背面桡侧，当阳溪穴与曲池穴连线上，肘横纹下2寸处 | 点、揉、捏、掐法 | 牙痛、腹痛、腹胀、腹泻、肘臂疼痛等 |
| 曲池穴 | 屈肘成直角，肘横纹外侧端与肱骨外上髁连线中点处 | 点、揉、抠、拨法 | 肩肘关节疼痛、感冒、扁桃体炎、急性胃肠炎等 |
| 肘髎穴 | 上臂外侧，曲肘时，曲池穴外上方1寸 | 点、揉、掐、抠法 | 肘臂疼痛、肘臂麻木等 |
| 臂臑穴 | 上臂外侧，三角肌止点，曲池穴上7寸 | 点、揉、捏、掐法 | 肩肘臂疼痛、眼疾、颈项拘挛等 |
| 肩髃穴 | 人体肩峰与肱骨大结节之间，肩部三角肌上部正中位置 | 点、揉、掐、抠法 | 肩胛关节炎、中风、偏瘫、高血压、手臂无力等 |
| 天鼎穴 | 颈外侧部，喉结旁边，当胸锁乳突肌后缘，扶突穴直下1寸 | 点、揉、捏、掐法 | 咽喉肿痛、声音嘶哑等 |
| 扶突穴 | 颈外侧部，喉结旁开3寸，当胸锁乳突肌前后缘之间 | 点、揉法 | 咳嗽、气喘、咽喉肿痛、甲状腺肿大等 |
| 口禾髎穴 | 上唇部，鼻孔外缘直下，水沟穴旁开0.5寸的位置即是 | 点、按、揉、掐法 | 鼻炎、鼻塞、鼻出血、面部肌肉痉挛等 |
| 迎香穴 | 人体面部，鼻翼旁开约0.5寸的皱纹中 | 点、揉、掐法 | 各种鼻疾、面神经麻痹、面部痒肿等 |

## ● 足阳明胃经经穴主治一览表

| 穴位名称 | 位置 | 推拿手法 | 主治病症 |
|---|---|---|---|
| 承泣穴 | 面部，目正视，瞳孔直下，当眼球与眶下缘之间 | 点、按法 | 各种眼部疾病、面肌痉挛、面神经麻痹等 |
| 四白穴 | 人体面部，瞳孔直下，当眶下孔凹陷处 | 点、按、揉法 | 眼疾、头痛、目眩、口眼歪斜、面部肌肉痉挛等 |
| 地仓穴 | 在口角外侧旁开约0.4寸处 | 点、按、揉法 | 面神经麻痹、疼痛，口歪流涎、眼睑跳动等 |
| 颊车穴 | 下颌角前上方大约1横指处，按之凹陷处 | 点、揉、抠法 | 口眼歪斜、牙痛、面神经麻痹、声嘶沙哑、颈部痉挛等 |
| 下关穴 | 人体的头部侧面，耳前1横指，颧弓下陷处 | 点、揉、刮法 | 耳鸣、牙痛、口歪、面痛、眩晕等 |
| 头维穴 | 当额角发际上0.5寸，头正中线旁开4.5寸 | 点、按、揉、掐法 | 头痛、目痛多泪、喘逆烦满、呕吐、大汗等 |
| 人迎穴 | 位于颈部，在喉结外侧大约1.5寸处 | 揉法 | 咽喉肿痛、气喘、瘰疬、瘿气、高血压等 |
| 乳根穴 | 人体胸部，乳头直下，乳房根部的凹陷处，在第4肋间隙 | 点、按、揉法 | 胸痛心闷、呃逆、乳痛、乳腺炎、乳汁不足等 |
| 滑肉门穴 | 人体上腹部，在肚脐上方1寸处，距前正中线2寸 | 点、按、揉颤法 | 吐舌、舌强、重舌、肥胖、慢性胃肠病、呕吐、胃出血、月经不调等 |
| 天枢穴 | 人体中腹部，平脐中，肚脐左右2寸处 | 点、按、揉法 | 便秘、腹泻、肠鸣、腹痛、月经不调等 |
| 归来穴 | 人体下腹部，在脐中下4寸，距前正中线2寸 | 点、按、揉法 | 腹痛、疝气、月经不调、带下、子宫内膜炎、阳痿、睾丸炎 |
| 气冲穴 | 腹股沟稍上方，当脐中下约5寸，距前正中线2寸 | 点、按、揉法 | 腹痛、肠鸣、疝气、月经不调、不孕、阳痿、阴肿等 |
| 伏兔穴 | 大腿前面，髌骨外上缘直上6寸处 | 点、揉、压法 | 腰痛、膝冷、下肢神经痛、下肢麻痹、膝关节炎等 |
| 犊鼻穴 | 屈膝，在膝部，髌韧带外侧的凹陷中 | 点、按、揉、掐法 | 膝关节痛、下肢麻痹、脚气、水肿、下肢无力等 |
| 足三里穴 | 外膝眼下3寸，距胫骨前嵴1横指，当胫骨前肌上即是 | 点、揉、掐法 | 各类心血管疾病及肠胃疾病 |
| 丰隆穴 | 足外踝上8寸（大约在外膝眼与外踝尖的连线中点）处，胫骨前嵴外2横指 | 点、按、揉法 | 痰多、咳嗽、眩晕、下肢肌肉痉挛、便秘等 |
| 解溪穴 | 足背踝关节横纹的中点，两筋之间的凹陷处 | 点、按、揉、掐法 | 牙痛、心烦、目赤、头痛、眩晕、腹胀、便秘、脚腕痛、下肢麻痹 |
| 内庭穴 | 在足的第2趾与第3趾之间，脚缝尽处的凹陷中 | 掐法 | 牙痛、胃肠炎、扁桃体炎、趾跖关节痛等 |
| 厉兑穴 | 足部第2趾外侧，位于趾甲根角旁0.1寸处 | 掐法 | 口肌麻痹、腹胀、肝炎、脑贫血、足冷等 |

## ● 足太阴脾经经穴主治一览表

| 穴位名称 | 位置 | 推拿手法 | 主治病症 |
|---|---|---|---|
| 隐白穴 | 足第1趾末节内侧，距离趾甲根角大约0.1寸 | 掐法 | 崩漏、子宫痉挛、腹胀、便血、惊风等 |
| 太白穴 | 足内侧缘，当第1跖骨小头后下方凹陷处，即脚的内侧缘，靠近足第1趾处 | 点、揉、掐法 | 胃痛、腹胀、吐泻、便秘及各种脾虚证 |
| 公孙穴 | 足内侧，第1跖骨基底部前下缘，第1趾关节后1寸处 | 点、揉、按法 | 胃痛、腹痛、呕吐、腹泻、女性生理性疼痛、足踝痛等 |
| 商丘穴 | 足部，内踝前下方的凹陷中 | 点、揉、掐法 | 胃痛、腹痛、呕吐、腹泻、女性生理性疼痛、足踝痛等 |
| 三阴交穴 | 人体小腿内侧，足内踝上缘四指宽，内踝尖正上方、胫骨内侧面后缘 | 点、揉、掐法 | 妇科、男女生殖系统病症以及腹胀、消化不良、食欲不振、肠绞痛、腹泻、失眠、神经衰弱等 |
| 漏谷穴 | 胫骨后缘，三阴交穴直上3寸 | 点、揉、掐法 | 腹胀、消化不良、食欲不振、肠绞痛、腹泻、失眠、神经衰弱等 |
| 阴陵泉穴 | 人体小腿内侧，膝下胫骨内侧髁后下方的凹陷处 | 点、揉、捏法 | 腹胀、腹绞痛、肠炎、痢疾、膝痛、尿潴留等 |
| 血海穴 | 屈膝，在大腿内侧，髌底内侧端上2寸，股四头肌内侧头的隆起处 | 点、揉法 | 月经不调、崩漏、湿疹、膝痛等 |
| 箕门穴 | 大腿内侧，血海穴上6寸 | 点、揉、推法 | 泌尿及生殖系统疾病，尿潴留、遗尿、遗精、腹股沟淋巴结炎等 |
| 冲门穴 | 腹股沟外上缘，距耻骨联合上缘中点3.5寸 | 点、按法 | 腹痛、疝气、子宫内膜炎、带下、睾丸炎等 |
| 府舍穴 | 人体下腹部，当脐中下4寸，冲门穴外上方0.7寸，距前正中线4寸 | 点、按、揉法 | 腹痛、疝气等 |
| 腹结穴 | 人体下腹部，大横穴下1.3寸 | 点、按、揉、颤法 | 腹痛、腹泻、肠炎、痢疾、阳痿等 |
| 大横穴 | 人体的中腹部，距脐中4寸 | 点、按、揉法 | 便秘、腹胀、腹泻、小腹冷痛、四肢痉挛、腹部肥胖等 |
| 腹哀穴 | 人体上腹部，距前正中线4寸，大横穴上3寸 | 点、按、揉、颤法 | 腹痛、腹泻、便秘、痢疾、消化不良等 |
| 食窦穴 | 胸外侧部，前正中线旁开6寸，当第5肋间隙 | 点、按、揉、推法 | 肺炎、腹水、尿潴留、肋间神经痛等 |
| 天溪穴 | 胸外侧部，前正中线旁开6寸，当第4肋间隙 | 点、按、揉法 | 肺炎、支气管炎、咳喘、乳腺炎等 |
| 周荣穴 | 人体的胸外侧部，当第2肋间隙，距前正中线6寸 | 点、按、揉法 | 咳嗽、气逆、胸胁胀满等 |
| 大包穴 | 人体的腋窝下，腋中线直下，当第6肋间隙处 | 点、按、揉法 | 肺炎、气喘、胸膜炎、胸胁疼痛、膀胱麻痹、消化不良等 |

## ● 手少阴心经经穴主治一览表

| 穴位名称 | 位置 | 推拿手法 | 主治病症 |
|---|---|---|---|
| 极泉穴 | 人体的两腋窝正中，在腋窝下的两条筋脉之间，腋动脉的搏动之处 | 点、按、揉、弹、抠法 | 心肌炎、心绞痛、冠心病、心悸等各类心脏疾病，以及肩臂疼痛、肩关节炎、上肢麻木等 |
| 青灵穴 | 手臂内侧，当极泉穴与少海穴的连线上，肘横纹上3寸处，肱二头肌的内侧沟中 | 点、揉、拨法 | 神经性头痛、肋痛、肩臂疼痛、心绞痛、肩胛及前臂肌肉痉挛等 |
| 少海穴 | 肘横纹内侧端与肱骨内上髁连线的中点处 | 点、揉法 | 神经衰弱、癔症、头痛、目眩、心痛、牙痛、肋间神经痛、肘臂挛痛等 |
| 灵道穴 | 尺侧腕肌腱的桡侧缘，腕横纹上1.5寸 | 点、揉、抠法 | 心痛、癔症、精神病、肘臂疼痛等 |
| 通里穴 | 尺侧腕肌腱的桡侧缘，腕横纹上1寸 | 点、揉、抠法 | 心痛、心悸、头痛、腕肘及前臂疼痛等 |
| 阴郄穴 | 尺侧腕肌腱的桡侧缘，腕横纹上0.5寸 | 点、揉、抠法 | 心痛、心悸、头痛、神经衰弱等 |
| 神门穴 | 手腕关节部位，腕掌横纹尺侧端凹陷处 | 点、揉、抠法 | 心烦、失眠、神经衰弱、癔症、心绞痛、糖尿病、高血压等 |
| 少府穴 | 人体第4、第5掌骨之间，屈指握拳时，小指与无名指指端之间 | 点、揉、抠法 | 风湿性心脏病、心悸、心律不齐、心绞痛、胸痛、遗尿、前臂神经麻痹、小指挛痛等 |
| 少冲穴 | 小指末节桡侧，距指甲根角0.1寸处 | 掐法 | 各种心脏疾患、热病昏迷、心悸、心痛、结膜炎、上肢肌肉痉挛等 |

## ● 手太阳小肠经经穴主治一览表

| 穴位名称 | 位置 | 推拿手法 | 主治病症 |
|---|---|---|---|
| 少泽穴 | 小指末节尺侧，距指甲根角旁0.1寸 | 掐法 | 头痛、目翳、咽喉肿痛、肋间神经痛、乳腺炎、精神分裂等 |
| 前谷穴 | 第5掌指关节尺侧，掌指横纹头赤白肉际 | 点、掐法 | 头痛、耳鸣、咽喉炎、乳腺炎等 |
| 后溪穴 | 手掌尺侧，微微握拳，当第5掌指关节后远侧，掌横纹头赤白肉肉际 | 点、掐法 | 急性腰扭伤、头痛目赤、咽喉肿痛、手指及臂肘痉挛等 |
| 阳谷穴 | 手腕腕背横纹尺侧，当尺骨茎突与三角骨之间的凹陷处 | 点、掐法 | 精神病、癫痫、肋间神经痛、牙龈炎、头痛、目眩、热病、腕痛等 |
| 养老穴 | 屈肘，手掌心向胸，尺骨茎突桡侧缘上方凹陷中 | 点、掐法 | 目视不清，肩、背、肘、臂等部位酸痛，以及呃逆、落枕、腰痛等 |
| 支正穴 | 前臂背面尺侧，腕背横纹上5寸，在阳谷穴与小海穴连线上 | 点、揉、捏、掐法 | 头痛、项强、肘臂疼痛、神经衰弱等 |
| 小海穴 | 肘内侧，当尺骨鹰嘴与肱骨内上髁之间的凹陷处 | 点、揉、抠法 | 肘臂痛、肩臂痉挛、头痛、下腹痛、四肢无力等 |
| 肩贞穴 | 肩关节后下方，手臂内收时，腋后纹头上1寸处 | 点、揉、抠法 | 肩胛疼痛、手臂不举、牙痛等 |
| 臑俞穴 | 上臂后侧，肩胛冈下缘凹陷中 | 点、揉、抠法 | 肩胛疼痛、手臂不举、牙痛等 |
| 天宗穴 | 肩胛骨冈下窝的中央，或者肩胛冈下缘与肩胛下角之间的上1/3折点处 | 点、揉法 | 肩胛疼痛、肩背部损伤以及女性急性乳腺炎、乳腺增生等 |
| 秉风穴 | 人体体后肩胛部，冈上窝中央，举臂时肩胛骨上的凹陷处 | 点、揉、抠法 | 肩背疼痛、肩关节周围炎、上肢酸麻、冈上肌腱炎等 |
| 曲垣穴 | 人体背部两侧肩胛骨的内上方 | 点、揉、抠法 | 肩关节周围炎、肩胛疼痛等 |
| 肩外俞穴 | 人体背部，当第1胸椎棘突下，旁开3寸 | 点、揉、抠法 | 肩背疼痛、肩关节周围炎、上肢酸麻等 |
| 肩中俞穴 | 人体背部，当第7颈椎棘突下，旁开2寸 | 点、揉、抠、拨法 | 支气管炎、哮喘、咳嗽、视力减退、肩背疼痛等 |
| 天窗穴 | 颈外侧部，扶突穴后0.5寸，与喉结相平 | 点、揉、捏、拿法 | 咽喉肿痛、颈项强痛、耳鸣、耳聋等 |
| 颧髎穴 | 面部颧骨下缘凹陷处，大约与鼻翼下缘平齐，当目外眦直下 | 点、抠法 | 上颌牙痛、三叉神经痛、面神经麻痹、眼睑跳动等 |

## ● 足太阳膀胱经经穴主治一览表

| 穴位名称 | 位置 | 推拿手法 | 主治病症 |
|---|---|---|---|
| 睛明穴 | 双目内眦内上方约 0.1 寸的凹陷处 | 点、按、揉法 | 眼结膜炎、假性近视、散光、花眼、早期轻度白内障、迎风流泪等 |
| 眉冲穴 | 人体的头部，攒竹穴直上，入发际 0.5 寸处，神庭穴与曲差穴连线之间 | 点、按、揉法 | 头痛、眩晕、鼻塞、癫痫等 |
| 曲差穴 | 人体头部，当前发际正中直上 0.5 寸，旁开 1.5 寸 | 点、按、揉法 | 头痛、鼻塞、鼻衄、目视不明等 |
| 承光穴 | 人体头部，当前发际正中直上 2.5 寸，旁开 1.5 寸处 | 点、按、揉法 | 头痛、目眩、鼻塞、热病、面神经麻痹、角膜白斑、鼻息肉、鼻炎、内耳眩晕症等 |
| 通天穴 | 人体头部，当前发际正中直上 4 寸，旁开 1.5 寸处 | 点、按法 | 头痛、眩晕、鼻塞、鼻衄、鼻渊等 |
| 攒竹穴 | 在眉毛内侧端，眼眶骨上凹陷处 | 点、按、揉法 | 视物不清、眼睛红肿、头痛、眉棱骨痛等 |
| 天柱穴 | 后枕骨正下方凹陷处，即颈部突起的肌肉的外侧凹处，后发际正中旁开 1.3 寸 | 点、按、揉法 | 后头痛、颈项僵硬、肩背疼痛、高血压、鼻塞等 |
| 大杼穴 | 人体背部，当第 1 胸椎棘突下，旁开 1.5 寸的位置即是 | 点、按、揉、拨法 | 感冒、肺炎、项背疼痛等 |
| 风门穴 | 人体的背部，当第 2 胸椎棘突下，旁开 1.5 寸处 | 点、按、揉法 | 感冒、发热、咳嗽、恶寒、支气管炎等 |
| 会阳穴 | 人体的骶部，尾骨端旁开 0.5 寸处 | 点、按、揉法 | 泄泻、便血、痔疮、阳痿、带下等 |
| 承扶穴 | 人体的大腿后侧，左右臀横纹的中点 | 点、按、揉法 | 腰腿痛、坐骨神经痛、痔疮、尿闭、便秘等 |
| 殷门穴 | 人体的大腿后面，当承扶穴与委中穴的连线上，在承扶穴下 6 寸处 | 点、按、揉法 | 腰腿痛、坐骨神经痛、痔疮、尿闭、便秘等 |
| 委中穴 | 人体大腿后，膝盖里侧的中央位置即是 | 点、按、揉法 | 腰腿无力、腰背疼痛、急性胃肠炎、小腿疲劳、腓肠肌痉挛等 |
| 承筋穴 | 人体的小腿后面，当委中穴与承山穴的连线上，腓肠肌的肌腹中央，委中穴下 5 寸处 | 点、按、揉、拨法 | 小腿疼痛、腓肠肌痉挛、腰背疼痛、急性腰扭伤、痔疮、脱肛、便秘等 |
| 承山穴 | 人体的小腿后面正中，委中穴与昆仑穴之间，当伸直小腿或上提足跟时，腓肠肌肌腹下出现的尖角凹陷处即是 | 点、按、揉法 | 腰腿疼痛、坐骨神经痛、腓肠肌痉挛、足跟疼痛等 |
| 飞扬穴 | 小腿后面，外踝后，昆仑穴直上 7 寸，承山穴外下方 1 寸处 | 点、按、揉、拨法 | 头痛、目眩、腰腿疼痛、痔疮、风湿性关节炎、癫痫等 |
| 昆仑穴 | 外踝尖与跟腱之间的凹陷处 | 点、揉、抠法 | 头痛、目眩、肩痛、腰背痛、脚踝疼痛等 |
| 申脉穴 | 足外侧部，外踝直下方凹陷中 | 点、揉、掐法 | 头痛、眩晕、癫痫、腰腿酸痛、目赤肿痛、失眠等 |
| 至阴穴 | 足小趾末节外侧，距趾甲根角约 0.1 寸 | 掐法 | 头痛、半身不遂、足关节炎、月经不调、更年期综合征等 |

## ● 足少阴肾经经穴主治一览表

| 穴位名称 | 位置 | 推拿手法 | 主治病症 |
|---|---|---|---|
| 涌泉穴 | 人体足底靠前部位的凹陷处，第2、3趾的趾缝纹头端和足跟连线的前1/3处 | 点、揉、搓法 | 头痛、目眩、咽喉肿痛、失眠、高血压、糖尿病、神经衰弱等 |
| 然谷穴 | 人体踝部，内踝尖内侧前下方，足舟骨粗隆下方凹陷中即是 | 点、揉、掐法 | 足跗痛、月经不调、遗精、小便不利等 |
| 太溪穴 | 足内侧，内踝尖与跟腱之间的凹陷处 | 点、揉法 | 肾炎、月经不调、胸闷、牙痛等 |
| 水泉穴 | 人体足内侧，内踝后下方，太溪穴直下1寸的凹陷处 | 点、揉、掐法 | 月经不调、痛经、闭经、小便不利等 |
| 照海穴 | 人体踝部，内踝尖正下方凹陷处 | 点、揉、掐法 | 月经不调、小便不利、下肢麻痹、失眠等 |
| 复溜穴 | 小腿内侧，太溪穴上2寸，胫骨和跟腱之间 | 点、揉、拿法 | 泄泻、肠鸣、水肿、腹胀等 |
| 筑宾穴 | 小腿内侧，当太溪穴和阴谷穴的连线上，太溪穴上5寸处，腓肠肌肌腹的内下方 | 点、揉、拿法 | 癫痫、肾炎、盆腔炎、小腿内侧痛等 |
| 阴谷穴 | 肘横纹内侧端，屈膝时，半腱肌腱与半膜肌腱之间 | 点、揉、捏、拿法 | 膝关节疾病、生殖及泌尿系统疾病 |
| 横骨穴 | 人体下腹部，当脐中下5寸，前正中线旁开0.5寸的位置 | 点、按、揉法 | 小腹疼痛、阳痿、遗尿、疝气等 |
| 大赫穴 | 人体下腹部，从肚脐往下4寸左右旁开0.5寸处 | 点、按、揉法 | 阳痿、早泄、膀胱疾病、遗精、带下、月经不调、痛经、不孕、泄泻、痢疾 |
| 气穴 | 人体的下腹部，关元穴左右0.5寸的位置 | 点、按、揉法 | 月经不调、泄泻、腰背痛、阳痿等 |
| 肓俞穴 | 人体中腹部，当脐中旁开0.5寸处 | 点、按、揉法 | 黄疸、胃痉挛、习惯性便秘、肠炎等 |
| 商曲穴 | 人体的上腹部，当脐中上2寸，前正中线旁开0.5寸 | 点、按、揉法 | 腹痛、泄泻、便秘、肠炎等 |
| 腹通谷穴 | 上脘穴旁开0.5寸 | 点、按、揉法 | 心悸、癫痫、腹泻、肋间神经痛等 |
| 神封穴 | 人体的胸部，当第4肋间隙，前正中线旁开2寸处 | 点、按、揉法 | 咳嗽、气喘、呕吐、不嗜饮食等 |
| 灵墟穴 | 前正中线穴旁开2寸，当第3肋间隙 | 点、按、揉法 | 咳嗽、气喘、呕吐、不嗜饮食等 |
| 神藏穴 | 前正中线旁开2寸，当第2肋间隙 | 点、按、揉法 | 咳嗽、气喘、呕吐、不嗜饮食等 |
| 俞府穴 | 人体的上胸部位，前正中线左右三指宽处，锁骨正下方 | 点、揉、掐法 | 肺淤血、支气管炎、肋间神经痛、咳嗽等 |

## 手厥阴心包经经穴主治一览表

| 穴位名称 | 位置 | 推拿手法 | 主治病症 |
|---|---|---|---|
| 天池穴 | 人体的胸部,当第4肋间隙,乳头外1寸,前正中线旁开5寸 | 点、按、揉法 | 脑充血、心脏外膜炎、乳腺炎、肋间神经痛、胸闷心烦等 |
| 天泉穴 | 人体上臂内侧,腋前纹头向下2寸的位置 | 点、揉、抠法 | 心绞痛、肋间神经痛、膈肌痉挛、咳喘等 |
| 曲泽穴 | 肘横纹中,当肱二头肌腱的尺侧缘 | 点、揉、抠法 | 心痛、心悸、心神昏乱、风疹、烦渴口干、中暑等 |
| 郄门穴 | 前臂正中,腕横纹上5寸,两筋之间 | 点、揉、捏法 | 心痛、心悸、心烦、乳腺炎、癫痫等 |
| 间使穴 | 前臂正中,腕横纹直上3寸,两筋之间 | 点、揉、捏法 | 心痛、心悸、心烦、乳腺炎、癫痫等 |
| 内关穴 | 前臂正中,腕横纹上2寸,在桡侧腕屈肌腱与掌长肌腱之间 | 点、揉、捏法 | 头痛、晕车、恶心想吐、胸胁痛、手臂疼痛、腹泻、痛经等 |
| 大陵穴 | 腕掌横纹中点处,当掌长肌腱与桡侧腕屈肌腱之间 | 点、揉、抠、掐法 | 头痛、失眠、胸痛、心悸、胃炎、精神病、腕关节及周围软组织疾患 |
| 劳宫穴 | 位于人体的手掌心,握拳屈指时,当中指指端所指处 | 点、揉、掐法 | 手掌瘙痒、中风昏迷、中暑、心绞痛、呕吐、癔症、手指麻木等 |
| 中冲穴 | 人体的手掌中指末节尖端的中央 | 掐法 | 热病、烦闷、汗不出、掌中热、中风、舌肿痛等 |

## 手少阳三焦经经穴主治一览表

| 穴位名称 | 位置 | 推拿手法 | 主治病症 |
|---|---|---|---|
| 关冲穴 | 手无名指末节尺侧，距指甲根角0.1寸 | 掐法 | 口干、头痛、颊肿、前臂神经痛等 |
| 液门穴 | 手背部，当第4、5掌指关节间，指蹼缘后方赤白肉际的部位 | 掐法 | 头痛、目眩、咽喉肿痛、龋齿、感冒、发热等 |
| 阳池穴 | 手腕腕背横纹上，前对中指和无名指的指缝，当指总伸肌腱的尺侧缘凹陷处 | 点、揉、捏、掐法 | 妊娠呕吐、耳鸣、咽喉肿痛、肩臂疼痛等 |
| 外关穴 | 腕背横纹上2寸，尺骨与桡骨之间 | 点、揉、掐法 | 感冒、发热、头痛、咽喉肿痛、腕部疼痛等 |
| 支沟穴 | 前臂背侧，当阳池穴与肘尖的连线上，腕背横纹上3寸，尺骨与桡骨之间 | 点、揉、掐法 | 便秘、肩臂痛、肋间神经痛、乳汁分泌不足等 |
| 三阳络穴 | 支沟穴上1寸，尺骨与桡骨之间 | 点、揉、掐法 | 癫痫、肘臂疼痛等 |
| 天井穴 | 手臂外侧，屈肘时，当肘尖直上1寸凹陷处 | 点、揉、掐法 | 麦粒肿、淋巴结核、肘关节及周围软组织疼痛等 |
| 清冷渊穴 | 天井穴上1寸的位置即是 | 点、揉、掐法 | 头痛、肩臂疼痛等 |
| 消泺穴 | 上臂外侧，当清冷渊穴与臑会穴连线中点处 | 点、揉、掐法 | 头痛、颈项强痛、臂痛、牙痛、癫痫等 |
| 臑会穴 | 肩部三角肌的后缘，肩髎穴直下3寸 | 点、揉、捏法 | 肩臂疼痛、肩胛疼痛等 |
| 肩髎穴 | 人体肩部，肩髃穴的后方，手臂外展后，肩峰后下方的凹陷处 | 点、揉、捏法 | 臂痛不能举、胁肋疼痛、中风偏瘫等 |
| 翳风穴 | 头部，风池穴前面，耳垂后的凹陷处 | 点、揉、抠法 | 耳聋、耳鸣、牙痛、项强、下颌关节炎等 |
| 颅息穴 | 头部，当角孙穴与翳风穴之间，沿耳轮连线的下1/3与上2/3交点处 | 点、揉法 | 头痛、耳鸣、中耳炎等 |
| 角孙穴 | 头部，折耳郭向前，当耳尖直上入发际处 | 点、揉法 | 白内障、牙龈肿痛、唇燥、呕吐等 |
| 耳门穴 | 头部侧面，耳朵前部，耳垂上方稍前的缺口凹陷中，即听宫穴的上方 | 点、揉法 | 耳流脓汁、重听、无所闻、耳鸣、耳道炎、下颌关节炎、上颌牙痛等 |
| 耳和髎穴 | 头部侧面，鬓发后缘，耳门穴前上方 | 点、揉法 | 头痛、耳鸣、牙关紧闭等 |
| 丝竹空穴 | 面部，抬起双手，掌心向内，以双手食指揉按两侧眉毛外端凹陷处即是 | 点、揉、抠法 | 头痛、头晕、牙痛、癫痫等 |

## 足少阳胆经经穴主治一览表

| 穴位名称 | 位置 | 推拿手法 | 主治病症 |
|---|---|---|---|
| 瞳子髎穴 | 眼外角外侧 0.5 寸，在眼眶骨外缘的凹陷中即是 | 点、掐法 | 头痛、三叉神经痛、面神经痉挛及多数眼部疾病 |
| 上关穴 | 耳前侧，下关穴直上，颧弓上缘的凹陷处 | 点、揉、抠法 | 中耳炎、牙痛、面瘫等 |
| 悬颅穴 | 人体的头部鬓发上，当头维穴与曲鬓穴弧形连线的中点处 | 点、揉、抠法 | 偏头痛、面肿、目外眦痛、牙痛等 |
| 天冲穴 | 头部，当耳根后缘直上，入发际 2 寸，率谷穴后 0.5 寸处 | 点、揉、抠法 | 头痛、牙龈肿痛、癫痫、惊恐等 |
| 阳白穴 | 人体面部，瞳孔的直上方，距离眉毛上缘约 1 寸处 | 点、揉、抠法 | 眼疾、头痛、眶上神经痛、面神经麻痹、眼睑下垂、夜盲症、眼睑瘙痒、呕吐、恶寒等 |
| 目窗穴 | 人体头部，当前发际上 1.5 寸，头正中线旁开 2.25 寸处 | 点、揉法 | 头痛、近视、面部水肿、上齿肿痛等 |
| 承灵穴 | 头顶的侧部，正营穴后 1.5 寸 | 点、揉法 | 头痛、感冒、眼病等 |
| 风池穴 | 颈后部，后枕骨下，两条大筋外缘陷窝中，相当于与耳垂齐平 | 点、揉、抠、拨法 | 感冒、头痛、鼻炎、颈项强痛、高血压等 |
| 肩井穴 | 前直乳中穴，大椎穴与肩峰端连线的中点，乳头正上方与肩线的交接处即是 | 点、揉、拿法 | 肩背痹痛、乳腺炎、神经衰弱、脚气等 |
| 渊腋穴 | 腋中线上，第 4 肋间隙 | 点、按、揉法 | 肩背疼痛、胸胁疼痛、胸膜炎等 |
| 带脉穴 | 章门穴直下，与脐相平处 | 点、按、揉法 | 子宫内膜炎、月经不调、膀胱炎等 |
| 环跳穴 | 人体的臀外侧部，侧卧屈股，当股骨大转子最高点与骶管裂孔连线的外 1/3 与中 1/3 的交点处 | 点、揉法 | 腰痛、背痛、腿痛、坐骨神经痛等 |
| 风市穴 | 人体大腿外侧的中线上，当肘横纹上 7 寸 | 点、揉、拨法 | 脚痛、腿膝酸痛等 |
| 阳陵泉穴 | 人体膝盖斜下方，小腿外侧的腓骨小头稍前的凹陷中 | 点、揉、抠、拨法 | 下肢痉挛、胃溃疡、肝炎、高血压、膝关节痛等 |
| 阳辅穴 | 人体的小腿外侧，当外踝尖上 4 寸，腓骨前缘稍前方 | 点、揉、抠法 | 肾功能不全、膝肿、下肢痉挛、膝关节疼痛等 |
| 丘墟穴 | 在足背侧，外踝前下方，当趾长伸肌腱的外侧凹陷处 | 点、揉、抠法 | 胸胁痛、踝关节疼痛等 |
| 足临泣穴 | 足背的外侧，第 4 趾关节的后方 | 点、揉、抠法 | 头痛、目眩、胁肋痛、中风偏瘫、痹痛不仁、足跗肿痛、腰痛、肌肉痉挛、中风、神经官能症等 |
| 足窍阴穴 | 人体的第 4 趾末节外侧，距趾甲根角 0.1 寸 | 掐法 | 胸胁痛、足跗肿痛、多梦、热病等 |

## 足厥阴肝经经穴主治一览表

| 穴位名称 | 位置 | 推拿手法 | 主治病症 |
|---|---|---|---|
| 大敦穴 | 人体足部，第1趾（靠近第2趾一侧）趾甲根边缘约0.1寸处 | 掐法 | 疝气、阴缩、阴痛、月经不调、崩漏、小腹疼痛等 |
| 行间穴 | 人体足部，第1、2趾趾蹼缘之间 | 掐法 | 头痛、肋间神经痛、月经不调等 |
| 太冲穴 | 脚背部，第1、2跖骨结合部之前凹陷处 | 掐法 | 头痛、眩晕、高血压、失眠、肝炎等 |
| 中封穴 | 人体的足背侧，当足内踝前1寸，商丘穴与解溪穴连线之间，胫骨前肌腱的内侧凹陷处 | 点、揉、捏法 | 疝气、阴茎痛、遗精、小便不利、胸腹胀满、腰痛、足冷、内踝肿痛等 |
| 蠡沟穴 | 内踝尖上5寸，胫骨后缘 | 点、揉、捏法 | 月经不调、尿闭、疝气等 |
| 中都穴 | 内踝尖上7寸，胫骨后缘 | 点、揉、捏法 | 下肢麻痹、肝炎等 |
| 膝关穴 | 阴陵泉穴后1寸 | 点、揉、掐法 | 膝关节痛、痛风等 |
| 曲泉穴 | 膝内侧，屈膝，当膝关节内侧端，股骨内侧髁的后缘，半腱肌、半膜肌止点的前缘凹陷处 | 点、揉、掐法 | 月经不调、痛经、带下、阳痿、头痛、目眩、膝髌肿痛等 |
| 阴包穴 | 曲泉穴上4寸 | 点、揉法 | 月经不调、尿闭、腰腿疼痛等 |
| 足五里穴 | 大腿内侧，当气冲穴直下3寸，大腿根部，耻骨结节的下方，长收肌的外缘 | 点、揉、抠、拨法 | 少腹胀痛、小便不通、阴挺、睾丸肿痛、四肢倦怠等 |
| 阴廉穴 | 大腿内侧，当气冲穴直下2寸，大腿根部，耻骨结节的下方，长收肌外缘 | 点、揉、抠法 | 月经不调、赤白带下、阴部瘙痒、腰腿疼痛、下肢痉挛等 |
| 急脉穴 | 耻骨联合下缘中点旁开2.5寸 | 点、揉、拨法 | 疝气、阳痿、子宫下垂等 |
| 章门穴 | 人体的侧腹部，当第11肋游离端的下方 | 点、揉法 | 腹痛、腹胀、肠鸣、泄泻、呕吐、神疲肢倦、胸胁疼痛等 |
| 期门穴 | 人体的胸部，乳头直下，与巨阙穴齐平 | 点、揉法 | 肋间神经痛、肝炎、胆囊炎、胸胁胀满、呕吐等 |

# 推拿施术安全法则

## ● 推拿疗法宜忌

情绪：大怒、大喜、大恐、大悲等情绪波动；**忌**
身心放松，呼吸自然。**宜**

时间：过饥、过饱、沐浴后或醉酒后；**忌**
沐浴后1小时，就餐后2小时。**宜**

准备：室内干净明亮、空气流通、温度适宜、安静；做腰部和下腹部的推拿前，患者应先排空大小便；操作者修剪指甲，双手保持清洁、温暖，预先摘掉手上指环等有碍操作的物品，并充分了解患者病情。**宜**

操作：使用蛮力、胡乱施术；**忌**
推拿力度先轻后重、由浅入深、轻重适度（力度以患者感觉轻微酸痛，但完全可以承受为宜）；不同的穴位与部位运用相应的推拿手法；用力过猛或动作不当引起患者出现头晕、心悸、恶心、面色苍白甚至出冷汗、虚脱等不良症状时，应立即停止推拿，操作者以掐人中等方式进行急救，或者让患者适当休息，并通过饮热茶、糖水等来缓解患者的不适。**宜**

其他：采用脱衣推拿时注意防风保暖；推拿后患者如困倦乏力，应适当休息后再从事其他活动。**宜**

## ● 推拿施术禁忌证

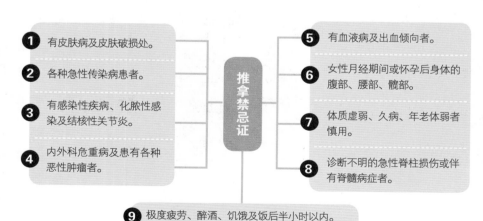

❶ 有皮肤病及皮肤破损处。

❷ 各种急性传染病患者。

❸ 有感染性疾病、化脓性感染及结核性关节炎。

❹ 内外科危重病及患有各种恶性肿瘤者。

**推拿禁忌证**

❺ 有血液病及出血倾向者。

❻ 女性月经期间或怀孕后身体的腹部、腰部、髋部。

❼ 体质虚弱、久病、年老体弱者慎用。

❽ 诊断不明的急性脊柱损伤或伴有脊髓病症者。

❾ 极度疲劳、醉酒、饥饿及饭后半小时以内。

# 疏通经络身体好

　　经络学说是中国传统医学的瑰宝。中医理论认为经络是连接五脏六腑和四肢百骸的桥梁，也是我们通过体表来医治内脏疾病的"长臂触手"。经络由经和络组成，经就是干线，络就是旁支。人体有12条主干线，也叫做"十二正经"，还有无数条络脉，经和络纵横交错，在人体里构成了一张大网。经络内连脏腑，外接四肢百骸，可以说身体的各个部位，如脏腑器官、骨骼肌肉、皮肤毛发，无不包括在这张大网之中。

　　经络理论研究的历史源远流长，1973年我国长沙马王堆汉墓出土的帛书《足臂十一脉灸经》《阴阳十一脉灸经》是我国现存最早的经络学专著。距今2000年的《黄帝内经》不仅具体、系统、全面地讲述了经络的循行分布、经络与脏腑的关系以及经络系统中经别、络脉、经筋、皮部等内容，还提出了经络的根结、标本、气街、四海等理论，成为指导针灸、推拿等临床各科的重要依据。《难经》对经络学说也有所阐释，特别是关于奇经八脉和原气的论述，补充了《黄帝内经》的不足。东汉末，张仲景"撰用《素问》《九卷》《八十一难》"等书著成《伤寒杂病论》，其中对经络理论的灵活运用，为后人树立了很好的典范。

　　现存的经穴专著，以魏晋时皇甫谧所编的《针灸甲乙经》为最早，此书是汇集《素问》《九卷》及《明堂孔穴针灸治要》三部书，并分类整理而成。最早的经络穴位图——"明堂孔穴图"也在此时产生。

　　唐代，出现了《千金方》《外台秘要》等专著，杨上善撰注的《太素》保留了不少针灸经穴的内容，对现代中医学有重要的参考价值。

　　宋朝对经络腧穴的整理研究甚为重视。宋政府早期组织编写的《太平圣惠方》中列有"十二人形"的经穴图。同时铸成"铜人"经穴模型2座，并以图经刻石，对统一经穴定位的影响甚广。宋朝政府后期组织编写《圣济总录》，其中按经排列腧穴的方式，为元代各书所继承。

　　在宋金时期，关于奇经八脉的穴位出现了新的内容，提出了四肢部的"八脉交会穴"。宋金时期还将古代"候气而刺""顺时而刺"的思想发展为具体的子午流注针法。

元代，滑伯仁在忽泰必烈《金兰循经取穴图解》的基础上编著成《十四经发挥》，以后谈论经络的多以此书为主要参考。

明清时期，经络理论得到全面完善。明代，李时珍对有关奇经八脉的文献进行汇集和考证，作《奇经八脉考》。清代，经络专书较少。《医宗金鉴·刺灸心法要诀》中载有经穴歌诀，分绘经络图和经穴图。李学川《针灸逢源》一书，共载经穴361，这是对经穴的又一次总结。

近代，西方的解剖学理论渐渐传入我国，而我国的医生在人体的解剖结构中找不到具体实在的经络，使经络学遭受了严重创伤。直至20世纪50年代，针灸在全世界范围内得到快速的发展，医疗实践证明经络学说的主流是正确的。建国初期，毛泽东就指出："针灸是中医里面的精华，要好好地推广、研究。"根据此批示要求，我国从20世纪50年代开始就着眼于经络的研究。"文革"之后，中医学有了突飞猛进的发展，经络学也随之成为中医学的主流学科。

人之所以会生病，常常是相关的经络阻塞所致。现代经络学认为，只要保持经络通畅强健，往往能收到普通治疗所不具有的奇效。通过正确运用经络穴位自疗方法，就可以达到养生防病的目的。

本书针对经络的特点，用深入浅出的文字分别介绍了经络的基本理论和8种简单实用的疏通经脉法。其中包括按摩、拍法、刮痧、艾灸、拔罐、食疗、瑜伽、气功。从第三章开始，分别介绍十二经脉和任督二脉，并针对各条经络上的重要穴位给出几种有效的疏通方法。

本书采用图解形式，用表格、流程图展示正文精彩内容，解答文中疑难问题。每条经络配以清晰的经络循行图，并用不同线条标出经络循行路线和相应穴位。读者在阅读的时候可以图文对应。每个穴位都有相应的简易取穴法，读者只要依照图片所示来操作，就能轻松找准穴位。

# Contents 目录 ▶

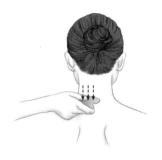

**面刮法**

　　最常用的刮拭方法。手持刮痧板，向刮拭的方向倾斜30°～60°，以45°最为普遍。依据部位的需要，将刮痧板的1/2长边或全部长边接触皮肤，自上而下或从内到外均匀地向同一方向直线刮拭。

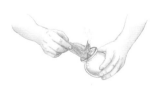

**火罐法**

　　借助火焰燃烧时产生的热力，以排去罐内空气，产生负压以使罐体吸附在皮肤上的方法，这也是最常用的一种排气方法。

人体经络使用手册全书

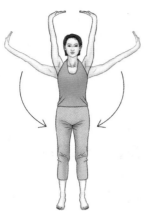

八段锦

　　八段锦是一套流传已久的健身导引功法，属于气功的动功功法，一共包括八组动作。它不仅具有外功功效，可外练筋、骨、皮，还具有内功功效，能内练精、气、神。

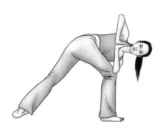

瑜伽经络

　　将传统瑜伽与中医相结合的一种练习方法。这种运动和缓且内外兼施，通过独特的瑜伽动作作用于全身的经络和穴位，使每一个瑜伽体位都能影响身体内部，促进人体内在能量的平衡，从而达到疏通经脉、祛病健身的效果。

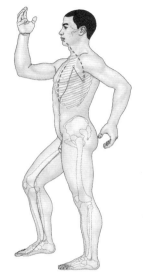

足太阴脾经

脾功能失调主要与运化功能失调有关。中医认为脾主运化，为后天之本，对于维持消化功能及将食物化为气血起着重要的作用。

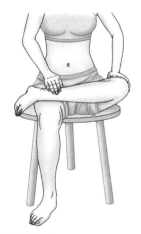

三阴交穴

正坐，抬脚置另一腿上，以另一侧手除拇指外的四指并拢伸直，并将小指置于足内踝上缘处，则食指下、内踝尖正上方胫骨内侧缘后方凹陷处即是该穴。

人体经络使用手册全书

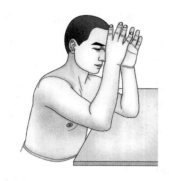

晴明穴

　　正坐，轻闭双眼，双手四指指尖朝上，将拇指指腹置于鼻梁旁与内眼角的中点，则拇指指尖所在之处即是。

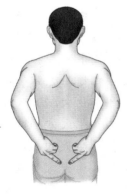

会阳穴

　　正坐，双手向后，手心朝向背部，中指伸直，其他手指弯曲。将中指指腹置于尾骨端两旁，则中指指腹所在位置即是该穴。

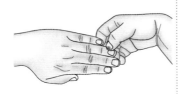

涌泉穴

　　正坐，跷一足于另一膝上，脚掌朝上，用另一手轻握脚底，四指置于足背，弯曲拇指，指腹按压处即是。

关冲穴

　　正坐，举臂屈肘，掌心朝下，用另一手四指轻抬四指指端，弯曲拇指，以指尖掐按无名指指甲旁即是。

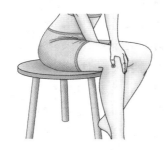

阳陵泉穴

正坐，垂足，约呈90°，上身稍前俯，用左手掌轻握右脚膝盖前下方，四指向内，拇指指腹所在位置即是。

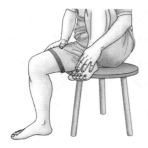

太冲穴

正坐，垂足，屈左膝，抬脚置座椅上，伸左手，手掌朝下置于脚背，弯曲中指，中指指尖所在的位置即是。

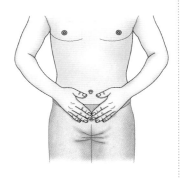

关元穴

正坐，双手置于小腹，掌心朝自己，拇指与脐相平，双手中指指腹相处碰触即是。

# 第四章　疏通经络，巧治多种小病痛

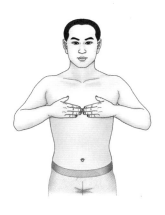

膻中穴

正坐，伸双手向胸，手掌放松，约成瓢状，掌心向自己，双手中指指尖置于双乳的中点位置即是。

# ● 阅读导航

我们在此特别设置了阅读导航这一单元，对内文中各个部分的功能、特点等作一说明，这必然会大大地提高你在阅读本书时的效率。

**标题**
从这里开始你的阅读旅程。

**导语**
总述这一节所诉的内容。

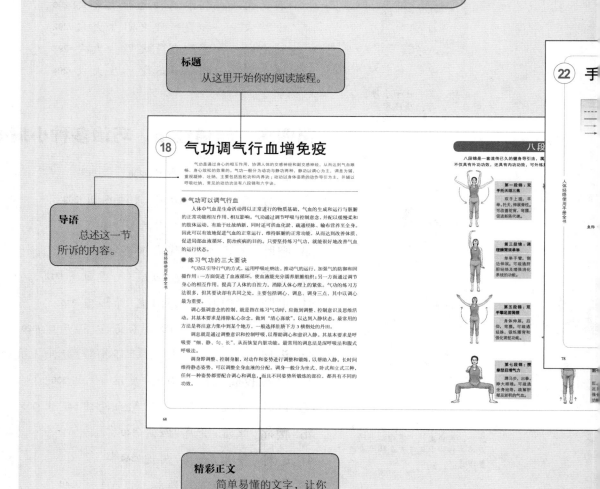

## 18 气功调气行血增免疫

气功是通过身心的相互作用，协调人体的交感神经和副交感神经，从而达到气血顺畅、身心放松的效果的。气功一般分为动功与静功两种，静功以调心为主，调息为辅，重视凝神、吐纳，主要包括放松功和内养功；动功以身体姿势的动作导引为主，并辅以呼吸吐纳，常见的动动功法有八段锦和六字诀。

### ● 气功可以调气行血

人体中气血是生命活动得以正常进行的物质基础，气血的生成和运行与脏腑的正常功能相互作用、相互影响。气功通过调节呼吸与控制意念，并配以缓慢柔和的肢体运动，有助于吐纳纳新，同时还可活血化瘀、疏通经脉、输布营养至全身。因此可以有效地促进气血的正常运行，维持脏腑的正常功能，从而达到改善体质、促进局部血液循环、防治疾病的目的。只要坚持练习气功，就能很好地改善气血的运行状态。

### ● 练习气功的三大要诀

气功以引导行气的方式，运用呼吸吐纳法，推动气的运行，加强气的防御和固摄作用：一方面促进了血液循环，使血液能充分濡养脏腑组织；另一方面通过调节身心的相互作用，提高了人体的自控力，消除人体心理上的紧张。气功的练习方法很多，但其要诀却有共同之处，主要包括调心、调息、调身三点，其中以调心最为重要。

调心，强调意念的控制，就是指在练习气功时，应做到调整、控制意识及思维活动。其基本要求是排除私心杂念，做到"清心寡欲"，以达到入静状态。最常用的方法是将注意力集中到某个地方，一般选择脐下3横指处的丹田。

调息就是通过调整意识和控制呼吸，以帮助调心和意识入静。其基本要求是呼吸要"细、静、匀、长"，从而恢复内脏功能。最常用的调息方法是深呼吸法和腹式呼吸法。

调身即调整、控制身躯，对动作和姿势进行调整和锻炼，以帮助入静。长时间维持静态姿势，可以调整全身血液的分配。调身一般分为坐式、卧式和立式三种，任何一种姿势都要配合调心和调息，而且不同姿势所锻炼的部位，都具有不同的功效。

68

**精彩正文**
简单易懂的文字，让你轻松读懂经络的基础知识。

---

22 手

## 八段

八段锦是一套流传已久的健身导引法，属
不仅具有外功功效，还具有内功功效，可外练

**第一段锦：双**
**手托天理三焦**
双手上提，平举，托天，伸展脊柱。可改善驼背、弯腰，促进新陈代谢。

**第三段锦：调**
**理脾胃须单举**
单举手臂，侧伸拉。可疏通肝胆经络，还能强化消化系统的功能。

**第五段锦：双**
**手攀足固肾腰**
身体伸屈，后仰、弯腰，可疏通经络、益气培育和强化肾脏功能。

**第七段锦：攒**
**拳怒目增气力**
骑马步，出拳，静力锻炼。可激活全身经络，疏解肝及淤积的气血。

78

**经络名**
　定位各个经络的性质。

**图解**
　将正文的内容用图的形式展示出来。

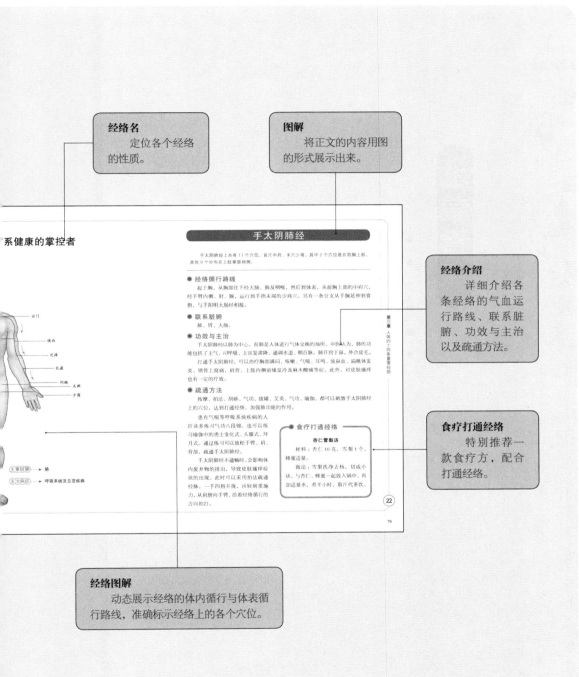

系健康的掌控者

## 手太阴肺经

手太阴肺经上共有 11 个穴位。首穴中府，末穴少商，其中 2 个穴位是在前胸上部。其他 9 个分布在上肢掌面桡侧。

● **经络循行路线**
　起于胸，从胸部往下经大肠、肺及咽喉，然后到体表，从前胸上部的中府穴，经手臂内侧、肘、腕，运行到手指末端的少商穴。另有一条分支从手腕延伸到食指，与手阳明大肠经相接。

● **联系脏腑**
　肺、胃、大肠。

● **功效与主治**
　手太阴肺经以肺为中心，而肺是人体进行气体交换的场所。中医认为，肺的功能包括了主气、司呼吸、主宣发肃降、通调水道、朝百脉，肺开窍于鼻，外合皮毛。
　打通手太阴肺经，可以治疗胸部满闷、咳嗽、气喘、耳鸣、流鼻血、扁桃体炎、锁骨上窝痛、肩背、上肢内侧前缘发冷及麻木酸痛等症。此外，对皮肤瘙痒也有一定的疗效。

● **疏通方法**
　按摩、拍法、刮痧、气功、拔罐、艾灸、瑜伽，都可以刺激手太阴肺经上的穴位，达到打通经络，加强肺功能的作用。
　患有气喘等呼吸系统疾病的人应该多练习气功八段锦。也可以练习瑜伽中的勇士变化式、头膀式、拜月式。通过练习可以放松手臂、肩、背部，疏通手太阴肺经。
　手太阴肺经不通畅时，会影响体内废弃物的排出，导致皮肤瘙痒症状的出现。此时可以采用疏通经络，一手四指并拢，由轻到重施力，从肩膀向手臂，沿着经络循行的方向拍打。

● **食疗打通经络**
　**杏仁雪梨汤**
　材料：杏仁 10 克，雪梨 1 个，蜂蜜适量。
　做法：雪梨洗净去核，切成小块，与杏仁、蜂蜜一起放入锅中，再加适量水，煮半小时，取汁代茶饮。

第三章 人体的二四条重要经络

㉒

79

**经络介绍**
　详细介绍各条经络的气血运行路线、联系脏腑、功效与主治以及疏通方法。

**食疗打通经络**
　特别推荐一款食疗方，配合打通经络。

**经络图解**
　动态展示经络的体内循行与体表循行路线，准确标示经络上的各个穴位。

云门
侠白
尺泽
孔最
列缺　太渊
少商

主治脏腑 → 肺
主治反应 → 呼吸系统及五官疾病

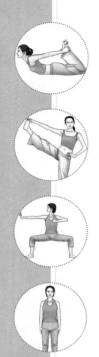

本章看点

- 经络不通，百病全生
- 打通经络就能治病养生
- 找准穴位，再通经络
- 十四经络气血的流注方向
- 自我检测：经络是否通畅——按穴位测虚实
- 自我检测：经络是否通畅——冷体质检测表

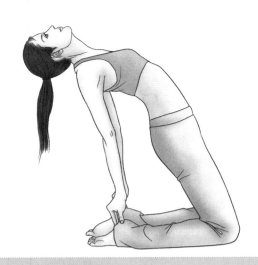

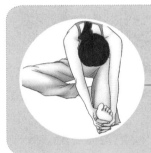

# 第一章
## 疏通经络，治病养生

经络中气血的运行和人体健康息息相关，经络是人体内气血的运输通道，可以供给脏腑所需的各种营养物质。所以只要保证经络通畅、气血运行无阻，就可达到治病养生的效果。本章主要介绍经络的基础知识，包括经络不通，百病全生；打通经络就能治病养生；找准穴位，再通经络；十四经络气血的流注方向等几个内容。此外，本章还有2个自我测试，让你一测便知道自己的经络是否通畅。

# 经络不通，百病丛生

经络的组成包括经络和络脉，"经"代表主干，"络"代表分支。人体的经络系统主要由十二经脉、奇经八脉、十二经筋、十二经别、十二皮部、十五络脉等组成。

## ● 经络系统的组成

经络以十二经脉为主，其"内属于腑脏，外络于肢节"，负责沟通内外，使气血运行通畅。奇经八脉具有特殊的作用，它们统率、联络其他经络，并调节经络中的气血盛衰。十二经脉在胸、腹及头部的重要支脉就是十二经别，它们沟通脏腑，加强了表里经的联系。十五络脉是十二经脉以及任督二脉在四肢以及躯干前、后、侧三部的重要支脉，具有渗灌气血和沟通表里的作用。此外，受经络支配，经络外部的筋肉分为十二经筋，皮肤也按经络的分布分为十二皮部。

## ● 经络联系着各个脏腑

人体中的经络系统是一个纵横交错、沟通内外、联系上下的整体，它沟通了人体中脏与脏、脏与腑、腑与腑、脏腑与五官之间的联系，从而使人体成为一个有机的整体。除此之外，人体中的五脏六腑、四肢百骸以及皮肉筋骨等组织，之所以能保持一种相对的平衡，完成正常的生理活动，也是依靠经络系统的联络沟通完成的。

## ● 经络主导体内气血运行

气血是人体生命活动的物质基础，其作用是濡养全身脏腑组织，使人体完成正常的生理功能。经络是人体气血运行的通道，气血只有通过经络系统才能被输送到周身，从而将营养物质提供给全身各脏腑组织。

## ● 经络可以抵御外邪

由于经络系统的作用是运行气血，那么它就可以使营卫之气密布周身，尤其是随着散布于全身的络脉运行。卫气是一种具有保卫人体功能的物质，它能够抵御外邪的入侵。外邪侵犯人体时往往由表及里，先从皮毛开始，所以当外邪侵犯人体时，卫气就会首先发挥其抵御外邪、保卫人体的作用。

所以，如果经络不通，气血不能顺畅地运行，各种营养物质不能被输送至五脏六腑，人体抵御外邪的能力下降，一旦外邪侵袭人体就会导致相应脏腑发生病变，各种疾病也会随之而产生。

# 十四条经络不通的常见症状

| 经络 | 常见症状 |
|---|---|
| 手太阴肺经 | 过敏性鼻炎、皮肤干燥；气短、胸闷、面色皮肤无华；怕风、易出汗、咽干咳嗽 |
| 手阳明大肠经 | 青筋暴露、色斑多、肠胃功能减弱；肩周痛、皮肤过敏；慢性咽喉炎、牙痛、头痛、口干 |
| 足阳明胃经 | 咽喉痛、胃痛、怕热、消化不良；倦怠、膝关节酸痛、便秘；口干舌燥、身体消瘦 |
| 足太阴脾经 | 呕吐、胸闷、倦怠、虚胖；头胀、湿重脚肿、便溏；关节酸胀、糖尿病；脘腹胀气、吸收不良、口淡 |
| 手少阴心经 | 气短、有压力感、忧郁、易怒；心烦、心惊、心悸、心闷、心痛；口腔溃疡、口干、口臭 |
| 手太阳小肠经 | 腹泻、手脚冰凉、肩关节周围炎；吸收不良、虚胖；小腹绕脐而痛、心闷、头顶痛 |
| 足太阳膀胱经 | 恶风怕冷、颈项不舒、腰背肌肉胀痛；腰膝酸软、静脉曲张；尿频尿多、尿黄、前列腺增生 |
| 足少阴肾经 | 手足怕冷、口干舌燥、足跟痛、腰膝酸痛、咽喉炎；月经不调、性欲减退；前列腺增生、尿频、尿少、尿黄 |
| 手厥阴心包经 | 心烦、健忘、胸闷、口干；失眠、多梦、易醒、难入睡、神经衰弱 |
| 手少阳三焦经 | 偏头痛、头晕、耳鸣、上热下寒；手足怕冷、倦怠易怒；皮肤易过敏；肌肉关节酸痛无力、食欲不振 |
| 足少阳胆经 | 情绪低落、便溏、便秘、皮肤萎黄；口干口苦、偏头痛、惊悸；痰湿内蕴、结节、积聚；消化不良、关节痛、脂肪瘤 |
| 足厥阴肝经 | 眩晕、血压不稳、易怒冲动；口干口苦、情志抑郁、胸胁胀痛；月经不调、乳房疾病、小便黄；皮肤萎黄、易倦乏力、前列腺增生 |
| 督脉 | 颈椎病、腰痛、痔疮、便秘；虚寒怕冷、手足冷、疲劳乏力；阴阳失调 |
| 任脉 | 怕热多汗、气喘、阴阳失调、消化不良、胸闷；阳痿、月经不调、性冷淡 |

# ② 打通经络就能治病养生

经络是气血运行的通道，只有经络通畅，周身气血才能川流不息地运行，才能确保脏腑相通、阴阳交互、内外相通，从而供给脏腑充足的营养物质，濡润身体各个组织，以确保新陈代谢旺盛，生命活动正常进行。《素问·调经论》说："五脏之道，皆出于经隧，以行气血，血气不和，百病乃变化而生。"由此可知，古人早就已经认识到经络通畅的重要性了，而现在人们依然将通畅经络作为养生的指导原则之一，贯穿于各种养生方法之中。

## ● 十二经脉与脏腑的关系

十二经脉也被称为"十二正经"，是人体经络系统的主体，它们包括：手太阴肺经、手厥阴心包经、手少阴心经、手阳明大肠经、手少阳三焦经、手太阳小肠经、足阳明胃经、足少阳胆经、足太阳膀胱经、足太阴脾经、足厥阴肝经、足少阴肾经。其主要特征是表里经络相合，与相应脏腑络属。十二经脉具有沟通身体内外，将气、血、津液等营养物质运输至五脏六腑的作用。所以只要疏通十二经脉，五脏六腑就可及时得到足够的营养物质，从而保持身体正常的生命活动。

## ● 奇经八脉调节气血盛衰

奇经八脉即"奇经"，是人体中别道奇行的经络，包括督脉、任脉、冲脉、带脉、阴维脉、阳维脉、阴跷脉、阳跷脉。其中的任脉和督脉，因为有自己所属的腧穴，所以和十二经脉合称为"十四经"。奇经八脉有两方面的作用：一是进一步加强沟通十二经脉的联系，起到统摄气血、协调阴阳的作用；二是对十二经脉气血有着蓄积和渗灌的调节作用，如果说十二经脉好像江河之水，那么奇经八脉就是水库湖泊。奇经八脉中任脉和督脉最为重要，任脉主血、督脉主气，都具有调节气血运行的作用。所以，打通了奇经八脉，体内的气血就可通畅无阻，就能达到健体防病的目的。

经络和身体之间存在着密切的联系，只要保证经络的通畅，让气血运行不受阻碍，就能防止体内发生病变，从而达到养生保健的作用。而实现这个目标最简便的方法就是，沿着十二经脉的运行走向，刺激主要穴位，打通经络，使气血运行通畅。

## 十二经脉对应脏腑

| 经络 | 手太阴肺经 | 手阳明大肠经 | 足阳明胃经 | 足太阴脾经 | 手少阴心经 | 手太阳小肠经 | 足太阳膀胱经 | 足少阴肾经 | 手厥阴心包经 | 手少阳三焦经 | 足少阳胆经 | 足厥阴肝经 |
|---|---|---|---|---|---|---|---|---|---|---|---|---|
| 对应脏腑 | 肺 | 大肠 | 胃 | 脾 | 心 | 小肠 | 膀胱 | 肾 | 心包 | 三焦 | 胆 | 肝 |
| 对应人体系统与部位 | 呼吸系统、五官 | 消化系统、五官 | 消化系统、咽喉、五官、下肢 | 消化及泌尿系统、下肢、女性生殖系统 | 心血管系统、颈肩部、精神神经系统 | 耳部、颈肩、颜面、咽喉、精神神经系统 | 头面、腰背 | 泌尿、消化、呼吸、生殖及呼吸系统、心血管系统，足部 | 内分泌、消化、神经系统、胸部、手臂 | 心血管、消化、神经系统，胸部 | 眼、耳、喉、面部，肩关节、头部 | 肝胆、头部及眼、耳、喉部 | 肝胆、下肢、泌尿、生殖系统 |

## 十二经脉循环流注顺序图

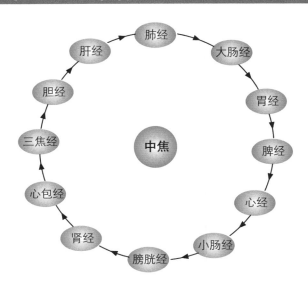

# 找准穴位，再通经络

　　穴位的学名为"腧穴"，"腧"有传输的意思，"穴"即孔隙的意思，因此穴位就是人体脏腑经络气血输注出入于体表的特殊部位。人体中分布有 670 个穴位，它们都是气血运行时所必经的孔穴，如果要疏通经脉，就首先要保证穴位处没有阻塞。在保健养生时，先疏通大的、重点穴位，更能获得事半功倍的效果。

## ● 穴位的分类

　　从总体上来说，穴位可以分为十四经穴、奇穴和阿是穴三大类。

　　十四经穴是位于十二经脉和任督二脉上的穴位，简称"经穴"。十四经穴与经络的关系密切，它不仅可以反映本经经络及其所属脏腑的病症，也可以反映本经络所联系的其他经络和脏腑的病症。奇穴又称"经外奇穴"，它有固定的穴名，也有明确的位置，但它们不能归属于十四经络，这些穴位对某些病症具有特殊的疗效。阿是穴又称"压痛点""不定穴"等，其多位于病变部位及周边，这一类穴位的特点是既无具体名称，又无固定位置。

## ● 穴位的定位方法

　　常用的穴位定位法有骨度分寸法、体表解剖标志定位法、手指比量法。

　　骨度分寸法：这是一种以骨节为主要标志来测量全身各部大小、长短，并依其比例折算尺寸以作为定穴标准的方法。

　　体表解剖标志定位法：又称自然标志定位法，这是以人体解剖学的各种体表标志为依据来确定穴位位置的方法。它又可以分为固定的标志和活动的标志两种。固定的标志，是指在人体自然姿势下可见的标志，比如乳头、肚脐等。找到这些标志，就可以确定穴位的位置，如脐中旁开 2 寸处定天枢穴等。活动的标志是指人体在做某些动作时才会出现的标志，如在耳屏与下颌关节之间，微张口呈凹陷处取听宫穴等。

　　手指比量法：是一种以患者手指为标准来定取穴位的方法。由于选取的手指不同，节段亦不同，所以此法又可分为以下几种：中指同身寸法，是以患者的中指中节屈曲时的内侧两端纹头之间作为 1 寸，可用于四肢取穴的直寸和背部取穴的横寸；拇指同身寸法，是以患者拇指指间关节的宽度作为 1 寸，适用于四肢部的直寸取穴；横指同身寸法，又名"一夫法"，是让患者将除拇指以外的其他四指并拢，以中指中节横纹处为准，四指横量作为 3 寸。

# 教你轻松找准穴位

## ● 手指比量法

中医里有"同身寸"一说，就是用自己的手指作为穴位的尺度。人有高矮胖瘦，骨节自有长短不同，虽然两人同时各测得1寸长度，但实际距离是不同的。

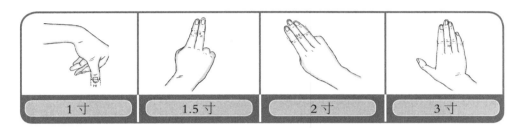

| 1寸 | 1.5寸 | 2寸 | 3寸 |

## ● 体表解剖标志定位法

固定标志：如眉毛、脚踝、指甲或趾甲、乳头、肚脐等，都是常见的判别穴位的标志。如印堂穴在双眉的正中央；膻中穴在左右乳头与前正中线的交点。

动作标志：必须采取相应的动作姿势才能出现的标志，如张口取耳屏前凹陷处即为听宫穴。

## ● 骨度分寸法

利用身体的部位及线条作为简单的参考度量，也是找穴的一个好方法。

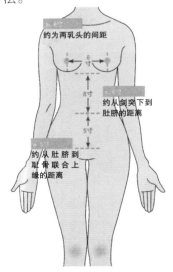

约为两乳头的间距

8寸
约从剑突下到肚脐的距离

5寸

约从肚脐到耻骨联合上缘的距离

## ● 徒手找穴法

触摸法：以拇指指腹或其他四指手掌触摸皮肤，如果感觉到皮肤有粗糙感，或有痛感，或酸痛、麻木、胀痛，或有硬结，那可能就是穴位所在。如此可以观察皮肤表面的反应。

抓捏法：以食指和拇指轻捏感觉异常的皮肤部位，前后揉一揉，当揉到经穴部位时，会感觉酸痛、麻木、胀痛，而且身体会自然地抽动想逃避。如此可以观察皮下组织的反应。

按压法：用指腹轻压皮肤，画小圈揉揉看。对于在抓捏皮肤时感到疼痛的部位再以按压法确认看看。如果指腹碰到有点状、条状的硬结，就可确定是经穴所在的位置。

3

# 十四经络气血的流注方向

　　十二经脉之间存在着固定的连接顺序，经络中的气血也按照同样的顺序在全身运行。气血运行起始于手太阴肺经，接手阳明大肠经，再接足阳明胃经，然后依次是足太阴脾经、手少阴心经、手太阳小肠经、足太阳膀胱经、足少阴肾经、手厥阴心包经、手少阳三焦经、足少阳胆经，最后接到足厥阴肝经，整个十二经脉走完为一个循环。任脉和督脉相对来说比较特殊，它们不在十二经脉的循环体系中。任脉起于小腹内胞宫，下出会阴部，经阴阜，沿腹部正中线向上经过关元等穴，到达咽喉部的天突穴；再向上在唇部左右分开，环绕上行，分别通过鼻翼两旁；最后上行至眼眶下的承泣穴，交于足阳明胃经。督脉也起于小腹内胞宫，下出会阴部，向后行于腰背正中至尾骶部的长强穴；沿脊柱上行，经项后部至风府穴，进入脑内；沿头部正中线，上行至头顶百会穴，经前额沿鼻梁直线下行过人中，最后至齿正中的龈交穴。了解经络的运行交接顺序，有助于经络养生，可以帮助我们更好地掌握疏通经脉的方法。

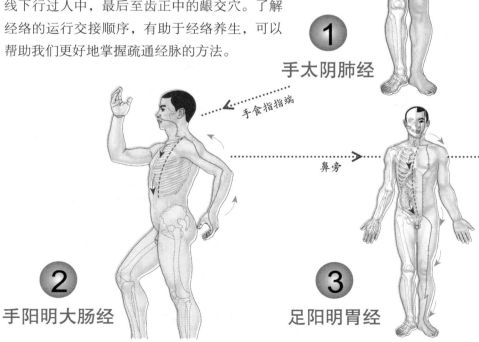

**1 手太阴肺经**

手食指指端

鼻旁

**2 手阳明大肠经**

**3 足阳明胃经**

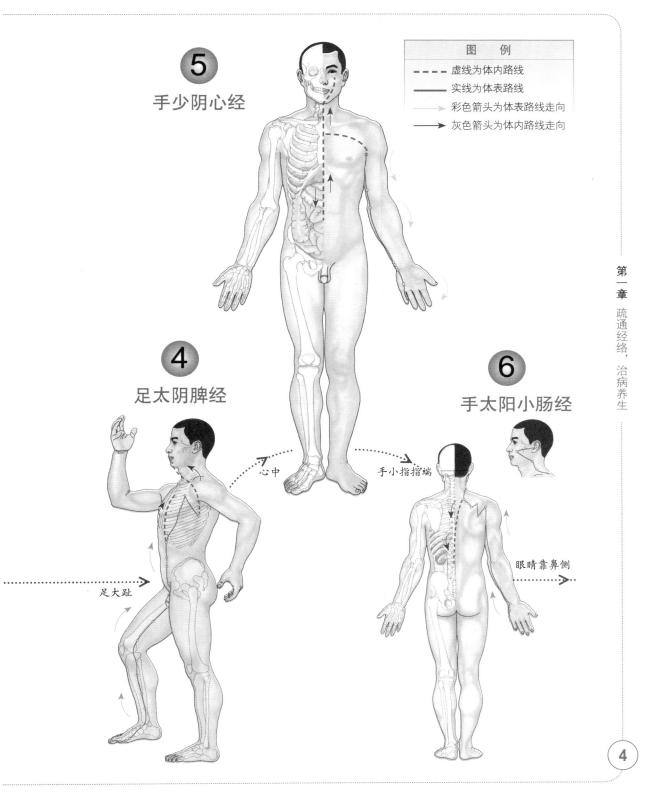

**5**

手少阴心经

图 例

- - - - - 虚线为体内路线
———— 实线为体表路线
———→ 彩色箭头为体表路线走向
———→ 灰色箭头为体内路线走向

**4**

足太阴脾经

心中

手小指指端

足大趾

**6**

手太阳小肠经

眼睛靠鼻侧

**4**

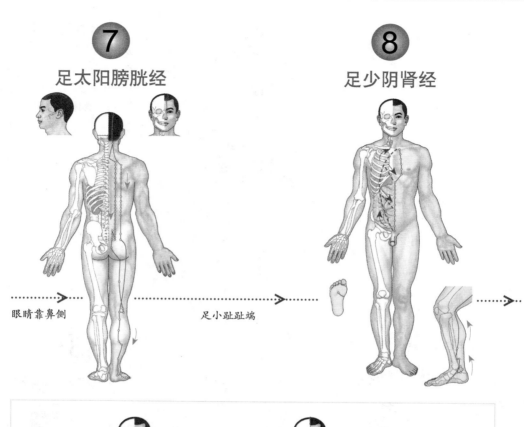

**7**

足太阳膀胱经

眼睛靠鼻侧　　　　　　　　足小趾趾端

**8**

足少阴肾经

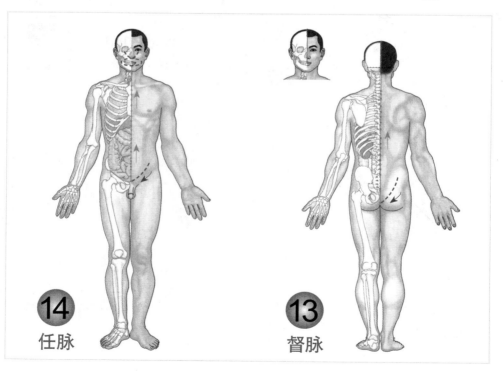

**14**

任脉

**13**

督脉

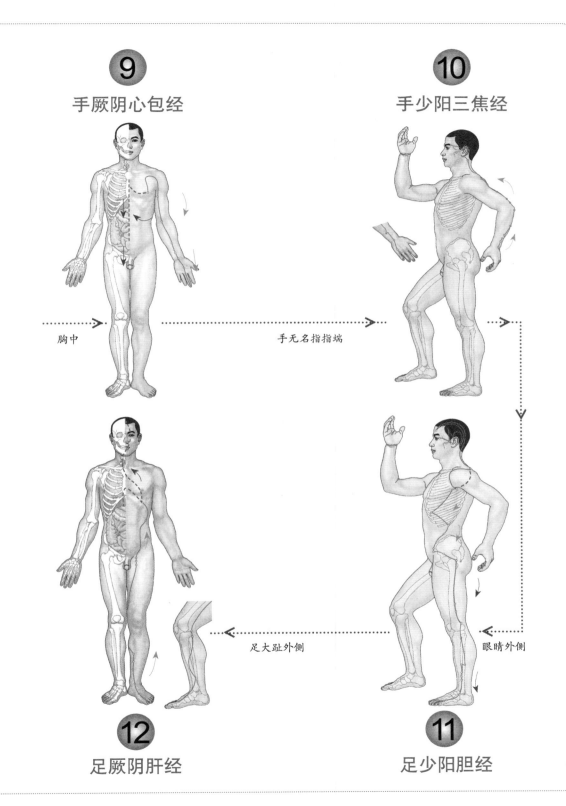

**9**

手厥阴心包经

胸中

手无名指指端

**10**

手少阳三焦经

足大趾外侧

眼睛外侧

**12**

足厥阴肝经

**11**

足少阳胆经

**4**

# 自我检测：经络是否通畅——按穴位测虚实

　　由于经络与脏腑相互联系、相互影响，如果脏腑出了问题，那么病变就会在相关的经络穴位上有所反应。中医理论中有"通则不痛，痛则不通"的观点，就是说，按压穴位，如果出现疼痛的感觉，一般表示经络不通畅，若没有特殊的感觉，则表示经络中气血运行良好。因此，我们可以按压经络上几个重要的穴位，根据不同的感觉，来判断脏腑目前的状态。通常按压穴位时若出现压痛感，就表示患有实证；若觉得舒服或有快感，则为虚证；若没有特殊的感觉，则表示经络通畅。

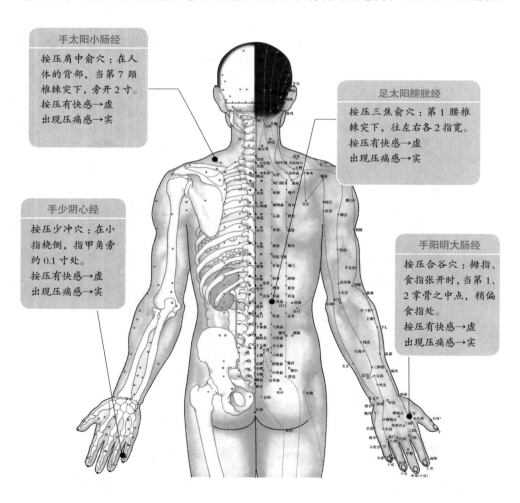

**手太阳小肠经**

按压肩中俞穴：在人体的背部，当第7颈椎棘突下，旁开2寸。
按压有快感→虚
出现压痛感→实

**足太阳膀胱经**

按压三焦俞穴：第1腰椎棘突下，往左右各2指宽。
按压有快感→虚
出现压痛感→实

**手少阴心经**

按压少冲穴：在小指桡侧，指甲角旁约0.1寸处。
按压有快感→虚
出现压痛感→实

**手阳明大肠经**

按压合谷穴：拇指、食指张开时，当第1、2掌骨之中点，稍偏食指处。
按压有快感→虚
出现压痛感→实

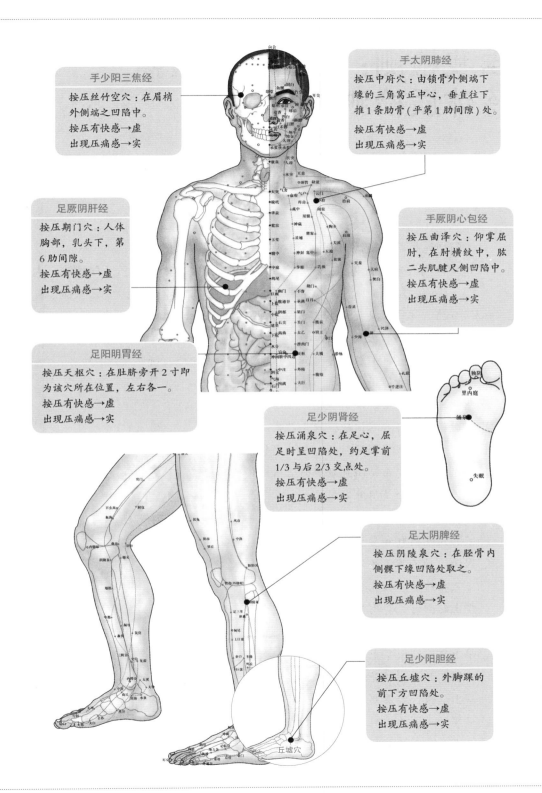

**手少阳三焦经**

按压丝竹空穴：在眉梢
外侧端之凹陷中。
按压有快感→虚
出现压痛感→实

**手太阴肺经**

按压中府穴：由锁骨外侧端下
缘的三角窝正中心，垂直往下
推1条肋骨(平第1肋间隙)处。
按压有快感→虚
出现压痛感→实

**足厥阴肝经**

按压期门穴：人体
胸部，乳头下，第
6肋间隙。
按压有快感→虚
出现压痛感→实

**手厥阴心包经**

按压曲泽穴：仰掌屈
肘，在肘横纹中，肱
二头肌腱尺侧凹陷中。
按压有快感→虚
出现压痛感→实

**足阳明胃经**

按压天枢穴：在肚脐旁开2寸即
为该穴所在位置，左右各一。
按压有快感→虚
出现压痛感→实

**足少阴肾经**

按压涌泉穴：在足心，屈
足时呈凹陷处，约足掌前
1/3与后2/3交点处。
按压有快感→虚
出现压痛感→实

**足太阴脾经**

按压阴陵泉穴：在胫骨内
侧髁下缘凹陷处取之。
按压有快感→虚
出现压痛感→实

**足少阳胆经**

按压丘墟穴：外脚踝的
前下方凹陷处。
按压有快感→虚
出现压痛感→实

# 自我检测：经络是否通畅——冷体质检测表

所谓"冷体质"，就是中医所说的虚寒体质，包括气虚、血虚、阳虚三类，都属于比较怕冷的虚证体质。一般来说，女性为冷体质的比例比男性要多一些。形成冷体质的原因大概包括以下几个方面：压力大、缺乏运动、常吃属性寒凉的食物、过度节食和产后调理不当等。

体内气血运行不顺畅，出现淤滞的情况时，就更容易形成冷体质。

冷是身体内大多数病变的根源，会引起新陈代谢缓慢，而导致手脚冰凉、虚胖、头晕、头痛、便秘、腹泻、水肿、疲倦乏力、精神不振、抵抗力差、失眠、腰背酸痛、痛经、不孕及生殖系统方面的疾病；同时导致皮肤缺乏润泽感，并因毒素堆积而长痤疮。身体变冷，是体内血液循环不良，经络不通畅的信号，因此冷体质的人应及时疏通经脉、调整体质，从而改善身体健康状况。

现在一起来看看你是否属于冷体质吧。

☐ 明明睡眠很充足，却出现眼袋。

☐ 有时候会觉得肩膀僵硬，身体很累。

☐ 女性会有月经不调的问题，而且痛经比较严重。

☐ 脚趾甲容易发白，而且趾甲面上出现细长的纹路。

☐ 洗澡时大部分是用淋浴。

☐ 容易便秘，就算有排便，粪便也是像一颗颗的羊粪一样干硬。

☐ 不喜欢吃猪肝和青椒、胡萝卜等黄绿色蔬菜。

☐ 因为运动不足已经开始自我反省。

☐ 一天排尿的次数在5次以下。

☐ 晚上睡觉时，会因为痉挛而痛得醒来。

☐ 就算是盛夏也不怎么流汗。

☐ 早上可以轻松穿上的鞋，到晚上就变紧了。

☐ 明明不胖，但锁骨就是不明显。

☐ 早上起床，脸看起来像长时间水肿的样子。

☐ 用餐时一定要搭配饮料或水，否则食物难以下咽。

☐ 坐在办公桌前工作，常常保持同一个姿势。

## ● 检测结果揭晓

### ● 4 个选项以下

属于不易变冷、体内水分也充足的体质，内脏也很健康，和其他人相比，是身体比较健康的人。但是如果脸上或脚有一点水肿，就表示新陈代谢正在变缓慢，此时如果可以做一些按摩或轻松简单的操，血液循环就很容易恢复，水肿也会很快消除。建议平时多喝一些有利尿作用的咖啡或茶等。

### ● 5~7 个选项

属于身体不易变冷、体内水液平衡不错的体质。身体内部总是温热，血液循环也保持在理想健康的状态，只要稍微再做一点简单的调整，身体就会更健康。平时可以吃温性、热性的食物，但建议多吃经过烹煮的黄绿色蔬菜，偶尔也可吃一些未经烹煮的新鲜蔬菜，同时还应多食用新鲜水果。此外，多运动以及保持充足的睡眠，也是保持身体健康的重要条件。

### ● 8~10 个选项

属于身体容易变冷、体内有许多水分的体质。通常这类人体内水分充足，皮肤也很滋润，但是由于水分多而血液循环慢，体内多余的水分不能顺利地排出体外，因此容易引起身体内部变冷。所以平时要多运动，还可以泡热水澡让身体暖和起来，避免过度地节食或减肥。当然也不要多吃寒凉的食物，以免加重身体虚冷的症状。

### ● 10~12 个选项

属于身体易变冷，但体内水液还算平衡的体质。尽管手脚、脸、皮肤不冷，体温也正常，但身体内部却容易变冷，全身循环及代谢能力低，如果水喝多了，身体内部容易变冷。建议不要喝凉啤酒或冰镇饮料，要多运动，泡热水澡。注意不要让腹部受凉，应多摄取肉桂、韭菜、姜等温性的食物，辛香料也有温热身体的效果。

### ● 13 个选项以上

属于身体容易变冷的体质，而且因为体内水分不足，排尿的次数少，排便也不顺畅，体内容易堆积毒素，同时也会反映在皮肤上，容易长痤疮。要多注意水分的补充，适度做运动，不喝冰镇饮料，不食或少食寒凉性的食物，从而改善身体的血液循环。这类型的人可能还没察觉自己是冷体质，但身体内部已经变冷，这种情况若持续下去会影响人体内分泌功能，女性更要多加注意。

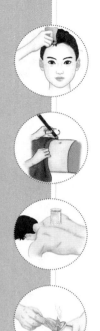

本章看点

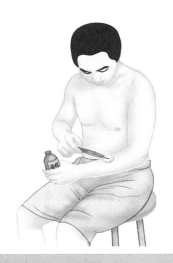

# 第二章
# 快速打通经络的八种方法

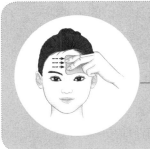

　　经络是人体的"保护神"，经络不通，人体就会生病。那么应怎样疏通全身的经络呢？只要选用适当的方法，给予相应的刺激，经络就能通畅，气血运行也会顺畅。本章介绍了8种最常用的通经活络方法，包括按摩、刮痧、拍打、拔罐、艾灸、气功、瑜伽以及饮食调养等。各位读者不妨试一下这8种方法，从中选择一种最适合自己的。

# 按摩通经活络效果好

按摩是一种自然的物理疗法，它是根据人的具体病情，利用按摩者的双手在体表相应的经络、穴位、痛点上，使用肢体活动来防治疾病的一种方法。随着人类社会的进步和人们生活水平的提高，人们对无损伤、无副作用的自然疗法的需求与日俱增，按摩疗法已受到人们的高度重视。

## ● 按摩能行气活血、强身体

人体脏腑运作以气血为能源，若气血运行不通，人体脏腑得不到足够的濡养，不能进行正常的生命活动，人就会生病。中医认为，按摩可以行气活血。从现代医学的角度来分析，这是因为按摩能扩张局部组织的微血管，促进红细胞和白细胞增生，增强局部的营养供应，加强组织修复，从而增强人体的抵抗力。

## ● 按摩具有多种功效

按摩不仅能通畅经络，改善血液循环，还能调节人体的平衡和神经功能，促进炎症的消退和水肿的吸收，整骨理筋，解痉止痛，润滑关节，松解粘连，提高人体的抗病能力。而且，按摩疗法简便易学，不受场地的限制，无须特殊的器械设备，疗效显著，安全可靠，经济实惠。运用得当的话，更可获得事半功倍的效果，因此，越来越多的人开始用按摩这种方式来治病强身。

## ● 按摩的注意事项

在按摩操作过程中，为了提高按摩效果，防止不良反应出现，按摩时应注意以下几个方面。

首先，按摩前要充分了解病情，在具体操作过程中，应注意先轻后重、由浅入深、轻重适度，严禁使用蛮力，以免擦伤皮肤或损伤筋骨。力度以患者感觉轻微酸痛，但完全可以承受为宜。

其次，按摩时精神、身体都要放松，呼吸自然。另外，做腰部和下腹部的按摩前，应先排空大小便。在过饥、过饱、情绪激动以及醉酒后均不宜按摩，一般在餐后 2 小时按摩较为妥当。沐浴后休息 1 小时再按摩，才能起到放松、保健的功效。

最后，按摩过程中如果因为用力过猛或动作不当引起患者出现头晕、心悸、恶心、面色苍白，甚至出冷汗、虚脱等不良症状时，应掐其人中或十宣、点其内关等进行急救，或者让患者饮热茶、糖水来缓解不适。

# 按摩的适应证和禁忌证

| 适应证 | 禁忌证 |
| --- | --- |
| 闭合性的关节及软组织损伤：腰椎间盘突出症、腰肌扭伤、膝关节副韧带损伤、腕关节扭伤、指间关节挫伤等 | 皮肤病及皮肤破损：湿疹、癣、疱疹、脓肿、蜂窝组织炎、溃疡性皮肤病、烫伤、烧伤等 |
| 肌肉、韧带的慢性损伤：颈肌损伤、背肌损伤、腰肌损伤、跟腱炎、网球肘等 | 各种急性传染病患者不能按摩，以免疾病扩散传染和延误治疗 |
| 骨质增生性疾病：颈椎骨质增生、腰椎骨质增生、膝关节骨性关节炎、跟骨骨质增生等 | 感染性疾病：骨髓炎、骨结核、化脓性关节炎、丹毒、结核性关节炎等 |
| 周围神经疾患：三叉神经痛、面神经麻痹、肋间神经痛、坐骨神经痛、腓总神经麻痹等 | 内外科危重病：严重心脏病、肝病、肺病、急性十二指肠溃疡、急腹症、各种恶性肿瘤 |
| 内科疾患：神经官能症、气管炎、肺气肿、胃炎、胃下垂、十二指肠溃疡、半身不遂、高血压、冠心病、糖尿病、胆囊炎、腹胀、头痛等 | 各种肿瘤，包括原发性或继发性恶性肿瘤 |
| 五官疾患：近视、耳鸣、咽喉炎、鼻窦炎、眼睑下垂等 | 血液病或有出血倾向，如恶性贫血、紫癜、体内有金属固定物等按摩后易引起出血的病症 |
| 妇科疾病：功能性子宫出血、月经不调、盆腔炎、痛经、闭经、乳腺炎、更年期综合征等 | 体质虚弱、久病、年老体弱者应慎用按摩，以免造成昏迷或休克 |
| 儿科疾患：夜尿症、小儿脑性瘫痪、小儿麻痹后遗症、小儿消化不良、小儿腹泻等 | 极度疲劳、醉酒后神志不清、饥饿及饭后半小时以内的人也不宜做按摩 |
| 皮肤病：黄褐斑、痤疮等 | 诊断不明的急性脊柱损伤或伴有脊髓症者 |

# 四种常用的穴位按摩手法

按摩手法是按摩的手段，按摩时，手法熟练程度的高低及正确与否对按摩疗效起着至关重要的作用。按摩手法大致可分为六十多种，下面介绍四种最常用的手法。只要在适当的部位运用正确的方法，就能帮助你轻松治病养生。

## ● 推法

以指、掌、拳或肘部着力于体表一定穴位或部位，进行单方向的直线或弧形推动的方法，称为推法。根据具体操作手法不同，又分为直推法、平推法、分推法、合推法和旋推法。推法可在人体各部位使用，具有行气活血、疏通经脉、舒筋理肌、消积导滞、解痉镇痛、调和营卫等作用。使用推法操作时，着力部位要紧贴皮肤，用力要稳，速度要缓慢均匀。

## ● 捏拿法

捏拿法也是保健按摩常用手法之一，即用拇指与食指、中指或拇指与其他四指相对用力，呈钳形，持续而有节奏地提捏或捏揉肌肤。捏拿法刺激较强，常用于颈部、肩部及四肢部位的按摩，具有祛风散寒、通经活络、行气开窍、解痉止痛、祛淤生新等作用。使用捏拿法时，力度要柔和，可由轻而重再由重而轻。

## ● 按法

按法是将手指、手掌置于体表之上，先轻后重，逐渐用力下压某个部位或穴位，又称压法、抑法。按法具有安心宁神、镇静止痛、开闭通塞、放松肌肉、矫正畸形等作用。按法可分为指按法、肘按法、掌按法三种。指按法适用于全身各部腧穴；掌按法常用于腰背、下肢；肘按法常用于腰背、臀部、大腿等肌肉丰厚部位。按法常常与揉法结合，组成了按揉复合手法。

## ● 摩法

用手指指腹或手掌在身体特定部位做逆时针或顺时针的环形摩动，或直线往返摩动的手法叫摩法。摩法轻柔缓和，常用于胸腹、胁肋部的操作，具有理气和中、行气和血、消积导滞、祛淤消肿、健脾和胃、清肺排浊等作用。摩法主要分为掌摩法和指摩法两种。掌摩法是指用手掌掌面附着于施术部位，做有节律的环形摩动的按摩方法。食指、中指、无名指相并，指腹附着于特定部位，按顺时针或逆时针环转运动的按摩方法即为指摩法。

# 其他常见的按摩手法

| 按摩手法 | 作用 | 分类 | 使用部位 | 说明 | 适用部位 |
|---|---|---|---|---|---|
| 揉法：用手掌大鱼际或掌根、全掌、手指螺纹面部分，着力于体表施术部位，做轻柔和缓的回旋揉动，刺激较小 | 宽胸理气 消积导滞 活血化淤 消肿止痛 祛风散寒 舒筋活络 缓解痉挛 | 指揉法 | 拇指、食指、中指的指端或螺纹面 | 用拇指、食指、中指的指端向特定部位垂直按压 | 全身各部位 |
| | | 掌揉法 | 手掌大鱼际或掌根 | 用手掌大鱼际或掌根着力于施术部位，做轻柔缓和的揉动 | 全身各部位 |
| 点法：用指端或屈曲的指间关节着力，持续点压，刺激某些穴位，作用面积小，刺激大 | 疏通经脉 活血止痛 开通闭塞 调理脏腑 | 屈指点法 | 拇指或食指 | 弯曲手指，用拇指指间关节桡侧或食指近侧指间关节点压施术部位 | 全身各部位 |
| | | 拇指点法 | 拇指指端 | 用拇指指端按压体表穴位 | 全身各部位 |
| 击法：用拳背、掌根、掌侧小鱼际、指尖击打身体一定部位或穴位 | 舒筋通络 调和气血 提神解疲 | 指击法 | 手指末端 | 用手指末端着力击打 | 多用于头部 |
| | | 拳击法 | 拳背或小鱼际侧 | 手握空拳，用拳背或小鱼际侧击打 | 多用于腰背部 |
| | | 小鱼际击法 | 小鱼际 | 手掌伸直，用单手或双手小鱼际着力击打 | 多用于腰背、下肢 |
| | | 掌击法 | 手掌根部 | 手指自然松开，用手掌根部击打 | 多用于腰臀、下肢 |
| 拍法 | 舒筋活络 行气活血 解除痉挛 | | 手指、手掌 | 以手指、手掌为着力部位，附着于体表一定部位，进行平稳而有节奏的拍打动作 | 主要作用于肩背、腰臀及下肢部 |
| 掐法 | 开窍醒脑 回阳救逆 调和阴阳 疏通经脉 运行气血 | | 拇指指尖 | 用拇指指尖着力，重按穴位而不刺破皮肤 | 常用于人中或十宣等肢端较敏锐的穴位 |
| 擦法：用手指或手掌着力于一定部位，做前后左右直线往返摩擦，使患者体表产生一定热度 | 行气活血 疏通经脉 消肿止痛 健脾和胃 温阳散寒 | 掌擦法 | 手掌面 | 用手掌面紧贴皮肤进行摩擦 | 热度较低，多用于胸腹、胁部 |
| | | 鱼际擦法 | 大鱼际或小鱼际 | 用鱼际紧贴施术部位反复摩擦 | 小鱼际擦法热度较高，多用于腰背、臀部；大鱼际擦法热度适中，可用于全身各部位 |
| | | 指擦法 | 食指、中指、无名指 | 将食指、中指二指或食指、中指、无名指三指并拢，用螺纹面进行摩擦 | 全身各部位 |

# 刮痧散淤消积活气血

刮痧是传统保健方法之一，也是祖国医学的重要组成部分。由于其具有简便易学、取材方便、操作简单、安全无副作用、疗效显著等特点，而在民间广为流传，深受人们的喜爱。

## ● 刮痧的治病原理

刮痧就是用手指或各种边缘光滑的工具，蘸上具有一定治疗作用的刮痧介质，在人体表面特定部位反复进行刮拭，使皮肤表面出现淤血点、淤血斑或点状出血，这就是所谓的"出痧"。如果用刮痧器具刮拭经络穴位，就可以通过良性刺激，并借由经络的传导作用，使体内淤积的气血得以消散，从而达到促进身体新陈代谢、增强抗病能力和免疫功能的作用。

"痧"，一方面是指病邪的痧，这里泛指由于邪气侵入人体，致使孔窍闭塞、经络阻塞、气血凝滞、实热壅盛而产生的各种头晕头痛、倦怠胸闷、四肢乏力、上吐下泻等症。另一方面，"痧"也是病症的表现。这类疾病多表现为体表出现的各种红紫或紫黑的痧点或痧斑。这些大多是邪气闭阻的不能外达的表现，因此观察出痧情况，也能够帮助诊断和治疗疾病。

## ● 刮痧的用具和介质

广泛地说，凡是边缘圆钝、质地较硬，但不会对皮肤造成意外损伤的物品都可用来刮痧，如家庭中的汤匙、瓷碗边、梳子背等都是可就地取材的工具。如果长期使用或作为治疗之用，还是运用质量较好的刮痧板比较好。刮痧板一般为长方形，边缘较为光滑，四角为钝圆。刮痧板的两个长边，一边厚，一边薄。薄的那一面常用于人体平坦部位，凹陷的厚面适合用于按摩保健刮痧，刮痧板的角适合在人体凹陷部位刮拭。根据刮痧板的材质不同，分为不同类别的刮痧板，我国传统医学认为，犀牛角或是水牛角最好，玉、石次之，瓷片亦好，塑料不宜。

刮痧的介质其实就是刮痧用的润滑剂，有两方面的作用。一方面是增加润滑度，避免刮痧时刮伤皮肤；另一方面，刮痧润滑剂具有一定的药物治疗作用，可以增强刮痧的功效。现在比较常用的刮痧介质有冬青膏、白酒、麻油、鸡蛋清、刮痧活血剂、薄荷水、扶他林、刮痧油、止痛灵等。

# 刮痧适应证与刮痧禁忌证

刮痧疗法的治疗范围非常广泛，但是，刮痧也不是万能的，有些病症不宜进行刮痧。

## 刮痧适应证

**内科病症**
感冒发热、头痛、咳嗽、呕吐、高温中暑、支气管炎、肺部感染、哮喘、心脑血管疾病、中风后遗症、遗尿症、胃炎、肠炎、便秘、腹泻、高血压、眩晕、糖尿病、胆囊炎、肝炎、水肿、消化性溃疡、肾炎、肺源性心脏病、三叉神经痛、胆绞痛、胃肠痉挛、失眠、多梦、神经官能症等病症

**外科病症**
急性扭伤、腰椎间盘突出症、足跟痛、脉管炎、毛囊炎、坐骨神经痛、肩关节周围炎、落枕、慢性腰痛、风湿性关节炎、类风湿性关节炎、关节骨质增生、股骨头坏死、痔疮、皮肤瘙痒、荨麻疹、痤疮、湿疹等病症

**儿科病症**
营养不良、食欲不振、生长发育迟缓、小儿感冒发热、腹泻、遗尿等病症

**五官科病症**
牙痛、鼻炎、鼻窦炎、咽喉肿痛、视力减退、弱视、青少年假性近视、急性结膜炎、耳聋、耳鸣等病症

**妇科病症**
痛经、闭经、月经不调、乳腺增生、产后缺乳、带下病、盆腔炎、乳腺炎、人工流产综合征

**保健**
预防疾病、病后恢复、强身健体、减肥、美容等

## 刮痧禁忌证

**禁刮病症**
白血病、血小板减少症、严重贫血、皮肤严重过敏、破伤风、狂犬病、心脑血管病急性期、肝肾功能不全

**禁刮人群**
久病年老的人、极度虚弱的人、极度消瘦的人、对刮痧极度恐惧或过敏的人、囟门未合的小儿

**禁刮部位**
皮肤破损溃疡、疮头、未愈合的伤口、韧带及肌腱急性损伤部位，孕妇的腹部和腰骶部、女性乳头、孕妇和经期女性的三阴交、合谷、足三里等穴位，肝硬化腹水者的腹部、眼睛、耳孔、鼻孔、舌、口唇、前后二阴、肚脐

**禁刮情况**
醉酒、过饥、过饱、过渴、过度疲劳等

9

# 常用的八种刮痧法

根据刮拭的角度、身体适用范围等方面，刮痧可以分为面刮法、平刮法、角刮法、推刮法、厉刮法、点按法、按揉法等。

要刮痧首先要学会正确的持板方法，也就是握板法，否则刮痧时容易疲惫且效果不佳。正确的握板方法是刮痧板的长边横靠在手掌心，拇指和其他四个手指分别握住刮痧板的两边，刮痧时用手掌心的部位向下按压。

## 面刮法

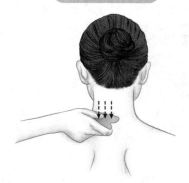

面刮法是最常用的刮拭方法。手持刮痧板，向刮拭的方向倾斜 30°～ 60°，以 45° 最为普遍。依据部位的需要，将刮痧板的 1/2 长边或全部长边接触皮肤，自上而下或从内到外均匀地向同一方向直线刮拭。面刮法适用于身体平坦部位的经络和穴位。

## 平刮法

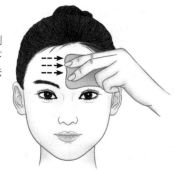

手法与平刮法相似，只是刮痧板向刮拭的方向倾斜的角度小于 15°，而且向下的渗透力也较大，刮拭速度缓慢。平刮法是诊断和刮拭疼痛区域的常用方法。

## 角刮法

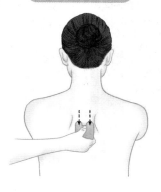

使用刮痧板的角部在穴位处，自上而下进行刮拭，刮痧板面与皮肤呈 45°，适用于肩部、胸部等部位或穴位的刮痧。刮拭时要注意手法不宜过于生硬，因为角刮法比较便于施力，所以要避免用力过猛而损伤皮肤。

## 推刮法

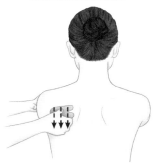

推刮法的操作手法与平刮法大致相似，刮痧板向刮拭的方向倾斜的角度小于45°，压力大于平刮法，速度也比平刮法慢一点。

## 厉刮法

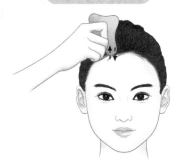

刮痧板角部与刮拭部位呈90°垂直，刮痧板始终不离皮肤，并施以一定的压力，在约1寸长皮肤上做短间隔前后或左右的摩擦刮拭。这种刮拭方式主要用于头部穴位的刮拭。

## 点按法

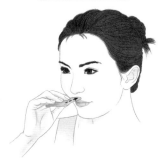

刮痧板角部与要刮拭部位呈90°垂直，向下按压，由轻到重，逐渐加力，片刻后快速抬起，使肌肉复原，多次反复。这种方法适用于无骨骼的软组织处和骨骼缝隙、凹陷部位。要求手法连贯自如，这种手法刺激性较强，具有镇痛止痛、解除痉挛的作用，多用于实证的治疗。

## 垂直按揉法

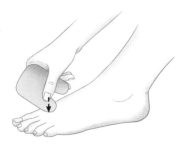

将刮痧板的边缘以90°的角度按压在穴区上，刮痧板与所接触的皮肤始终不分开，做柔和的缓慢按揉。垂直按揉法适用于骨缝部穴位以及第2掌骨桡侧的刮拭。

## 平面按揉法

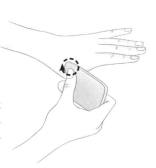

用刮痧板角部以小于20°的角度按压在穴位上，做柔和缓慢的旋转，刮痧板角部平面与所接触的皮肤始终不分开，按揉压力应当渗透到皮下组织或肌肉。这种刮拭法常用于手足全息穴区、颈后、腰背部全息穴区中疼痛敏感点的刮拭。

10

# 11 刮痧的注意事项

刮痧时要先了解病情，以便辨证施治，并确定刮拭的部位和方法，还要消除患者的恐惧心理，以免出现晕刮等情况。此外，在刮痧时还要注意以下几点。

1. 整体刮拭的顺序是自上向下，先头部、腰背部或胸腹部，后四肢。腰背部及胸腹部可根据病情需要决定刮拭的先后顺序。基本上按照头颈部→脊柱→胸部→腹部→四肢和关节的顺序来进行刮拭。每个部位一般先刮阳经，再刮阴经；先刮拭身体左侧，再刮拭身体右侧。

2. 不要面向电风扇刮痧，夏季刮痧时应该避开过堂风。因为刮痧时皮肤汗孔开泄，如果遇到风邪，风邪就会从开泄的汗孔侵入人体，影响刮痧疗效，也容易引发新的疾病。

3. 怕痛的人，可以在刮痧前先用热水泡澡或者热敷，来减少痛感，具体刮痧时力度也要有所减轻。

4. 刮痧后，汗孔张开，所以要注意保暖，不要吹冷风，半小时内最好不要洗冷水澡，但是可以洗热水澡，或者在洗的过程中进行刮拭。另外还要注意保持情绪平稳，不能急躁和动怒，也不要忧郁，要及时擦汗，不要当风受凉，刮痧当天不要从事重体力劳动。

5. 刮痧治疗时人体汗孔张开，邪气外排，人体津液也会消耗.所以刮痧治疗后，应当喝 1 杯温开水来补充体内消耗的津液，以促进新陈代谢，加速代谢产物的排出。

6. 用刮痧来进行强身保健时，不必刮出痧来，对穴位、经络都可以按顺序进行柔和的刮拭，每次 3~10 分钟。虽然这种手法不容易出现痧痕，但是同样具有保健强身的效果。冬天时可以隔着衣裤进行刮拭，长期坚持可以达到舒筋活血、祛病延年的功效。

7. 要遵循每次刮痧治疗一种病症的原则，不可过度延长刮拭时间，也不要连续大面积刮痧，否则会造成体内正气受损。

8. 不要片面追求出痧。有些病症确实是不易出痧，对于不易出痧的病症和部位，只要刮拭方法和部位正确，就会有一定的治疗效果。如果片面追求出痧而刮拭过度，就会消耗人体正气，还有可能造成软组织损伤。

9. 刮痧的频率不能过于频繁。一般来说，每次刮痧应至少间隔 3~5 天，不宜每天刮甚至刮好几次。

# 人体各部位的刮拭方向和顺序

| 顺序 | 人体 | 刮拭部位 | 方法 | 功效 | 防治 | 注意事项 |
|---|---|---|---|---|---|---|
| 1 | 头部 | 头部两侧<br>前头部<br>后头部<br>全头部 | 用刮痧板薄面边缘或刮痧板角部刮拭 | 改善头部血液循环，疏通全身阳气 | 中风、头痛、脱发、失眠、感冒等 | 每个部位刮30次左右即可 |
| 2 | 面部 | 前额部<br>两颧部<br>下颌部 | 顺着经络运行方向刮，方向为由内向外 | 养颜、祛斑、美容 | 眼病、鼻病、耳病、面瘫、雀斑、痤疮等 | 手法轻柔，以不出痧为度 |
| 3 | 颈部 | 颈部正中线 | 顺着经络运行方向刮 | 育阴潜阳、补益正气 | 颈椎病、肩关节周围炎 | 用力轻柔 |
| | | 颈部两侧到肩部 | 顺着经络运行方向轻柔刮拭 | | | 一气呵成，中间不停顿 |
| 4 | 背部 | 背部正中线 | 顺着经络运行方向刮 | 预防脏腑疾病 | 黄疸、胆囊炎、肝炎、肠鸣、泄泻、便秘、脱肛、痢疾、肠痈 | 用力轻柔 |
| | | 背部两侧 | 顺着经络运行方向刮 | | | 一气呵成，中间不停顿 |
| 5 | 胸部 | 胸部正中线 | 从上向下，从内向外，顺着经络运行方向刮，力度均衡 | 预防脏腑疾病 | 冠心病、慢性支气管炎、支气管哮喘、乳腺炎、乳腺癌 | 用力要轻柔，乳头处禁刮 |
| | | 胸部两侧 | | | | |
| 6 | 腹部 | 腹部正中线 | 从上往下 | 预防脏腑疾病 | 胆囊炎、慢性肝炎、胃及十二指肠溃疡、呕吐、胃痛、慢性肾炎、前列腺炎、便秘 | 空腹或饱餐后禁刮，急腹症者忌刮，神阙穴禁刮，有内脏下垂的患者在刮拭时应从下往上刮 |
| | | 腹部两侧 | | | | |
| 7 | 四肢 | 上肢内侧<br>上肢外侧<br>下肢内侧<br>下肢外侧 | 从上往下 | 通经活络 | 全身疾病 | 关节部位不可刮，感染、破溃、痣瘤等处刮拭时应避开 |
| 8 | 膝关节 | 膝眼<br>膝关节前部<br>膝关节内侧<br>膝关节外侧<br>膝关节后部 | 用刮痧板棱角刮拭 | 舒筋理气 | 膝关节的病变、腰背部疾病、胃肠疾病 | 刮拭关节时动作应轻柔 |

11

# (12) 拍打经络能行气

拍打是运用各种手法，通过外力的振动传导作用，刺激经络穴位，从而促进血液循环、加速身体新陈代谢，达到疏通经脉、调和脏腑的目的的一种治疗手法。拍法操作简便、安全、使用范围广，且不要求精确的穴位范围，因此使用起来更加方便。

## ● 拍法的保健功效

拍法具有很好的保健功效，可通经活络、行气活血、消散淤滞、强壮筋骨、防病强身。拍打身体，可使相应关节得到适度的活动，肌肉得到很好的按摩，且拍打时所产生的振动可传导至肌肉和内脏器官的深部。因此能促进内脏的血液循环、增强血管的柔韧性，可预防和治疗颈椎病、肩关节周围炎、心血管疾病、肝胆疾病、肾和膀胱疾病等。

此外，拍法还有助于消除疲劳，对治疗手脚冰冷也有一定的作用。

## ● 主要的拍法

拍法主要有掌拍法和拳拍法两种，可根据不同人群、不同体质和症状选用。

掌拍法是指将手掌放松、五指伸直，轻拍身体各部位，多为补法。这种手法拍打轻快，对经络穴位的刺激也较小，适合老年人或体弱多病的人使用。

拳拍法可分为空拳拍法和实拳拍法。四指弯曲握拳，拇指放在掌心中进行拍打为空拳拍法，若拇指放在掌心外进行拍打则为实拳拍法。拳拍法拍打慢而有力，具有镇静的作用，多为泻法。这种拍打方法比较适合年轻人和体力较好的人使用。

## ● 拍法的基本要求

（1）拍打时不要紧张，应全身放松，自然呼吸，挺胸抬头，摒除杂念，将注意力集中在拍打的部位上。

（2）拍打时用力要适当。应先轻后重、先慢后快、快慢适中，感觉气血比较顺畅之后可慢慢增加力度。在病变的关节肌肉处，拍打节奏可加快些，力度也可稍微加重。拍打胸腹部时动作要轻柔，不能重拍重捶，以免损伤内脏。

（3）拍打时应循序渐进，持之以恒。最好在早晨起床后进行拍打，一般每天1～2次即可。

（4）每次拍打15～30分钟较好，有痛感的部位可多拍一会儿，用力以个人感觉舒服为宜。

# 拍打十二经脉，治疗相应疾病

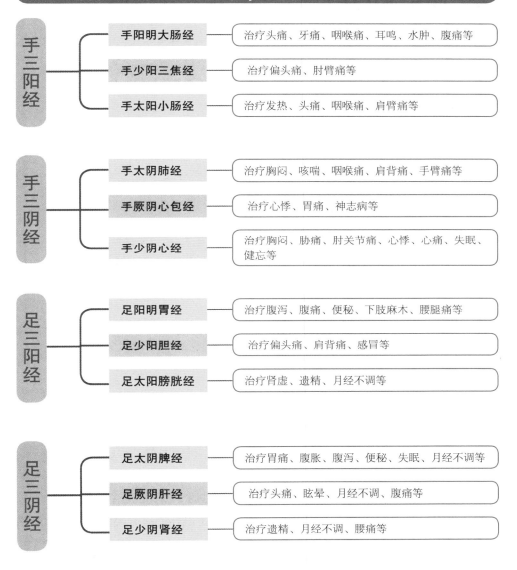

**手三阳经**

| 手阳明大肠经 | 治疗头痛、牙痛、咽喉痛、耳鸣、水肿、腹痛等 |
| 手少阳三焦经 | 治疗偏头痛、肘臂痛等 |
| 手太阳小肠经 | 治疗发热、头痛、咽喉痛、肩臂痛等 |

**手三阴经**

| 手太阴肺经 | 治疗胸闷、咳喘、咽喉痛、肩背痛、手臂痛等 |
| 手厥阴心包经 | 治疗心悸、胃痛、神志病等 |
| 手少阴心经 | 治疗胸闷、胁痛、肘关节痛、心悸、心痛、失眠、健忘等 |

**足三阳经**

| 足阳明胃经 | 治疗腹泻、腹痛、便秘、下肢麻木、腰腿痛等 |
| 足少阳胆经 | 治疗偏头痛、肩背痛、感冒等 |
| 足太阳膀胱经 | 治疗肾虚、遗精、月经不调等 |

**足三阴经**

| 足太阴脾经 | 治疗胃痛、腹胀、腹泻、便秘、失眠、月经不调等 |
| 足厥阴肝经 | 治疗头痛、眩晕、月经不调、腹痛等 |
| 足少阴肾经 | 治疗遗精、月经不调、腰痛等 |

**● 拍法的禁忌证**

（1）患有感染性皮肤病，如湿疹、皮肤溃烂等症状的人，不宜拍打。

（2）有烧伤、开放性创伤或容易出血的人不宜拍打。

（3）末梢血管脆弱的糖尿病患者不能进行拍打。

（4）空腹或过饱时都不应进行拍打。

# 拔罐刺激穴位消淤滞

拔罐疗法，又称"火罐气""吸筒疗法"等，是一种以杯罐作为工具，借助热力排去其中的空气以产生负压，使其吸着于穴位或者患处，通过吸拔和温热刺激等，造成人体局部发生淤血现象的一种治疗方法。拔罐疗法可以有效改善经络中气血淤滞的状况，因此是疏通经脉的一种好方法。

## ● 拔罐的治病原理与功效

拔罐通过对经络穴位产生的吸拔作用，可以改善经络中气血凝滞的状态，打通淤滞的气血并引导其输布全身，使衰弱的脏腑器官得以濡养，并恢复功能，从而达到祛病强身的效果。

中医常说"阴盛则阳病，阳盛则阴病"，即人体内只有达到阴阳平衡，才可保持身体健康，一旦这种平衡被打破，那么人体就会产生疾病。而拔罐对经络穴位产生的吸拔作用，可以调整某些脏器的功能，使人体内的阴阳得以重新恢复平衡的状态。

拔罐不仅有疏通经脉气血、平衡人体阴阳的作用，还可以祛风散寒、祛湿除邪，治疗风寒头痛、腰痛等疾病。

## ● 拔罐的器具和常用材料

在古代，拔罐疗法一般选用动物的角来做罐具，在后来漫长的发展过程中，罐具的种类逐渐丰富起来，主要有竹罐、陶罐、玻璃罐、橡胶罐、抽气罐等几种。不同材质的罐具，各有其优点和缺点，拔罐时可根据具体情况进行选择。

在拔罐治疗中，除根据病情选择所需的罐具外，还需要燃料、针具等一些其他的辅助工具。在采用以燃烧作为排气手段的火罐法时，常用的燃料有酒精、油料、纸片等。酒精具有热能高而挥发快的特点，因此是最佳的拔罐燃料。在采用刺络罐法时，应准备针头、针灸毫针、三棱针、皮肤针等相应的针具。

除了燃料和针具之外，在拔罐之前还应准备一些润滑剂和消毒用品。常用的润滑剂有凡士林、石蜡和植物油等，而消毒用品一般都选用酒精脱脂棉球。为了应对在拔火罐时偶尔出现的烫伤情况，还应准备好纱布、医用胶带、龙胆紫药水和其他治疗烫伤的药膏。

# 拔罐的用具和其他常用物品

为了适应不同的病症和治疗方法，医学家们发明出了众多不同种类的罐具，例如竹罐、玻璃罐、陶罐等，使用时可以根据不同的病情选择合适的罐具。此外，在拔罐时还会用到消毒用品和润滑剂等物品。

## 竹罐

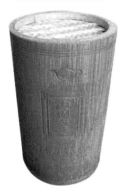

竹制品，用直径3～5厘米的竹子，截成8～10厘米的圆筒。一端留节为底，一端为口，磨制光滑，中间略粗，呈腰鼓状，不易摔碎，但易干裂。

## 玻璃罐

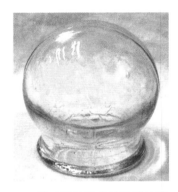

采用耐热质硬的透明玻璃制成，形状如笆斗，肚大口小，罐口平滑。优点是质地透明，使用时可以窥见罐内皮肤的淤血、出血等情况，便于掌握拔罐治疗的程度，但容易破碎。

## 陶罐

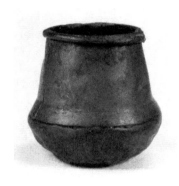

用陶土烧制而成，罐口平滑，中间略粗，吸附力强，但不透明，且易破碎。

## 消毒用品

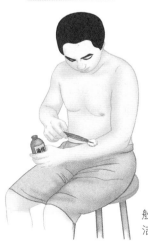

在进行拔罐治疗前一般都要用酒精脱脂棉球清洁皮肤、消毒罐具。

## 润滑剂

为了加强罐口与皮肤接口的密度，以保持火罐的吸拔力，在拔罐中经常会使用如凡士林、石蜡和植物油等润滑剂。

13

# 拔罐的多种吸拔方式

拔罐的吸拔方式可以分为很多种，大概可以分为以下几种：火罐法、水罐法和抽气罐法等。

## ● 火罐法

火罐法是最常用的一种拔罐方法，即借助火焰燃烧时产生的热力，排去罐内空气，使之形成负压而吸着于皮肤上。具体来讲，火罐法又可以细分为投火法、闪火法、贴棉法和滴酒法等。

投火法多用于从侧面横拔人体的某些部位。具体操作时，用镊子夹住酒精棉球或者折叠的软质纸，点燃后将其投入罐内，然后迅速将罐倒扣在应拔部位上。这种方法的缺点是罐内有燃烧的物质，可能会烧伤皮肤。

闪火法适用于各种体位，具体操作方法是用镊子夹挟着燃烧的软纸片或酒精棉球，伸进罐内旋转片刻，然后迅速抽出，并立即将罐倒扣在应拔的部位上。

贴棉法适合于侧面横拔，具体操作是取 1 块大小为 0.5 ~ 1 平方厘米的脱脂棉片，拉薄后用酒精浸湿，贴在罐内壁上 1／3 处，用火点燃后迅速将罐倒扣在应拔部位上。

滴酒法适用于各种体位。具体操作时先在罐内底部滴入几滴酒精，然后将罐口横放，旋转 1~3 周，使酒精均匀地流过罐内壁，点燃后迅速将罐具倒扣在应拔部位上。注意不要让酒精流过罐口，以免灼伤皮肤。

## ● 水罐法

水罐法即利用煎煮后的水的热力以排去罐内空气的方法。这种方法又可以细分为两类：一是水煮罐排气法，是指用水煮罐以形成罐内负压的一种排气方法。具体操作是指先将竹罐放在沸水中煮 2~3 分钟，随后用镊子将罐具取出，甩去水液，或用折叠的凉毛巾紧掘罐口，趁热倒扣在皮肤上，即能吸住。一是水蒸气排气法，是指用水蒸气熏蒸罐具以排出罐内气体的方法。具体操作方法是先用 1 个水壶烧水，当水蒸气从壶嘴中喷出时，即将罐具套在壶嘴上几秒钟，随后立刻将罐具取下倒扣在应拔皮肤上。

## ● 抽气罐法

抽气罐法即直接将空气从罐内抽出的方法。可以先将罐具倒扣在需要拔罐的部位上，然后用注射器从橡皮塞中抽出瓶内空气，使罐内产生负压，既能吸住皮肤。也可以用抽气筒套在塑料罐具的活塞上，将空气抽出。

# 火罐法

火罐法是指借助火焰燃烧时产生的热力，以排去罐内空气产生负压的方法，这也是最常用的一种排气方法。常用的火罐排气方法有投火法、闪火法、贴棉法和滴酒法等。

## 投火法

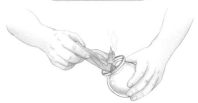

用镊子夹住酒精棉球，点燃后将其投入罐内，然后迅速将罐倒扣在应拔部位上。因为罐内有燃烧的物质，很有可能掉落下来而烧伤皮肤，所以患者最好取侧卧位，让罐子呈水平横拔。

## 闪火法

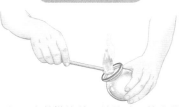

用镊子夹着燃烧的酒精棉球，伸进罐内旋转片刻，然后迅速抽出，并立即将罐倒扣在应拔的部位上。这种方法因罐内没有燃烧物，所以适用于各种体位。

## 贴棉法

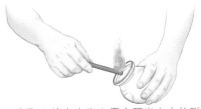

先取1块大小为1平方厘米左右的脱脂棉片，拉薄后用酒精浸湿，贴在罐内壁下方处，用火点燃后迅速将罐倒扣在应拔部位上。因为酒精点燃后有可能滴到罐口，而烧伤皮肤，所以这种方法适用于侧面横拔。

## 滴酒法

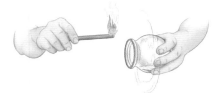

先在罐内底部滴入几滴酒精，然后将罐横放旋转，以使酒精均匀地流过罐内壁，点燃后迅速将罐具倒扣在应拔部位上。这种方法适用于各种体位。

# 水煮罐排气法

水煮罐排气法是用水煮罐以形成罐内负压的一种排气方法，具体操作步骤如下：

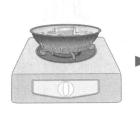

先将竹罐放在沸水中煮2～3分钟。

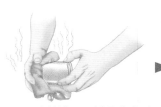

取出竹罐，用折叠的凉毛巾紧捂罐口，以吸去水液、保持罐内热度，防止空气进入。

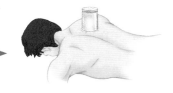

随后可以乘热将罐具倒扣在皮肤上，即能吸住。

14

# 四种常用的拔罐方法

拔罐的方法有很多种，按照用罐的数量可以分为单罐法和多罐法。单罐法即单罐独用，一般用于治疗病变范围比较小、病情比较轻的疾病；多罐法即多罐并用，一般用于治疗病变范围比较广泛或患病反应点较多的疾病。按照拔罐的形式或者方法来分，常用的拔罐方法主要有留罐法、闪罐法、血罐法和走罐法等，下面将对其进行简单的介绍。

## ● 留罐法

留罐法又称坐罐法，是指罐具吸拔在应拔部位后，留置一段时间的拔罐法。留罐法一般留罐的时间为 10~15 分钟，可用于治疗大部分病症，是最常用的拔罐法。在采用此法时应注意以下几点：罐大吸拔力强的，应适当减少留罐时间；夏季及皮肤薄弱处，留罐时间不宜过长；如需进行刺络拔罐，留罐时间可稍延长。

## ● 闪罐法

闪罐法是指罐具吸拔在应拔部位后随即取下，反复操作至皮肤潮红时为止的一种拔罐方法，若连续吸拔 20 次左右的，则称为连续闪罐法。由于行闪罐法后，皮肤上不留紫色淤斑，故比较适合面部拔罐。闪罐法的兴奋作用较为明显，适用于肌肉萎缩、局部皮肤麻木、中风后遗症、内脏病等病症。

## ● 血罐法

血罐法也称刺络罐法，适用于各种急慢性软组织损伤、高热、神经痛和神经性皮炎等症。具体操作方法是先用三棱针、梅花针或注射针等按病变范围的大小和出血量的要求，针刺穴位或病变部位。针刺时的力度是：轻刺以皮肤出现红晕为标准；稍重刺以轻微出血为标准；重刺以点状出血为准。针刺后再拔罐，并留罐，留罐时间的长短按不同部位和病症需出血的量而定。

## ● 走罐法

走罐法又称推罐法或行罐法，多用于胸背、腹部、大腿等肌肉丰厚、面积较大的部位。本法常用于治疗麻痹、肌肉萎缩、神经痛和风湿痹痛等症。具体操作方法是，先在罐口或吸拔部位涂上一层润滑剂，以便于罐具滑动。吸拔后用一手按住罐口前缘皮肤，另一手则握住罐底稍倾斜推，沿着肌肉骨骼生长路线或经络循行路线作上下左右的移动，也可以患部为中心作环形旋转移动。待患部皮肤变得潮红或起痧点时即可起罐。

# 常用的拔罐方法

## 闪罐法

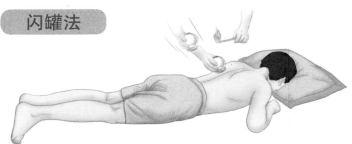

罐具吸拔在应拔部位后随即取下，反复操作至皮肤潮红为止。

## 血罐法

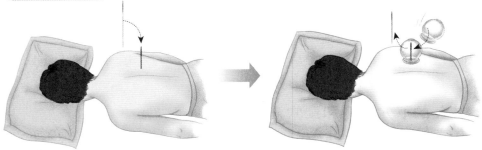

先用三棱针、梅花针或注射针等按病变的范围大小和出血量的要求，针刺穴位或病变部位。

针刺后再拔罐并留罐，最好选用透明罐具，以便于观察出血状况。

## 走罐法

在罐口或吸拔部位涂上一层润滑剂，以便于罐具滑动。宜选用罐口较大、罐口壁较厚且光滑的玻璃罐或有机玻璃罐。

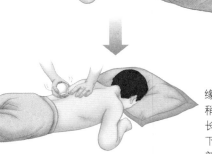

吸拔后一手按住罐口前缘皮肤，另一手则握住罐底稍倾斜推，沿着肌肉骨骼生长路线或经络循行路线作上下左右的移动，也可以患病部位为中心作环形旋转移动。

15

# ⑯ 艾灸行气活血促循环

　　艾灸是一种使用燃烧后的艾条或艾柱熏灸人体穴位的中医疗法。它的特点是施灸时通过对人体穴位产生温热刺激作用，借由经络的传导，可达到温通气血、扶正祛邪、防病治病、长寿保健的效果。古人常说"针所不为，灸之所宜"。艾灸作为我国古老的防治疾病方法，对于治疗很多疾病都有奇效。

## ● 艾灸可温通经络、行气活血

　　传统中医认为人体进行正常的生命活动，需要依靠周身气血的运行，若气血不足、运行不畅，人体就容易衰老、生病。而气血有"遇温则行，遇寒则凝"的特点，所以要保持气血运行顺畅，就要祛除体内的寒气。艾灸利用艾火对经络穴位产生的温热刺激，可达到温通经络、行气活血的功效。而且有些艾灸疗法所用的药艾（艾绒中加入药物），在燃烧时能散发出温热且特殊的气味，特别易于吸收，因此可以快速地疏通人体经络，加速体内的气血运行。

## ● 艾灸的取穴原则和配穴法

　　艾灸主要是通过作用于穴位来治疗各种疾病的。因此，在治疗时，取穴和配穴得当与否直接关系到治疗效果的好坏。

　　艾灸的取穴原则主要包括局部取穴、远部取穴和随证取穴，也就是根据脏腑经络学说，以循经取穴为主，并根据不同的病症选取不同的穴位。局部取穴是指用艾灸直接作用在病痛所在的位置，或在病痛临近之处取穴，凡是症状在体表表现明显的病症和较为局限的病症，均可使用此方法选取穴位。远端取穴是指用艾灸作用于远离病痛的经穴，取穴时既可取患病脏腑对应的本经穴位，也可取与病变脏腑经络相表里的经络上的穴位或名称相同的经络上的穴位。随证取穴是指针对某些全身症状或疾病的病因病机而选取穴位，因为有些全身性疾病难以判断方位，必须根据病症的性质，弄清其所属脏腑和经络，再选取适当的穴位进行治疗。

　　配穴是根据病症的需要选取2个或2个以上、主治相同或相近，具有协同作用的穴位加以配合应用的方法。常用的配穴方法主要包括本经配穴、表里经配穴、上下配穴、前后配穴和左右配穴等。

# 艾灸的适应证和禁忌证

艾灸通过刺激穴位，激发经络的功能而起作用，从而达到调节人体各组织器官功能的目的。这种疗法应用特别广泛，大多数病症都可适用，但也并不是无所禁忌的。

| | 功效 | 病症 |
|---|---|---|
| **适应证** | 温经散寒、活血止痛 | 治疗寒凝血淤、经络不通所引起的各种病症，如风寒湿痹、闭经、痛经、寒疝腹痛等 |
| | 升阳固脱、温阳补虚 | 治疗脾肾阳虚、元气虚脱之证，如久泻、久痢、阳痿、早泄、遗尿遗精、虚脱、休克等 |
| | 消散淤滞、清热排毒 | 治疗疮疡初起或溃久不愈、瘰疬等症 |
| | 温中散寒、疏风解表 | 治疗中焦虚寒所引起的呕吐、腹痛、泄泻，以及外感风寒等症 |
| | 补中益气、升阳举陷 | 治疗气虚下陷所引起的病症，如肾下垂、胃下垂、子宫脱垂、脱肛和崩漏等 |
| **禁忌证** | 实热证或阴虚发热、邪热内炽等症，如高热、高血压危象、肺结核晚期、大量咯血、呕吐、严重贫血、急性传染性疾病、皮肤痈疽疮疖并有发热者 | |
| | 器质性心脏病伴心功能不全，精神分裂症，孕妇的腹部、腰骶部 | |
| | 颜面部、颈部及大血管分布的体表区域、黏膜附近 | |

# 艾灸中的禁灸穴

为了避免艾灸过程中发生事故，古人归纳出了 47 个禁灸穴。随着医学的进步和发展、艾灸方法的改进，这些禁灸穴都成为可灸穴。现代医学认为只有睛明、素髎、人迎、委中四穴为禁灸穴。

| | 所属部位 | 穴位名称 |
|---|---|---|
| **古代禁灸穴** | 头面、颈部 | 哑门、风府、天柱、承光、临泣、头维、丝竹空、攒竹、睛明、素髎、口禾髎、迎香、颧髎、下关、人迎、天牖 |
| | 胸腹、胁部 | 周荣、渊液、乳中、鸠尾、腹哀 |
| | 肩腰、背骶部 | 肩贞、脊中、白环俞、心俞 |
| | 四肢部 | 天府、阳池、中冲、少商、鱼际、经渠、地五会、隐白、漏谷、阴陵泉、条口、犊鼻、阴市、伏兔、髀关、申脉、委中、殷门、承扶 |
| **现代禁灸穴** | 睛明、素髎、人迎、委中 | |

16

# ⑰ 丰富多样的艾灸疗法

　　艾灸疗法是中医最常用的一种治病方法，根据使用艾绒的不同方式，艾灸疗法大致可分为艾炷灸、艾条灸、艾饼灸、艾熏灸等四类。下面主要介绍最常用的艾炷灸和艾条灸。

## ● 艾炷灸

　　艾炷灸是用艾绒制成圆锥形艾炷，直接或间接置于穴位上施灸的方法。施灸时，用火柴或燃着的线香点燃艾灸顶部即可。艾炷燃烧1个，称为1壮。根据操作方法的不同分为直接灸与间接灸两类。

　　直接灸是把艾炷直接安放在皮肤上施灸的一种方法，由于这种方法会伤及皮肤，较为疼痛，因此现在使用较少。

　　间接灸是在艾炷与皮肤之间隔垫某种物品而施灸的方法，又称隔物灸。这种灸法又可分为隔姜灸、隔蒜灸、隔葱灸和隔盐灸等。其中最常用的是隔姜灸和隔盐灸。

　　隔姜灸是用姜片做隔垫物的一种施灸方法。施灸时，将艾炷置于姜片上点燃。这种灸法对寒性呕吐、腹痛、泄泻、遗精、早泄、阳痿、不孕、痛经、面瘫及风寒湿痹等症疗效较好。

　　隔盐灸是用食盐填平脐窝做隔垫物的一种施灸方法。具体做法是取食盐研细，填平脐窝，在食盐上置大艾炷点燃施灸。常用于治疗中寒腹痛、吐泻、痢疾、淋病、阳痿、滑泄、中风脱证、不孕等，还有强壮保健、美容、抗衰老的作用。

## ● 艾条灸

　　艾条灸是用棉纸把艾绒包裹，卷成圆筒形的艾卷，点燃一端，在穴位或患处进行熏灸的一种施灸方法。艾条灸包括悬起灸、触按灸、间接灸三种，其中最常用的是悬起灸。悬起灸是将点燃的艾条悬于施灸部位上的一种施灸方法。悬起灸又有温和灸、回旋灸、雀啄灸三种方法。

　　温和灸是将艾条一端点燃，对准施灸部位，距皮肤3~5厘米处进行施灸。施灸过程中，患者局部有温热感但无灼痛，灸至皮肤稍起红晕为止，多用于风寒湿痹及慢性病。

　　回旋灸是将点燃的艾条悬于施灸部位，距皮肤3~5厘米处，平行往复回旋施灸。此种灸法适用于面积较大的风湿痹痛、软组织损伤、神经性麻痹及皮肤病等。

　　雀啄灸是将点燃的艾条对准施灸部位，上下摆动着施灸。施灸时应避免烫伤皮肤，多适用于治疗急性病、昏厥急救等需较强火力施灸的疾病。

# 常用的五种艾灸方法

艾灸疗法丰富多样，其中最常用的主要有隔姜灸、隔盐灸、温和灸、回旋灸和雀啄灸五种。

## 隔姜灸

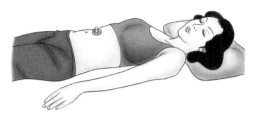

取鲜生姜切成直径2~3厘米，厚度0.2~0.3厘米的薄片，中间用针扎数孔，放在施灸穴位上，然后将艾炷置于姜片上点燃。施灸过程中患者感到灼烫而不能忍受时，可将姜片略提起或缓慢移动，待灼烫感消失后放下再灸。

## 隔盐灸

取纯净干燥的食盐填平脐窝，在食盐上置大艾炷点燃施灸，或在盐上放置姜片、药饼等隔垫物再施灸。施灸过程中患者稍感灼痛时，需更换新艾炷。

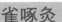

## 温和灸

将艾条一端点燃，对准施灸部位，距皮肤3~5厘米处进行熏灸，每次10~15分钟。

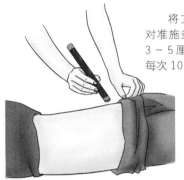

## 回旋灸

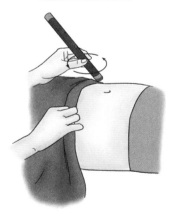

将点燃的艾条悬于施灸部位，距皮肤3~5厘米处，平行往复回旋施灸20~30分钟，使皮肤有温热感。

## 雀啄灸

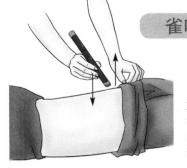

将点燃的艾条对准施灸部位，一上一下摆动，像麻雀啄食一样，忽近忽远地施灸5~20分钟。

# 气功调气行血增免疫

气功是通过身心的相互作用，协调人体的交感神经和副交感神经，从而达到气血顺畅、身心放松的效果的。气功一般分为动功与静功两种，静功以调心为主，调息为辅，重视凝神、吐纳，主要包括放松功和内养功；动功以身体姿势的动作导引为主，并辅以呼吸吐纳，常见的动功功法有八段锦和六字诀。

## ● 气功可以调气行血

人体中气血是生命活动得以正常进行的物质基础，气血的生成和运行与脏腑的正常功能相互作用、相互影响。气功通过调节呼吸与控制意念，并配以缓慢柔和的肢体运动，有助于吐故纳新，同时还可活血化淤、疏通经脉、输布营养至全身。因此可以有效地促进气血的正常运行，维持脏腑的正常功能，从而达到改善体质、促进局部血液循环、防治疾病的目的。只要坚持练习气功，就能很好地改善气血的运行状态。

## ● 练习气功的三大要诀

气功以引导行气的方式，运用呼吸吐纳法，推动气的运行，加强气的防御和固摄作用：一方面促进了血液循环，使血液能充分濡养脏腑组织；另一方面通过调节身心的相互作用，提高了人体的自控力，消除人体心理上的紧张。气功的练习方法很多，但其要诀却有共同之处，主要包括调心、调息、调身三点，其中以调心最为重要。

调心强调意念的控制，就是指在练习气功时，应做到调整、控制意识及思维活动。其基本要求是排除私心杂念，做到"清心寡欲"，以达到入静状态。最常用的方法是将注意力集中到某个地方，一般选择肚脐下方3横指处的丹田。

调息就是通过调整意识和控制呼吸，以帮助调心和意识入静。其基本要求是呼吸要"细、静、匀、长"，从而恢复内脏功能。最常用的调息法是深呼吸法和腹式呼吸法。

调身即调整、控制身躯，对动作和姿势进行调整和锻炼，以帮助入静。长时间维持静态姿势，可以调整全身血液的分配。调身一般分为坐式、卧式和立式三种，任何一种姿势都要配合调心和调息，而且不同姿势所锻炼的部位，都具有不同的功效。

# 八段锦

八段锦是一套流传已久的健身导引法，属于气功的动功功法，一共包括八组动作。它不仅具有外功功效，还具有内功功效，可外练筋、骨、皮，能内练精、气、神。

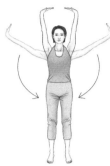

**第一段锦：双手托天理三焦**

双手上提，平举，托天，伸展脊柱。可改善驼背、弯腰，促进新陈代谢。

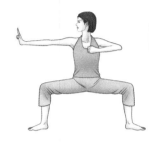

**第二段锦：左右开弓似射雕**

蹲马步，手拉弓、扩胸。可锻炼肩、背、腰、脚，强化心肺功能。

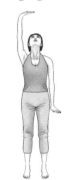

**第三段锦：调理脾胃须单举**

单举手臂，侧边伸展。可疏通肝胆经络及增强消化系统的功能。

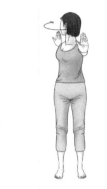

**第四段锦：五劳七伤往后瞧**

双手提、放及转体。可疏通背部经络及附近肌肉群。

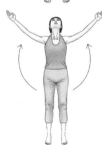

**第五段锦：双手攀足固肾腰**

身体伸展，后仰，弯腰。可疏通经脉，锻炼腰背和强化肾脏功能。

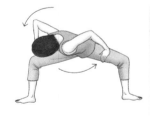

**第六段锦：摇头摆尾去心火**

弓箭步，转动骨盆。可刺激四肢经络及副交感神经，改善心悸及肠胃功能。

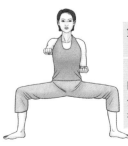

**第七段锦：攒拳怒目增气力**

蹲马步，出拳，睁大眼睛。可疏通全身经络，疏解肝郁及淤积的气血。

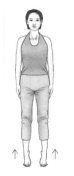

**第八段锦：背后七颠百病消**

踮脚，憋气缩肛，下蹲。可刺激足跟与下肢经络，强化颈椎至骶椎的功能。

18

# 19 瑜伽平衡经络气顺畅

　　瑜伽源自古印度，它通过调节呼吸与身体的伸展动作，调整人体自主神经，达到强身健体的功效。练习瑜伽不仅可以缓解紧张的压力，还可以深入刺激全身经络，疏通气血，从而保持身体健康，预防慢性病。

## ● 勤练瑜伽通经络

　　瑜伽注重肌肉的伸展、腹式呼吸，而中医强调经络疏通、气血通畅，两者都以增强人体的自愈力作为保持健康的主要方法。瑜伽动作可以锻炼人体较细小的肌肉群，能更深入地刺激经络穴位，从而发挥防病治病的功效。

　　瑜伽的理论认为人体从头至脚有 7 个脉轮，分别为：顶轮、眉心轮、喉轮、心轮、太阳轮、脐轮和海底轮。脉轮具有支配人体能量、管理脏腑功能的作用，并与经络中的任督二脉和相关的穴位相对应。因此通过练习瑜伽的体位动作，就能使相应的经络得到刺激。

## ● 瑜伽呼吸法

　　瑜伽的呼吸法有很多种，最常用的是腹式呼吸法，即吸气时腹部胀起，呼气时腹部收缩。进行腹式呼吸法时，先深呼吸，使胸腹鼓起，然后闭气 4 秒，再用 7 秒的时间慢慢将气呼出。呼吸完毕后会感到身体十分舒畅。需要注意的是，呼气要连续，不能中断。

## ● 练习瑜伽的注意事项

　　（1）练习瑜伽的最佳时间在早晨，但也并非必须在这个时间，只要选择自己最方便的时间即可。

　　（2）由于个人的体质、身体柔软度都不同，练习进度可由自己掌控，但一定要持之以恒，这样才能收到效果。

　　（3）做瑜伽前 1 小时最好不要吃东西，以免影响消化。若有低血糖，可在练习1 小时前吃点容易消化的食物。

　　（4）不要勉强自己练习太难的动作，以感到稍微疼痛为最大限度，也不可动作过急，以免导致受伤。

　　（5）沐浴前后半小时内不可进行练习，以免血液运行过快而增加心脏负担。

　　（6）选择清洁、通风良好、空气清新、安静的场所进行练习。最好在榻榻米或地板上进行，太冷、太硬、太软的地面都不合适做瑜伽。

# 瑜伽中的七脉轮

　　瑜伽理论认为人体有 7 个灵妙体能量的对应点，称为七脉轮，每个脉轮名称和颜色各不相同，并和人体息息相关。在人体中，七脉轮并非实质存在的，它们只是全身气场的能量交会点。

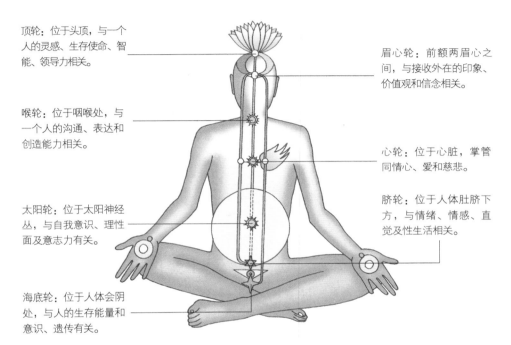

顶轮：位于头顶，与一个人的灵感、生存使命、智能、领导力相关。

眉心轮：前额两眉心之间，与接收外在的印象、价值观和信念相关。

喉轮：位于咽喉处，与一个人的沟通、表达和创造能力相关。

心轮：位于心脏，掌管同情心、爱和慈悲。

太阳轮：位于太阳神经丛，与自我意识、理性面及意志力有关。

脐轮：位于人体肚脐下方，与情绪、情感、直觉及性生活相关。

海底轮：位于人体会阴处，与人的生存能量和意识、遗传有关。

| 七脉轮 | 颜色 | 对应器官组织 | 对应感官 | 对应能力 |
|---|---|---|---|---|
| 顶轮 | 紫 | 大小脑、中枢神经系统、右眼 | 脑部活动、灵感 | 心灵连接器 |
| 眉心轮 | 靛 | 下垂体、鼻、耳、左眼 | 通灵能力、预知力、睡眠质量 | 思想力量 |
| 喉轮 | 蓝 | 甲状腺、喉、嘴 | 口才、沟通能力 | 意志力量 |
| 心轮 | 绿 | 心、肺、胸、手、臂、血液循环 | 感情、爱 | 情感力量 |
| 太阳轮 | 黄 | 胃、肝、胰、肾、神经系统 | 感受力 | 个人力量 |
| 脐轮 | 橙 | 卵巢、精囊等生殖器官 | 性能力、创造力 | 关系的力量 |
| 海底轮 | 红 | 肾上腺、小肠、肛门、生殖系统 | 生命力 | 族群力量 |

19

# 瑜伽经络十二式

瑜伽经络是将传统瑜伽与中医相结合的一种练习方法。这种运动和缓且内外兼施，通过独特的瑜伽动作作用于全身的经络和穴位，使每一个瑜伽体位都能影响身体内部，促进人体内在能量的平衡，从而达到疏通经脉、祛病健身的效果。

## 大树式

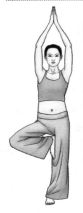

一只脚踩在另一条腿的内侧，单脚站立，依靠双腿肌肉、双手往上延伸的力量，并配合稳定呼吸，保持身体平衡，可伸展腿部、胸腹、手臂、脚掌、脊椎。此式可刺激足太阴脾经、足阳明胃经、督脉及疏通手上经络。

## 侧三角扭转式

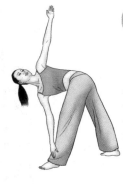

一手伸向天空，腹部用力向内收，骨盆保持平衡。此式主要锻炼大腿外侧、身体两侧至后背的肌肉，可刺激脏腑，疏通足太阳膀胱经、手阳明大肠经、手太阳小肠经等。

## 手碰脚式

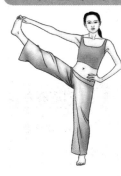

用手抓住脚趾部位往上抬，保持身体平衡，此式能强化膝盖、脚踝，锻炼大腿内侧、大腿后侧的肌肉，并伸展手部、背部，可疏通足太阳膀胱经、足少阴肾经、足厥阴肝经等。

## 勇士变化式

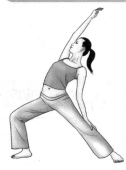

一手向上拉伸，下颌靠近肩膀，同时腹部用力向内收，膝关节保持平稳。此式可伸展手臂、强化大腿内侧及小腿肌肉，并可增加肺活量，强化肝脏功能，能疏通足少阴肾经、足厥阴肝经、手太阴肺经、手太阳小肠经等。

## 兔式

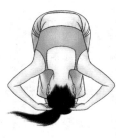

跪姿，双脚并拢，下颌内收，小腹内缩，双手于头顶处相握，弯腰抬臀，膝盖屈曲与地面呈直角，肩膀向下压，伸展背肌，双手护着头部撑于地面。此式能促进血液回流头部，可缓解头痛，并消除腰酸背痛，主要刺激手少阴心经、足少阳胆经和督脉。

## 桥式

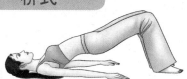

身体平躺吸气，臀部抬起，腹部用力向内收，腰部往上提，肩膀与双脚脚掌平贴地面。此式可强化背部、锻炼大腿肌力与肩颈部线条，还可刺激胸腺，强化脊神经，并刺激手阳明大肠经、足阳明胃经、足少阳胆经。

## 拜月式

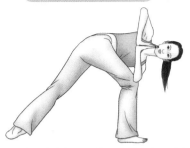

两手先向左右打开，并于胸前合十，配合呼吸进行身体扭转的连串动作。此式能锻炼胸大肌，并排出体内废气，可刺激手太阴肺经、手阳明大肠经、手少阴心经、手太阳小肠经、手少阳三焦经等手部经络及大腿内后侧的足太阳膀胱经。

## 光泽变化式

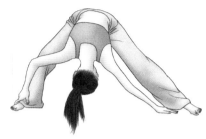

上半身尽力向下弯曲，两手抓住两脚脚踝，配合呼吸，再松开一只手伸直。此式可减缓头部缺氧状况，改善失眠，同时能伸展大腿后侧、背部，能疏通足少阴肾经、督脉及手部经络。

## 骆驼变化式

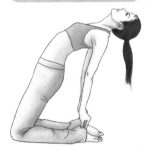

跪姿，头与上身尽量后仰，双手抓住脚跟，配合呼吸，胸部扩张，腹部挺出，臀往前推。此式能消除胸中烦闷，调整胃肠，舒缓胃部不适及腰酸，加强肝肾功能，可刺激手少阴心经、背部的足太阳膀胱经及胸部的手太阴肺经等。

## 猫式

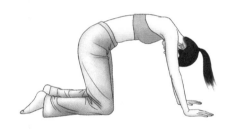

双膝与双手着地，伸展腰背，配合呼吸，扩张肺部，使横膈膜下压。此式可作用于内脏，促进肠胃蠕动，舒缓背部紧张，改善臀部下垂，能刺激足太阳膀胱经、足阳明胃经、足厥阴肝经及督脉等经络。

## 头膝式

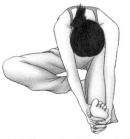

坐姿，单脚伸直，另一脚弯曲，上半身向前弯，双手伸直。此式可强化内脏功能，锻炼腰背部肌群，缓解坐骨神经痛，能刺激足太阳膀胱经、手太阴肺经、足少阴肾经、足厥阴肝经及督脉等经络。

## 弓式

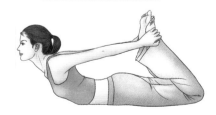

趴在地上，双手向后抓住双脚脚背，尾椎骨向内收，腹部用力收缩，配合呼吸，身体呈弓形。此式可锻炼手臂，柔软腰部、肩部，紧实大腿，美化臀部曲线，能疏通足太阴脾经、手少阴心经、足阳明胃经及任督二脉等经络。

20

# (21) 饮食配合助调养

　　不论是按摩、刮痧、拍打，还是拔罐、艾灸、气功、瑜伽，都是由外而内疏通经脉的方法，而饮食疗法是一种由内而外打通经络的方法。即通过对日常食物的合理的选取和使用，调节生理功能，保养体内脏腑。饮食疗法与外在疗法相配合，能发挥更好的保健功效。

## ● 饮食对脏腑的调理作用

　　饮食是维持人体生命活动的基础，因此有"饮食者，人之命脉也"的说法。《黄帝内经》中提出"五谷为养，五果为助，五畜为益，五菜为充，气味合而服之，以补益精气"。

　　食物有种类繁多的颜色和味道，而且不同颜色和味道的食物还有不同的功效。传统中医根据五行学说，把人体划分为"五脏"，即心、肝、脾、肺、肾，同时根据颜色和味道的不同，把食物也划分为五类。"五脏"与"五类"结合，就形成了"五色入五脏"和"五味入五脏"的理论。

　　食物的颜色多种多样，这里所说的"五色"主要指黄、赤、青、黑、白五种颜色。它们分别对应人体不同的脏腑，即黄色养脾、赤色养心、青色养肝、黑色养肾、白色养肺。食物的"五味"是指酸、苦、甘、辛、咸，它们与脏腑之间的关系为：酸入肝、苦入心、甘入脾、辛入肺、咸入肾。五味食物虽各有作用，但食用过多或不当也会产生不良影响，如肝病忌辛、肺病忌苦、心病忌咸、肾病忌甘、脾胃病忌酸。

　　除了五色和五味，食物还有"四性"的说法，即寒、热、温、凉。饮食的性味不同，作用也相应有补虚、泻实、散寒、清热的区别。若为阳热体质、脏腑功能亢进者，宜食性偏寒凉的食物。而阴寒体质、脏腑功能较弱者，宜食性偏温补的食物。

## ● 顺时养生调节脏腑

　　顺时养生就是顺应四季的变化，配合食疗养生，来调养身体、防治疾病，并使身体达到最好的状态。一年四季中寒、热、温、凉的变化对应中医中所说的"阴阳变化"。人体的脏腑活动应顺应四时的变化，才能符合生命活动的规律。中医讲究"春养肝、夏养心、秋养肺、冬养肾"，也就是指在不同的季节，补养相应的脏腑，从而达到调节脏腑生理功能的目的。

# 五味调五脏

食物的五味各有不同的作用，也对应不同的脏腑。了解五味与五脏的具体关系，就可以选择正确的食物，从而达到调理脏腑的目的。

| 味道 | 作用 | 对应脏腑 | 常见食物 |
|---|---|---|---|
| 酸 | 收敛、固涩 | 肝 | 乌梅、柠檬、山楂 |
| 苦 | 泻火、坚阴 | 心 | 苦瓜、莲子、牛蒡 |
| 甘 | 和中、益气、补养 | 脾 | 红枣、甘蔗、胡萝卜 |
| 辛 | 发散、行气、行血 | 肺 | 辣椒、韭菜、洋葱 |
| 咸 | 软坚、散结 | 肾 | 乌贼、海鱼、海带 |

# 顺时养生的要诀

人体脏腑的生理活动，会因为四季的变化而受到影响。根据自然的规律调整饮食，可以帮助人体达到内外平衡，从而实现保健养生的目的。

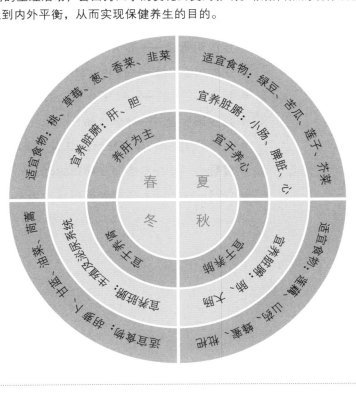

第二章 快速打通经络的八种方法

21

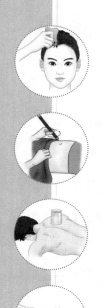

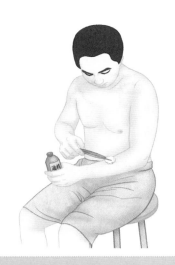

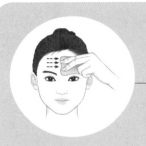

# 第三章
# 人体的十四条重要经络

　　穴位是人体脏腑、经络之气输注出入于体表的特殊部位，是经络的枢纽及开关。当经络出现问题时，就会表现在穴位上。因此，当人生病时，可以通过刺激相应穴位以达到消除病痛、增强免疫力的目的。本章介绍了手太阴肺经、手阳明大肠经、足阳明胃经、足太阴脾经、手少阴心经、手太阳小肠经、足太阳膀胱经、足少阴肾经、手厥阴心包经、手少阳三焦经、足少阳胆经、足厥阴肝经、督脉、任脉14条经络上的穴位疏通方法。

# 22 手太阴肺经 肺系健康的掌控者

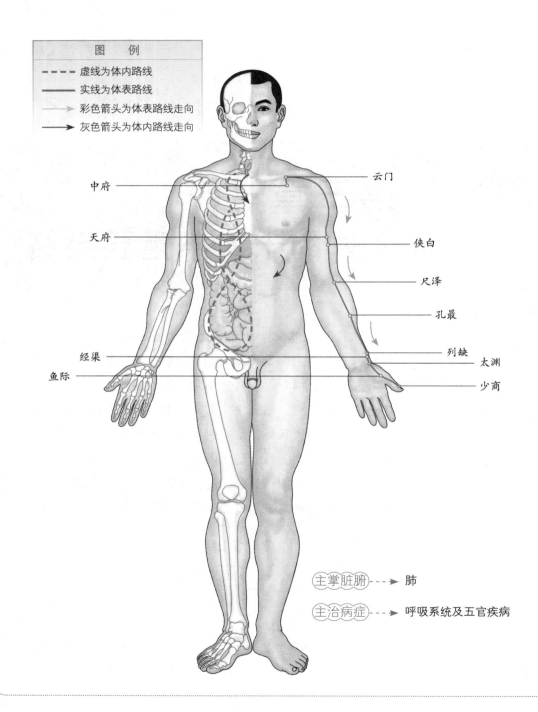

**图例**

- - - - 虚线为体内路线
———— 实线为体表路线
→ 彩色箭头为体表路线走向
→ 灰色箭头为体内路线走向

中府

天府

经渠

鱼际

云门

侠白

尺泽

孔最

列缺

太渊

少商

主掌脏腑 --→ 肺

主治病症 --→ 呼吸系统及五官疾病

# 手太阴肺经

手太阴肺经上共有 11 个穴位，首穴中府、末穴少商，其中 2 个穴位是在前胸上部，其他 9 个分布在上肢掌面桡侧。

## ● 经络循行路线

起于胸，从胸部往下经大肠、肺及咽喉，然后到体表，从前胸上部的中府穴，经手臂内侧、肘、腕，运行到手指末端的少商穴。另有一条分支从手腕延伸到食指，与手阳明大肠经相接。

## ● 联系脏腑

肺、胃、大肠。

## ● 功效与主治

手太阴肺经以肺为中心，而肺是人体进行气体交换的场所。中医认为，肺的功能包括了主气、司呼吸、主宣发肃降、通调水道、朝百脉。肺开窍于鼻，外合皮毛。

打通手太阴肺经，可以治疗胸部满闷、咳嗽、气喘、耳鸣、流鼻血、扁桃体发炎、锁骨上窝痛，肩背、上肢内侧前缘发冷及麻木酸痛等症。此外，对皮肤瘙痒也有一定的疗效。

## ● 疏通方法

按摩、拍法、刮痧、气功、拔罐、艾灸、气功、瑜伽，都可以刺激手太阴肺经上的穴位，达到打通经络，加强肺功能的作用。

患有气喘等呼吸系统疾病的人应该多练习气功八段锦。也可以练习瑜伽中的勇士变化式、头膝式、拜月式。通过练习可以放松手臂、肩、背部，疏通手太阴肺经。

手太阴肺经不通畅时，会影响体内废弃物的排出，导致皮肤瘙痒症状的出现。此时可以采用拍法疏通经脉，一手四指并拢，由轻到重施力，从肩膀向手臂，沿着经络循行的方向拍打。

> ### ● 食疗打通经络
>
> **杏仁雪梨汤**
>
> 材料：杏仁 10 克，雪梨 1 个，蜂蜜适量。
>
> 做法：雪梨洗净去核，切成小块，与杏仁、蜂蜜一起放入锅中，再加适量水，煮半小时，取汁代茶饮。

22

# 中府穴——肃降肺气之养生大穴

## 主治

①《针灸大成》记载："'中府穴'主腹胀，四肢肿，食不下，喘气胸满，肩背痛，呕秽，呃逆上气，肺气急，肺寒热，胸悚悚，胆热呕逆，咳唾浊涕，风吹汗出，皮痛面肿，少气不得卧，伤寒胸中热，飞尸遁注，瘿瘤。"②中府穴还可以泻除胸中的烦热，是治疗支气管炎及气喘的保健特效穴。③对于扁桃体炎、胸肌疼痛、头面五官疾病等也有保健功效。④长期按压此穴，对于支气管炎、肺炎、咳嗽、气喘、胸肺胀满、胸痛、肩背痛等病症，也具有很好的调理保健功效。

## 部位

在胸前壁外上方，前正中线旁开 6 寸，平第 1 肋间隙处。

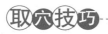

正坐或仰卧，将右手中间三指并拢，放在锁骨下窝上，中指第 2 指间关节所在的锁骨外端下即是。

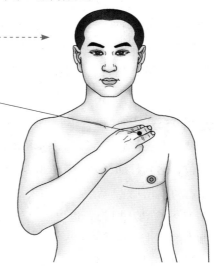

## ● 疏通方法

（1）按摩：右手中间三指并拢，以顺时针揉按左胸中府穴，再用左手以同样方式，逆时针揉按右胸中府穴，各 1~3 分钟。

（2）艾灸：艾条温和灸，每穴灸 10~20 分钟，每日 1 次。

（3）瑜伽：每天坚持练习勇士变化式。

# 尺泽穴——清肺补肾之养生大穴

## 主治

①此穴对治疗无名腹痛有特效。②主治咳嗽、咯血、肺炎、支气管炎、咽喉肿痛。③尺泽穴是最好的补肾穴，可通过降肺气而补肾气，最适用于上实下虚的人，高血压患者多是这种体质。④肝火旺、肺亦不虚，脾气大但能克制自己不发火（金克木）的人，常会感到胸中堵闷，喘不上气来。此时可点揉此穴，能克制肝火、舒解胸闷。⑤对肘臂肿痛、皮肤瘙痒、皮肤过敏等病症，长期按压此穴，有很好的调理保健功效。

## 部位

尺泽穴位于手肘部，屈肘时，在肘横纹内侧中央处有粗腱，腱的外侧即是此穴（或在肘横纹中，肱二头肌腱桡侧凹陷处）。

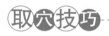

伸臂向前，仰掌，掌心朝上。微微屈肘约 45°。以另一手手掌由下而上轻托肘部。弯曲拇指，指腹所在的肘横纹中外侧凹陷处即是。

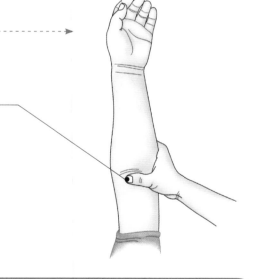

## ● 疏通方法

（1）按摩：弯曲拇指，以指腹按压尺泽穴，每次左右手各按压 1~3 分钟。

（2）刮痧：可用平刮法由上向下刮尺泽穴 30 次。

（3）瑜伽：每天坚持练习手碰脚式。

22

# 孔最穴——调理肺气之养生大穴

## 主治

①经常刺激此穴，能辅助治疗大肠炎及痔疮。②对热病、头痛、咯血、手指关节炎、咳嗽、嘶哑失声、咽喉痛等病症，长期按摩此穴，都有很好的调理保健功效。③还可治疗支气管炎、支气管哮喘、肺结核、肺炎、扁桃体炎、肋间神经痛等。

## 部位

在尺泽穴下5寸处。手臂前伸，手掌向上，从肘横纹（尺泽穴）直对腕横纹的脉搏跳动处（太渊穴）下行5寸即是。

**取穴技巧**

手臂内收，仰掌向上，以另一手握住手臂中段处。拇指指甲垂直下压处即是该穴。左右各有一穴。

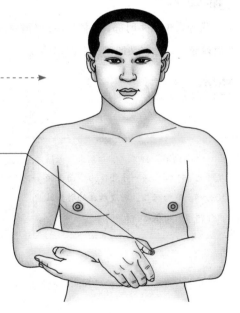

## 疏通方法

（1）按摩：用拇指指腹垂直下压揉按，先按左，再按右，每次各揉按1~3分钟。

（2）艾灸：艾条温和灸，每穴灸15~20分钟，每日1次或隔日1次。

（3）瑜伽：每天坚持练习拜月式。

# 列缺穴 —— 疏散表邪之养生大穴

## 主治

①主治头部、颈项疾病，对各种热病均具有良好的退热效果。②掐按此穴，可以缓解食管痉挛。③经常按压此穴，对于三叉神经痛、面神经麻痹、桡骨肌炎、咳嗽、哮喘、鼻炎、牙痛、脑缺血、健忘、惊悸、半身不遂等病症，可以起到显著的保健调理效果。④临床上常用于治疗感冒、支气管炎、神经性头痛、落枕、腕关节及周围软组织疾患等。⑤配风池穴、风门穴主治感冒、咳嗽、头痛；配合谷穴、外关穴主治项强；配照海穴主治咽喉疼痛。

## 部位

在桡骨茎突的上方，腕横纹上 1.5 寸处。左右两手虎口部相互交叉时，一手的食指压在另一手腕后桡骨茎突上之小凹窝处，距腕横纹 1.5 寸处即是该穴。

## 精确取穴

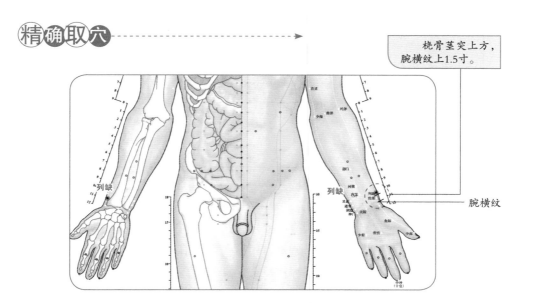

桡骨茎突上方，腕横纹上1.5寸。

列缺

列缺

腕横纹

22

## 取穴技巧

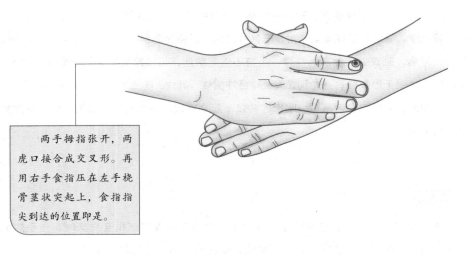

两手拇指张开,两虎口接合成交叉形。再用右手食指压在左手桡骨茎状突起上,食指指尖到达的位置即是。

## 自我按摩

用食指和中指指腹揉按,或用食指指尖掐按穴位,先左手后右手,每次各揉(掐)按1～3分钟。

| 程度 | 双指揉法 | 时间 / 分钟 |
|------|----------|------------|
| 适度 | | 1 ～ 3 |

## ● 疏通方法

(1)按摩:用食指和中指指腹揉按,或用食指指尖掐按穴位,先左手后右手,每次各揉(掐)按1～3分钟。

(2)拍法:一手放松、仰掌,用另一只手拍打穴位处30次。

(3)气功:每天坚持练习八段锦。

# 经渠穴——宽胸理气的养生大穴

## 主治

①掐按这个穴位，对咳嗽、喉痹、咽喉肿痛，具有良好的治疗效果。②经常按摩这个穴位，对于胸痛、手腕痛也有一定的治疗效果。③长期坚持按摩这处穴位，对精神神经系统的疾病具有一定的疗效，如桡神经痛或麻痹等。④现代中医常用它来治疗呼吸系统的疾病，如气管炎、支气管炎、哮喘、肺炎、扁桃体炎等。⑤配丘墟穴，有肃降肺气、宽胸理气的作用，能治疗咳嗽、胸满、气急；配丘墟穴、鱼际穴、昆仑穴、京骨穴，有通经、活络、止痛的作用；配肺俞穴、尺泽穴，可有效治疗咳嗽。

## 部位

位于前臂掌侧，腕横纹上1寸，桡动脉外侧处，正当桡侧腕屈肌腱外侧。

## 精确取穴

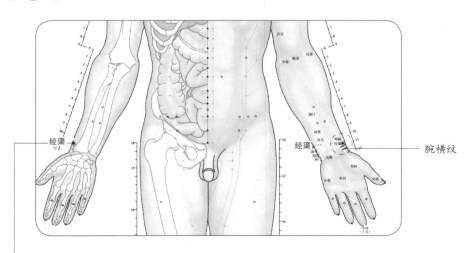

桡骨茎突内侧与桡动脉之凹陷处，腕横纹上1寸。

22

## 取穴技巧

伸出左手，掌心向上，用右手给左手把脉，中指指腹所在位置即是。

## 自我按摩

用食指指腹压在中指指背上揉按该穴，左右穴各揉按4～5分钟。

| 程度 | 中指折叠法 | 时间 / 分钟 |
|------|------------|-------------|
| 适度 |  | 4 ～ 5 |

### ● 疏通方法

（1）按摩：用食指指腹压在中指指背上揉按该穴，左右穴各揉按4 ～ 5分钟。

（2）艾灸：艾条雀啄灸，每穴灸15~20分钟，每日1次或隔日1次。

（3）瑜伽：每天坚持练习手碰脚式。

# 太渊穴——行气止痛之养生大穴

## 主治

①经常掐按此穴，能够治疗气不足、无脉症。②对流行性感冒、咳嗽、支气管炎、气喘、胸痛、咽喉肿痛等具有良好的疗效。③对腕关节及周围软组织疾病、肋间神经痛等病症，长期按压此穴，能有很好的调理保健功效。

## 部位

仰掌，立起拇指时，腕横纹之桡侧，有大筋竖起，筋的内侧凹陷处是穴。取此穴位时应让患者取正坐、伸臂仰掌的姿势，则太渊穴位于人体的手腕部位，手腕横纹上，桡动脉之桡侧凹陷处。

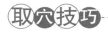

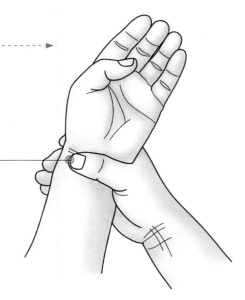

以一手手掌轻握另一只手手背，弯曲拇指，拇指指尖垂直下按之处即是。

## ● 疏通方法

（1）按摩：弯曲拇指，以拇指指尖垂直轻轻掐按穴位，每次左右各掐按 1~3 分钟。

（2）拍法：一手放松、仰掌，用另一只手拍打穴位处 30 次。

（3）气功：每天坚持练习八段锦。

22

# 鱼际穴——解表宣肺之养生大穴

## 主治

①古籍中有"鱼际主治谌歌失音"的记载，鱼际穴在调理声带息肉、失音等声带疾患上有很好的功效。②对于头痛、眩晕、神经性心悸亢进症、胃出血、咽喉炎、咳嗽、汗不出、腹痛、外感风寒等病症，长期按压此穴会有很好的调理保健功能。

## 部位

仰掌，在第1掌骨中点之桡侧，赤白肉际处。

## 取穴技巧

以一手手掌轻握另一手手背，弯曲拇指，以指尖垂直下按第1掌骨桡侧中点的赤白肉际即是。

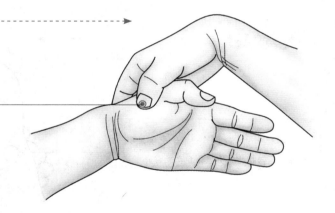

## 疏通方法

（1）按摩：弯曲拇指，以指尖垂直轻轻掐按穴位，每次左右手各掐揉1~3分钟。

（2）艾灸：艾条雀啄灸，每穴灸15~20分钟，每日1次或隔日1次。

（3）瑜伽：每天坚持练习拜月式。

# 少商穴——清肺止痛之养生大穴

## 主治

①流行性感冒、腮腺炎、扁桃体炎，或是小儿惊风、喉部急性肿胀、呃逆等，都可以用少商穴来调治。②古籍记载，此穴对治疗小儿食滞吐泻、唇焦、小儿慢性肠炎，颇具功效，能够清热散邪。③昏厥、癫狂、拇指痉挛时，按压少商穴可以起舒缓症状的作用。

## 部位

属手太阴肺经之穴位，在拇指桡侧，距指甲角约0.1寸处。

### 取穴技巧

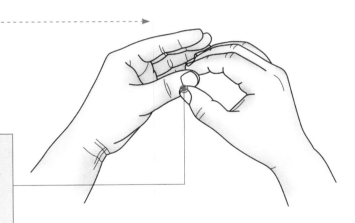

将拇指伸出，以另一手食指、中指两指轻握拇指，再将另一手拇指弯曲，指尖垂直掐按处即是。

## ● 疏通方法

（1）按摩：一手拇指弯曲，以指尖垂直掐按穴位，每次轻轻掐按左右手各1~3分钟。

（2）艾灸：艾条雀啄灸，每穴灸15~20分钟，每日1次。

（3）气功：每天坚持练习八段锦。

22

# 23 手阳明大肠经 肠道和皮肤健康的指示灯

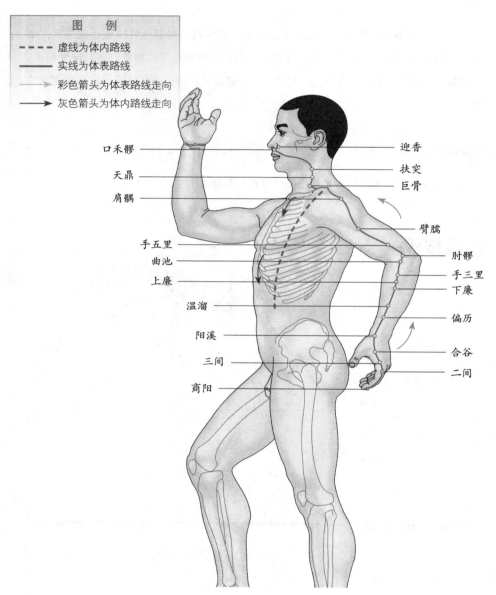

图例
- - - - 虚线为体内路线
—— 实线为体表路线
→ 彩色箭头为体表路线走向
→ 灰色箭头为体内路线走向

口禾髎 · 天鼎 · 肩髃 · 手五里 · 曲池 · 上廉 · 温溜 · 阳溪 · 三间 · 商阳

迎香 · 扶突 · 巨骨 · 臂臑 · 肘髎 · 手三里 · 下廉 · 偏历 · 合谷 · 二间

主掌脏腑 ---▶ 大肠

主治病症 ---▶ 五官、咽喉、皮肤、消化及生殖系统等病症，神志病，运动障碍性疾病等

# 手阳明大肠经

手阳明大肠经上共有 20 个穴位，首穴商阳、末穴迎香，5 个穴位在颈、面部，其他 15 个则分布在上肢背面的前缘。

## ● 经络循行路线

从食指末端商阳穴起，沿着手臂外侧向上臂、肩膀运行；在肩峰端分为两路，一路从体表向头、锁骨上窝上行，行至脸部、鼻子旁边的迎香穴，与足阳明胃经相交；另一路则进入体内，经过肺到达大肠。

## ● 联系脏腑

大肠、肺。

## ● 功效与主治

手阳明大肠经可以有效地防治皮肤病。中医上说肺主皮毛，肺与大肠相表里，肺的浊气不能及时排出体外，则会直接通过大肠排泄，若肺功能减弱，体内毒素便会在大肠中堆积。所以脸上起痘、身上起湿疹这些问题，可以通过大肠经来调理。

大肠经是气血很旺的经络，可以帮助人体增强阳气。

疏通手阳明大肠经，可以治疗口干、鼻塞、衄血、牙痛、颈肿、喉痹、面痒、面瘫、目黄，肩前、手臂及食指痛，肠绞痛、肠鸣、泄泻，以及经络所到之处的热肿或寒冷等症。

## ● 疏通方法

按摩、拍法、刮痧、气功、拔罐、艾灸、气功、瑜伽，都可以刺激手阳明大肠经上的穴位，达到打通经络，加强消化系统和呼吸系统功能的作用。

也可以练习瑜伽中的勇士变化式、侧三角扭转式、拜月式。通过练习可以放松手臂、肩、背部，疏通手阳明大肠经。

## ● 食疗打通经络

### 蜂蜜土豆汁

材料：新鲜土豆 100 克，蜂蜜 10 毫升。

做法：土豆洗净切块，榨汁，调入蜂蜜，搅拌均匀即可，每天饭前半小时饮用。

### 白菜百叶汤

材料：鲜白菜 250 克，牛百叶 120 克，生姜 3 片，食用油、盐各适量。

做法：①将鲜白菜、生姜洗净；牛百叶洗净切丝。②起油锅放入生姜、牛百叶爆一下，加清水适量，大火煮沸后，加入白菜以小火煲 1 小时，加盐调味即可食用。

**23**

# 商阳穴——退热止痛之养生大穴

## 主治

①主治胸中气满、喘咳、四肢肿胀、热病汗不出。②咽喉肿痛、牙痛、手指麻木、耳鸣、耳聋等病症，长期按压此穴，会有很好的调理保健效果。③临床上常用此穴来治疗咽炎、急性扁桃体炎、腮腺炎、口腔炎、急性肠胃炎、中风昏迷等。

## 部位

在食指末节桡侧，距指甲角约 0.1 寸处。

**取穴技巧** - - - - - - - - - - - - - →

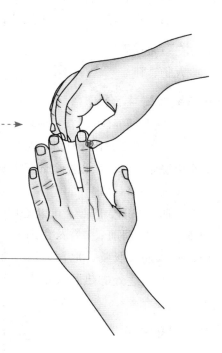

以右手轻握左手食指，左手掌背朝上，屈曲右手拇指，以指尖垂直掐按食指上靠近拇指侧之穴位即是。

## ● 疏通方法

（1）按摩：弯曲拇指，以指尖垂直掐按食指上靠近拇指侧之穴位，轻轻掐压，每天左右各掐按 1~3 分钟。

（2）艾灸：艾条雀啄灸，每穴灸 10~15 分钟，隔日 1 次。

（3）气功：每天坚持练习八段锦。

# 三间穴——行气泻热之养生大穴

### 主治

①对风火牙痛、眼睑痒痛、嗜卧、咽喉肿痛、扁桃体炎、肠鸣下痢、手指及手背红肿等症，经常刺激此穴，皆可发挥疗效。②肺与大肠互为表里，如果肺气不畅、津液不能下达，将导致大便秘结；如果大肠实热、腑气不通，亦可能引发呼吸困难。上述状况均可通过按摩三间穴来获得改善。③对于肩背神经痛、桡神经痛、呼吸困难、口干气喘、热病等病症，长期按压此穴，会有很好的调理保健效果。

### 部位

微握拳，在食指桡侧、第 2 掌指关节后凹陷处，合谷穴前。

取穴技巧

将手平放，稍稍侧立，用另一手轻握，弯曲拇指，指尖垂直掐处即是。

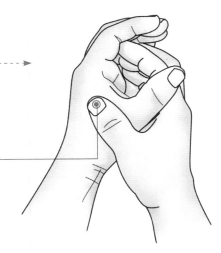

### 疏通方法

（1）按摩：弯曲拇指，用指尖垂直掐按穴位，每次左右手各掐按 1~3 分钟。

（2）艾灸：艾条雀啄灸，每穴灸 10~15 分钟，每日 1 次。

（3）瑜伽：每天坚持练习手碰脚式。

23

# 合谷穴——行气活血之养生大穴

## 主治

①合谷穴为全身的最大刺激点，可以降低血压、镇静神经、调整身体功能、开关节而利痹疏风，行气血而通经散淤。②主治头面各症，除对于牙齿、眼、喉等疾病有卓著功效外，对于止喘及疔疮也具有特殊疗效。③对于反射性头痛、耳鸣、耳聋，鼻炎、扁桃体炎、视力模糊、呼吸困难、肩胛神经痛、虚脱、失眠、神经衰弱等症，长期按压此穴，会有很好的调理保健效果。

## 部位

在拇指、食指张开时，当第1、2掌骨之中点，稍偏食指处。

**取穴技巧**

手轻握空拳，弯曲拇指与食指，两指尖轻触、立拳，以另一手掌轻握拳外，以拇指指腹垂直下压即是该穴。

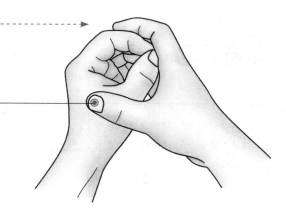

## 疏通方法

（1）按摩：手掌轻握拳，以拇指指腹垂直按压穴位，每次左右手各按压1~3分钟。

（2）拍法：一手放松、仰掌，用另一只手拍打穴位处30次。

（3）气功：每天坚持练习八段锦。

# 阳溪穴——通经散淤之养生大穴

## 主治

①阳溪穴有疏通气血、通经散淤的功能。②对于头痛、耳鸣、耳聋、扁桃体炎、牙痛、结膜炎等症，皆有调理保健的功效。③对于手腕痛、肩臂不举、小儿消化不良等病症，长期按压此穴，会有很好的调理保健效果。

## 部位

手掌侧放，跷起拇指，在手腕背侧，腕横纹的两筋间凹陷中。

## 取穴技巧

将手掌侧放，拇指伸直、向上跷起，在腕背桡侧，手腕横纹上有一凹陷处，用另一手轻握手背，弯曲拇指，用指尖垂直下按即是该穴。

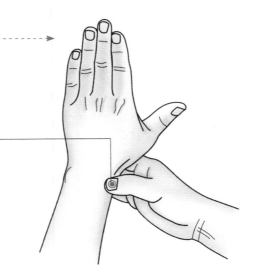

## 疏通方法

（1）按摩：用一手轻握另一手手背，弯曲拇指，用指尖垂直掐按穴位，每次左右手各掐按 1~3 分钟。

（2）刮痧：用点按法或角刮法，每穴各刮 30 次。

（3）瑜伽：每天坚持练习手碰脚式。

23

# 下廉穴——调理肠胃之养生大穴

## 主治

①此处穴位能够吸附并聚集天之天部的重浊之物，并使其沉降，可以调理肠胃、通经活络。②长期按压此穴，能够治疗头痛、眩晕、目痛等病症。③对运动系统疾病具有一定的疗效，如网球肘、肘关节炎、肘臂痛等。④经常刺激此穴，能够辅助治疗消化系统疾病，如腹痛、腹胀、肠鸣音亢进等。

## 部位

在前臂背面桡侧，当阳溪穴与曲池穴连线上，肘横纹下 4 寸处。

## 取穴技巧

侧腕屈肘，以手掌按另一手臂，拇指位于肘横纹处，小指指腹所在位置即是。

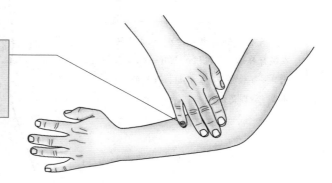

## 疏通方法

（1）按摩：食指与中指并拢，以指腹垂直按压穴位，每次左右臂各按压 1~3 分钟。

（2）艾灸：艾条温和灸，每穴灸 10~15 分钟，每日 1 次。

（3）瑜伽：每天坚持练习侧三角扭转式。

# 曲池穴——清热解毒之养生大穴

## 主治

①此穴位是大肠经的经气汇聚深入之处，因此对于大肠功能障碍、肠炎、腹绞痛等，有很好的保健调理效果。②皮肤过敏、奇痒难忍，或是被蚊虫叮咬而红肿时，可以按压清热解毒、凉血润燥的曲池穴。③对于结膜炎、眼睑炎、荨麻疹、湿疹、齿槽出血、甲状腺肿大等疾病，长期按压此穴会有很好的调理保健效果。

## 部位

屈肘成直角，在肘横纹尽头筋骨间凹陷处。

取穴技巧

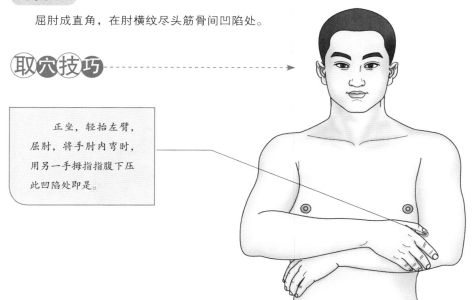

正坐，轻抬左臂，屈肘，将手肘内弯时，用另一手拇指指腹下压此凹陷处即是。

## ● 疏通方法

（1）按摩：用一手轻握另一手肘，弯曲拇指以指腹垂直按压穴位。先左手后右手，每天早晚各 1 次，每次各按揉 1~3 分钟。

（2）刮痧：平刮法或平面按揉法，每穴轻刮 30 次。

（3）瑜伽：每天坚持练习拜月式。


第三章 人体的十四条重要经络

23

97

# 肩髃穴——舒筋通络之养生大穴

## 主治

①此穴主治肩关节周围炎（五十肩）。②对于中风、偏瘫、高血压、多汗症、提物无力等病症，长期按压此穴，能有很好的调理保健效果。③长期刮此穴，对于风疹有很好的治疗作用。

## 部位

屈肘、抬臂、齐肩，肩峰前下方凹陷处。

取穴技巧

正坐，屈肘抬臂，大约与肩同高，以另一手中指指腹按压肩峰下，肩峰前下方凹陷处即是。

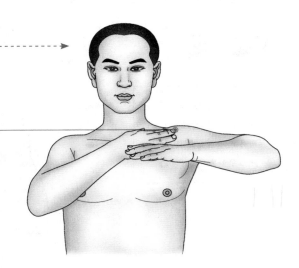

## ● 疏通方法

（1）按摩：中指和食指并拢，以指腹垂直按压穴位，两肩按摩方法相同，每日早晚、左右各按压 1~3 分钟。

（2）拔罐：侧卧位，用闪火法将罐吸拔在穴位上，留罐 10 分钟。

（3）刮痧：角刮法或点按法，每穴轻刮 30 次。

（4）气功：每天坚持练习八段锦。

# 迎香穴——通窍活络之养生大穴

## 主治

①本穴主治鼻疾，如鼻腔闭塞、嗅觉减退、鼻炎、鼻息肉。②对于面神经麻痹、颜面组织炎、喘息、唇肿痛、颜面痒肿等病症，长期按压此穴，能有很好的调理保健功效。

## 部位

属手阳明大肠经的穴位，在鼻翼外缘中点旁 0.5 寸，鼻唇沟中。

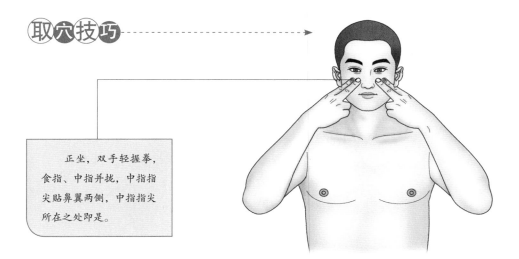

取穴技巧

正坐，双手轻握拳，食指、中指并拢，中指尖贴鼻翼两侧，中指指尖所在之处即是。

## ● 疏通方法

（1）按摩：以食指指腹垂直按压，也可用单手拇指与食指弯曲，直接垂直按压穴位。每次按压 1~3 分钟。

（2）刮痧：用面刮法或平面按揉法轻刮 30 次。

（3）气功：每天坚持练习八段锦。

23

主掌脏腑 ---▶ 胃

主治病症 ---▶ 消化系统、五官、咽喉等疾病，下肢运动障碍等

**图 例**

- - - - 虚线为体内路线
———— 实线为体表路线
———▶ 彩色箭头为体表路线走向
———▶ 灰色箭头为体内路线走向

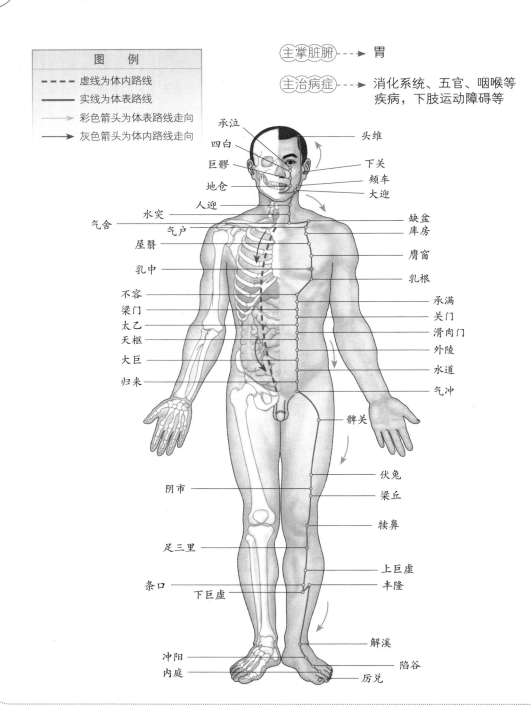

承泣
四白
巨髎
地仓
人迎
水突
气舍
气户
屋翳
乳中
不容
梁门
太乙
天枢
大巨
归来

头维
下关
颊车
大迎
缺盆
库房
膺窗
乳根
承满
关门
滑肉门
外陵
水道
气冲
髀关
伏兔
梁丘
犊鼻
上巨虚
丰隆
解溪
陷谷
厉兑

阴市
足三里
条口
下巨虚
冲阳
内庭

# 足阳明胃经

足阳明胃经上共有 45 个穴位，首穴承泣、末穴厉兑，其中 30 个穴位在腹、胸部和头面部，而其他 15 个则分布在下肢的外侧前面。

## ● 经络循行路线

起于鼻翼旁，上行到眼睛下方的承泣穴，环绕嘴唇，到达下颌骨后下缘到大迎穴处，分为两支。一支沿咽喉向下经过胸部、腹部、到达脚背第 2 趾外侧端的厉兑穴；另一支从大迎穴向上，上行过耳前，经过上关穴，沿前发际，到额前。

## ● 联系脏腑

属胃，络脾，并与心和小肠有直接联系。

## ● 功效与主治

足阳明胃经的异常表现为：寒战发冷，喜欢伸腰，屡屡打哈欠，颜面暗黑，胸腹胀闷。病发时，厌恶人声和火光，听到木器声音就惕惕惊慌、心慌，睡觉时喜欢独自关闭房门，遮塞窗户。严重者则可能登高而歌，不穿衣服就走。还可见小腿部气血逆阻的现象，如厥冷、麻木、酸痛等症。

足阳明胃经主治：慢性胃炎、消化性溃疡、胃痛、腹胀、水肿、咽喉肿痛、气喘、三叉神经痛、躁狂；热病、鼻塞流涕或流鼻血、口歪、唇生疱疹、颈肿、腹水、膝关节肿痛。

## ● 疏通方法

足阳明胃经循行路线很长，因此许多病症都可以通过疏通足阳明胃经来治疗。例如利用按摩、拍法、刮痧、拔罐都可以刺激经络，促进血液循环。

练习瑜伽中的桥式、弓式、勇士变化式、猫式等，都能疏通足阳明胃经。

足阳明胃经不通畅的人，要避免吃辛辣、刺激的食物，尽量选择性平和的食物。

### ● 食疗打通经络

**人参莲子汤**

材料：人参片 10 克，红枣 10 克，莲子 40 克，鲜山药 100 克，冰糖 10 克。

做法：①红枣去籽泡发；莲子泡发；山药去皮，洗净、切块。②把人参、红枣、莲子、山药块一并放入锅里，加水 300 毫升煮 15 分钟后。③移入蒸笼中，加入冰糖隔水蒸 1.5 小时即可食用。

24

# 承泣穴——通络明目之养生大穴

## 主治

①主要治疗大多数眼部疾病，如近视、远视、夜盲、眼球颤动、眼睑痉挛、角膜炎、视神经萎缩、眼睛疲劳、迎风流泪、老花眼、白内障、结膜炎、散光、青光眼、色盲、睑缘炎、视神经炎、视网膜色素变性、眶下神经痛等。②长期按压此穴，对神经系统疾病也有一定疗效，如面肌痉挛、面神经麻痹等。

## 部位

承泣穴位于面部，瞳孔直下，当眼球与眶下缘之间。

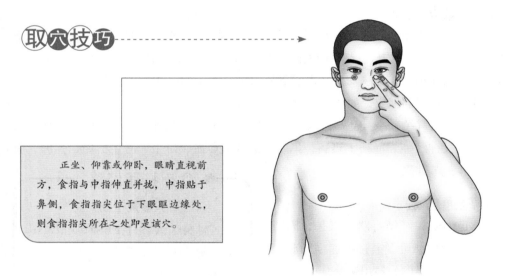

取穴技巧

正坐、仰靠或仰卧，眼睛直视前方，食指与中指伸直并拢，中指贴于鼻侧，食指指尖位于下眼眶边缘处，则食指指尖所在之处即是该穴。

## ● 疏通方法

（1）按摩：双手食指伸直，以食指指腹揉按左右穴位，每次 1~3 分钟。

（2）瑜伽：每天坚持练习头膝式。

（3）气功：每天坚持练习八段锦。

人体经络使用手册全书

# 四白穴——明目养颜之养生大穴

## 主治

①按揉四白穴对眼睛保健，治疗近视较有疗效。②经常按摩此穴位，还可以有效治疗目赤痛、目翳、眼睑瞤动、口眼歪斜、头痛、眩晕等。③长期坚持按揉四白穴，还可以在一定程度上辅助治疗神经系统疾病，如三叉神经痛、面神经麻痹、面肌痉挛等。④对角膜炎、青光眼、夜盲、结膜瘙痒、角膜白斑、鼻窦炎等，也有一定疗效。

## 部位

四白穴位于人体面部，目正视，瞳孔直下，当眶下孔凹陷处。

## 取穴技巧

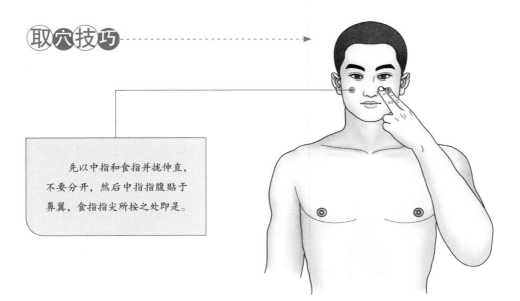

先以中指和食指并拢伸直，不要分开，然后中指指腹贴于鼻翼，食指指尖所按之处即是。

## 疏通方法

（1）按摩：双手食指伸直，以食指指腹揉按左右穴位，每次 1~3 分钟。

（2）拍法：一手放松，用掌拍法拍打穴位处 30 次。

（3）气功：每天坚持练习八段锦。

24

# 地仓穴——祛风通络之养生大穴

## 主治

①这个穴位对面神经麻痹、面神经痉挛、颜面疼痛有一定的疗效。②经常按压这个穴位，能缓解口歪、流涎、三叉神经痛、眼睑跳动等症状。③长期按压这个穴位，对口渴、失音、目暗不明等病症具有很好的调理保健功效。④配颊车穴、合谷穴，有祛风、通络、活血的作用，能够治疗口歪、流涎、牙痛、舌缓不收等症；配颊车穴、承浆穴、合谷穴，有通气滞、利关节的作用，能治疗口噤不开。

## 部位

属于足阳明胃经的穴位，位于口角外侧，旁开约 0.4 寸处。

## 精确取穴

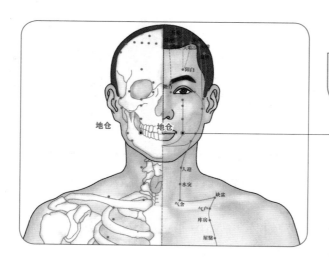

人体的面部，口角外侧，上直对瞳孔处。

取穴技巧

正坐或仰卧，轻闭口，举两手，用食指指腹垂直下压唇角外侧两旁即是。

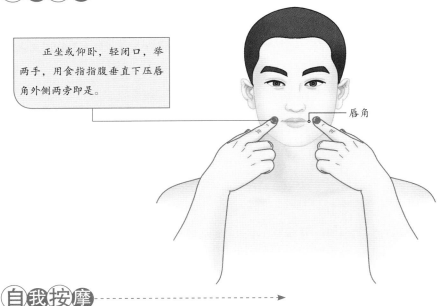

唇角

自我按摩

食指和中指并拢，用指腹垂直按压口角两旁穴位，稍用力按压，每次 1 ～ 3 分钟。

| 程度 | 双指按法 | 时间 / 分钟 |
|------|----------|-------------|
| 轻 |  | 1 ～ 3 |

● 疏通方法

（1）按摩：用食指指腹垂直按压口角两旁穴位，稍用力按压，每次 1 ～ 3 分钟。

（2）刮痧：用角刮法或面刮法，轻刮 30 次。

（3）拍法：用掌拍法拍打穴位处 30 次。

24

# 颊车穴——祛风解痉之养生大穴

## 主治

①颊车穴对于口眼歪斜具有特殊的疗效。②按摩此处穴位，对于牙关不开、面神经麻痹、声音沙哑、下颌关节炎、颈肌痉挛等病症，都有良好的效果。③长期按压此处穴位，对腮腺炎、下牙痛等病症，也具有良好的保健和治疗功效。④配合下关穴、阳白穴、合谷穴，可以缓解三叉神经痛；配合地仓穴可以有效治疗口眼歪斜。

## 部位

位于下颌角前上方大约1横指处，按之凹陷处（大约在耳下1寸左右），用力咬牙时，咬肌隆起的地方即是。

## 精确取穴

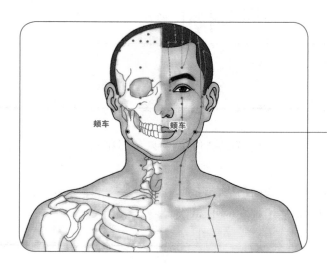

颊车     颊车

人体的头部侧面，下颌角上，向鼻子斜方向约1厘米处的凹陷中。

## 取穴技巧

正坐或仰卧，轻咬牙，双手拇指、小指稍屈，中间三指伸直。中间三指放于下颌部，中指指腹压在咬肌隆起处即是。

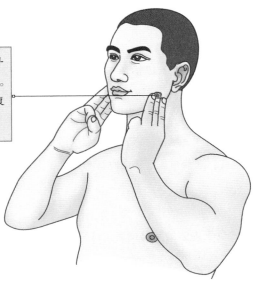

## 自我按摩

食指弯曲压在中指指背上，用中指指腹压在咬肌隆起处揉按穴位，可同时左右揉按（也可单侧），每次揉按 1 ~ 3 分钟。

| 程度 | 中指折叠法 | 时间 / 分钟 |
|---|---|---|
| 轻 |  | 1 ~ 3 |

## ● 疏通方法

（1）按摩：食指弯曲压在中指指背上，用中指指腹压在咬肌隆起处揉按穴位，可同时左右揉按（也可单侧），每次揉按 1 ~ 3 分钟。

（2）刮痧：用角刮法或面刮法，轻刮穴位 30 次。

（3）气功：每天坚持练习八段锦。

24

# 下关穴——通利关窍之养生大穴

## 主治

①此处穴位具有消肿止痛、聪耳通络、疏风清热、通利关窍的作用。②经常按摩下关穴，能够有效治疗耳聋、耳鸣、聤耳等疾病。③长期按压下关穴，对于牙痛、口歪、面痛、牙关紧闭、面神经麻痹都有良好的疗效。④下颌脱臼、颞下颌关节炎、颞下颌关节功能紊乱综合征等，也可用下关穴进行辅助治疗。⑤坚持按摩下关穴，还能缓解眩晕、颈肿等症状。⑥配合谷穴，能够清热止痛，主治由阳明热邪上扰导致的牙痛；配大迎、颊车、地仓、巨髎、风池等穴，能够疏风通络，主治风痰阻络造成的面瘫；配听宫、太冲、中渚等穴，还能疏风清热、聪耳利窍，主治肝胆火旺引起的耳聋。

## 部位

下关穴位于人体的头部侧面，耳前 1 横指，颧弓下凹陷处，张口时隆起，宜闭口取穴。

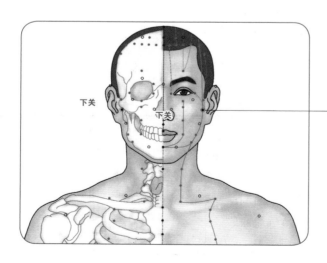

精确取穴

下关

下关

耳前方，当颧弓与下颌切迹所形成的凹陷中。

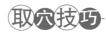

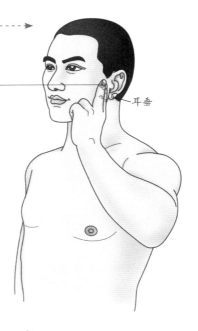

耳垂

正坐或仰卧、仰靠，闭口，手掌轻握拳，食指和中指并拢，食指指腹贴于耳垂旁，中指指腹所在位置即是。

自我按摩

双手食指和中指并拢，以指腹按压穴位，每次 1 ~ 3 分钟。

| 程度 | 双指按法 | 时间 / 分钟 |
|---|---|---|
| 适度 | | 1 ~ 3 |

疏通方法

（1）按摩：双手食指和中指并拢，以指腹按压穴位，每次 1 ~ 3 分钟。

（2）刮痧：用角刮法或面刮法，刮穴位 30 次。

（3）瑜伽：每天坚持练习头膝式。

24

# 头维穴——明目止痛之养生大穴

## 主治

①经常按摩头维穴，可以治疗外感头痛、目痛多泪、喘逆烦满、呕吐、流汗、眼睑瞤动不止、面部额纹消失、迎风泪出、目视不明等症。②对偏头痛、前额神经痛、血管性头痛、精神分裂症，面神经麻痹、中风后遗症、高血压、结膜炎、视力减退等，都具有一定的辅助疗效。③配大陵穴，治疗头痛如裂、目痛如脱；配攒竹穴、丝竹穴，治眼睑瞤动；配头临泣穴、风池穴，治疗迎风流泪之症；配角孙穴、百会穴，治疗血管性头痛；配后溪穴、太冲穴、涌泉穴，治疗精神分裂症等。

## 部位

头维穴位于头侧部的前发际中，在前发际点向上1指宽处，嘴动时该处肌肉也会动。即当额角发际上0.5寸，头正中线旁开4.5寸。

**精确取穴**

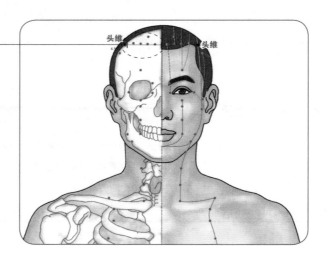

头侧部，当额角发际上0.5寸，头正中线旁开4.5寸处。

## 取穴技巧

前发际

正坐或仰靠、仰卧，食指与中指并拢，中指指腹位于头侧部前发际内发际点处，食指指腹所在处即是。

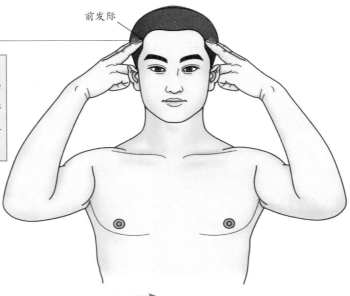

## 自我按摩

在瞬间呼尽空气的同时，用双手拇指指腹强压穴位，每秒钟按压 1 次，如此重复 10 ～ 20 次。

| 程度 | 拇指按法 | 时间 / 秒 |
|---|---|---|
| 重 |  | 20 ～ 30 |

● 疏通方法

（1）按摩：在瞬间呼尽空气的同时，用双手拇指指腹强压穴位，每秒钟按压 1 次，如此重复 10 ～ 20 次。

（2）拍法：一手放松、仰掌，用另一只手拍打其穴位处。

（3）气功：每天坚持练习八段锦。

24

# 人迎穴——降压平喘之养生大穴

## 主治

①长期按摩人迎穴，对咽喉肿痛、气喘、瘰疬、瘿气、高血压具有良好的疗效。②经常用手指按压人迎穴，还有利于促进面部的血液循环，能够使脸部的皮肤紧缩，并且可以去除"双下巴"。

## 部位

位于颈部，在喉结外侧大约 1.5 寸处，在胸锁乳突肌的前缘。

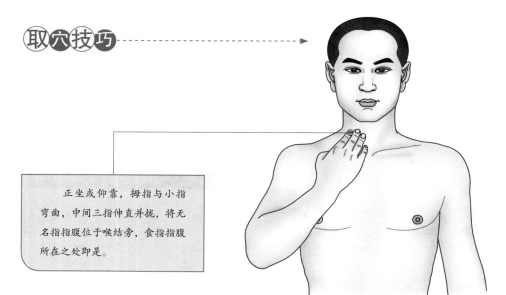

取穴技巧

正坐或仰靠，拇指与小指弯曲，中间三指伸直并拢，将无名指指腹位于喉结旁，食指指腹所在之处即是。

## ● 疏通方法

（1）按摩：以拇指指腹轻轻上下按压人迎穴，每次左右各按 1~3 分钟。

（2）瑜伽：每天坚持练习头膝式。

（3）气功：每天坚持练习八段锦。

# 乳根穴——行气通乳之养生大穴

## 主治

①经常按揉此处穴位，对乳痛、乳腺炎、乳汁不足等具有很好的疗效。②长期按压此处穴位，对胸痛、心闷、咳嗽、气喘、呃逆、肋间神经痛、狭心症等病症，具有很好的调理保健作用。③配少泽穴、膻中穴，治疗乳痛；配乳中穴，治疗乳汁不足。

## 部位

属足阳明胃经的穴位，在人体胸部，乳头直下，乳房根部凹陷处。

## 精确取穴

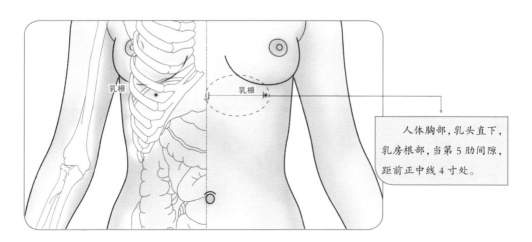

乳根

乳根

人体胸部，乳头直下，乳房根部，当第 5 肋间隙，距前正中线 4 寸处。

24

**取穴技巧** ----------➤

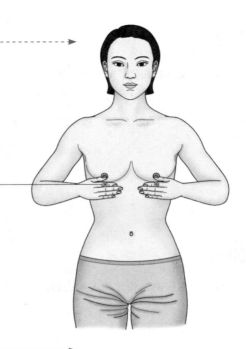

仰卧或正坐，轻举两手，覆掌于乳房，拇指在乳房上，其余四指在乳房下，食指指间关节贴于乳房边缘，食指近端指间关节所在的位置即是。

**自我按摩** ----------➤

以中指、食指指腹着力按压，每天早晚各按压 3 ~ 5 分钟。

| 程度 | 双指按法 | 时间 / 分钟 |
|------|----------|-------------|
| 适度 |  | 3 ~ 5 |

● **疏通方法**

（1）按摩：以双手中指、食指指腹着力按压，每天早晚各按压 3 ~ 5 分钟。

（2）气功：每天坚持练习八段锦。

（3）瑜伽：每天坚持练习骆驼变化式。

# 滑肉门穴——健养脾胃之养生大穴

## 主治

①主治癫狂等疾病。②对消脂瘦身、健美减肥有很好的效果。③慢性胃肠病、呕吐、胃出血、月经不调、不孕症、肠套叠、脱肛等病症，长期按压本穴，有很好的调理保健效果。

## 部位

滑肉门穴的位置在肚脐上 1 寸，旁开 2 寸处取之。

取穴技巧 - - - - - - - - - - - - - →

仰卧或正坐，拇指与小指弯曲，中间三指伸直并拢，手指朝下，以食指第 1 指间关节贴于肚脐之上，则无名指第 2 指间关节所处位置即是该穴。

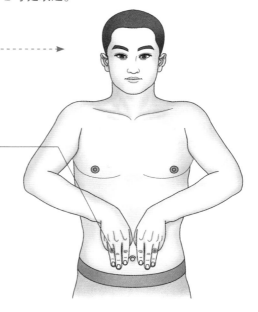

## 疏通方法

（1）按摩：以食指、中指、无名指三指指腹垂直下按，再向外拉，用力揉按穴位，每天早晚各 1 次，每次揉按 1~3 分钟。

（2）刮痧：平刮法、平面按揉法，轻刮 50 次。

（3）瑜伽：每天坚持练习桥式。

24

# 天枢穴——调理肠胃之养生大穴

## 主治

①天枢穴位于大肠经过的地方，所以该穴主治便秘、腹泻、肠鸣等病症。②对于腹痛、虚损劳弱、伤寒等疾病，也有很好的治疗作用。③对于中暑呕吐、男性生殖系统疾病、月经不调、不孕等病症，长期按压此穴，能有很好的调理保健效果。

## 部位

属足阳明胃经的穴位，要寻找天枢穴是非常简单的一件事，只要先找到肚脐，在肚脐旁开 2 寸即为该穴所在位置，左右各一。

### 取穴技巧

仰卧或正坐，双手手背向外，拇指与小指弯曲，中间三指并拢，以食指指腹贴于肚脐，无名指指腹所在之处即是。

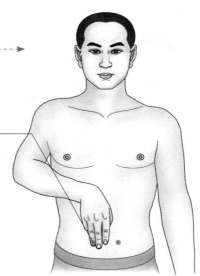

## 疏通方法

（1）按摩：双手掌心向下，以食指、中指、无名指 3 个手指垂直下按，并向外揉压穴位，施力点在中指指腹。每天早晚各 1 次，每次揉按 1~3 分钟。

（2）刮痧：推刮法或面刮法，轻刮 60 次。

（3）拔罐：仰卧，用闪火法将罐吸拔在穴位上，留罐 15 分钟。

（4）瑜伽：每天坚持练习弓式。

# 归来穴——调经止带之养生大穴

## 主治

①按摩此处穴位，能够辅助治疗疝气、月经不调、不孕、带下病、子宫内膜炎、阳痿、睾丸炎、阴茎痛及其他生殖系统疾病等。②长期按压此处穴位，对腹痛、虚弱、畏寒等病症，具有良好的调理保健功能。③配大敦穴，治疗疝气；配三阴交穴、中极穴，治疗月经不调。

## 部位

属足阳明胃经的穴位，位于人体下腹部，在脐中下 4 寸，距前正中线 2 寸。

## 精确取穴

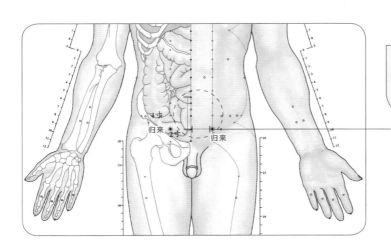

人体的下腹部，当脐中下 4 寸，距前正中线 2 寸处。

24

## 取穴技巧 - - - - - - - - - - - - - - - - →

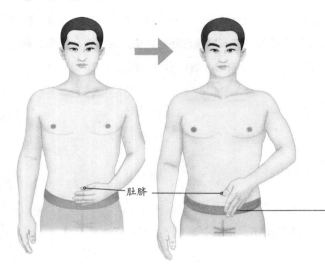

肚脐

仰卧，左手五指并拢，拇指贴于肚脐处，其余四指位于肚脐下。找到肚脐正下方小指指腹所在的位置，并以此为基点，跷起拇指，并拢其余四指，手指朝下，把食指指腹贴于此基点，则小指指腹所在的位置即是左侧穴位。以同样方法找到右侧穴位。

## 自我按摩 - - - - - - - - - - - - - - - - - →

举双手，以四指指腹垂直下按小腹部两侧穴位处。中指最为用力，由内而外揉按，每日早晚各揉按 1 ~ 3 分钟。

| 程度 | 四指揉法 | 时间 / 分钟 |
|------|----------|-------------|
| 适度 |          | 1 ~ 3 |

## ● 疏通方法

（1）按摩：举双手，以四指指腹垂直下按小腹部两侧穴位处。中指最为用力，由内而外揉按，每日早晚各揉按 1 ~ 3 分钟。

（2）刮痧：用推刮法或平面按揉法，轻刮 30 次。

（3）瑜伽：每天坚持练习拜月式。

# 气冲穴——行气止痛之养生大穴

## 主治

①长期按压这个穴位，能够辅助治疗腹痛、疝气、月经不调、不孕、阳痿、阴肿等病症。②配气海穴，治疗肠鸣、腹痛；配曲泉穴、太冲穴，有温经行气的作用，能够治疗疝气。

## 部位

在人体的腹股沟上方一点，即大腿根部内侧，当脐中下约5寸处，距前正中线2寸，穴位下边有1条跳动的动脉，即腹股沟动脉。

## 精确取穴

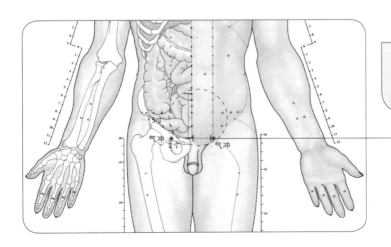

人体的腹股沟稍上方，当脐中下5寸，距前正中线2寸处。

## 取穴技巧

仰卧，右手五指并拢，指尖朝左。将拇指放于肚脐处，找出肚脐正下方小指边缘的位置；再以此为基点，右手中间三指并拢，指尖朝下，将食指指腹置于此基点，则无名指指腹所在的位置即是该穴。

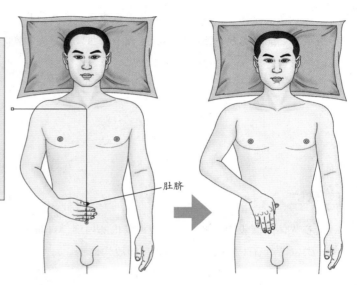

肚脐

## 自我按摩

以食指、中指指腹并拢揉按穴位，每日早晚各揉按 1 ~ 3 分钟。

| 程度 | 双指揉法 | 时间 / 分钟 |
|------|----------|-------------|
| 适度 |  | 1 ~ 3 |

## ● 疏通方法

（1）按摩：以双手食指、中指并拢指腹揉按穴位，每日早晚各揉按 1 ~ 3 分钟。

（2）刮痧：用平面按揉法轻刮 30 次。

（3）气功：每天坚持练习八段锦。

# 伏兔穴——强壮腰膝之养生大穴

## 主治

①按摩伏兔穴，能够有效治疗腰痛、膝冷、下肢神经痛、下肢麻痹、膝关节炎等疾患。②刺激此处穴位，对于荨麻疹、疝气、脚气病也有一定疗效。③长期按压此处穴位，能够舒筋活血，对于全身血液循环不良等病症，具有良好的保健调理功能。④配髀关穴、阳陵泉穴，能够治疗下肢痿痹；配髀关穴、犊鼻穴，有疏通经脉的作用，能够治疗下肢疼痛。

## 部位

属足阳明胃经的穴位，在人体的大腿前面，髂前上棘与髌骨外侧端的连线上，髌骨上 6 寸处。

## 精确取穴

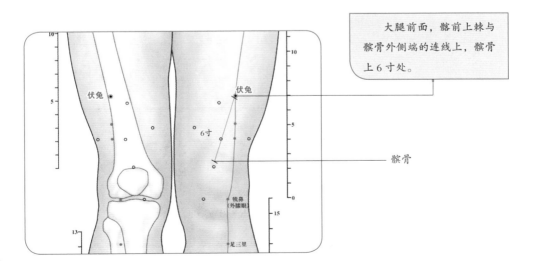

大腿前面，髂前上棘与髌骨外侧端的连线上，髌骨上 6 寸处。

髌骨

24

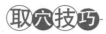 取穴技巧

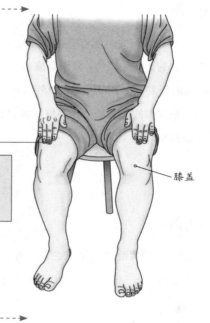

膝盖

正坐，双手食指、中指、无名指三指放于大腿的前外侧，从膝盖上线再向上大腿的1/3处，其余两指跷起，则中指指腹所在位置即是该穴。

自我按摩

用双手四指垂直揉按，或者可轻握拳，用手背间关节突起处揉按。每天早晚各按1次，每次揉按1～3分钟。

| 程度 | 四指揉法 | 时间/分钟 |
|------|----------|-----------|
| 适度 | | 1～3 |

● 疏通方法

（1）按摩：用双手四指垂直揉按，或者可轻握拳，用手背间关指节突起处揉按。每天早晚各按1次，每次揉按1～3分钟。

（2）瑜伽：每天坚持练习勇士变化式。

（3）艾灸：艾条温和灸，每穴灸15~20分钟，每日1次。

# 犊鼻穴——理气消肿之养生大穴

## 主治

①该处穴位具有通经活络、疏风散寒、理气消肿、止痛的作用，长期按摩此处穴位，能够治疗膝关节痛、下肢麻痹、脚气水肿、膝脚无力，不能久站等病症。②长期按压这个穴位，对肛门括约肌功能减退或消失、常下痢或大便失禁等，也具有很好的治疗、调理、保健作用。③配阳陵泉穴、足三里穴，治疗膝痛。

## 部位

属足阳明胃经的穴位。屈膝，在膝部，髌韧带外侧的凹陷中。

## 精确取穴

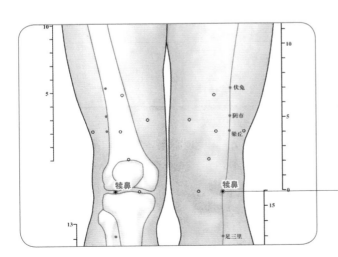

膝部，髌骨下缘，髌韧带（髌骨与胫骨之的间大筋）两侧有凹陷，其外侧凹陷中即是。

## 取穴技巧

双手掌心向下，轻置于膝盖上，中指指腹放于髌骨下外侧的凹陷处，则中指指腹所在位置即是。

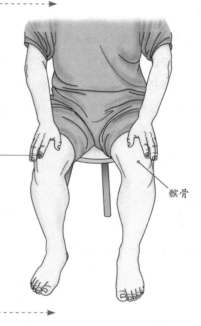

髌骨

## 自我按摩

双手掌心向下，轻置膝盖上。以食指指腹叠于中指指背上，中指指腹用力垂直揉按穴位。每天早晚各1次，每次揉按1～3分钟。

| 程度 | 中指折叠法 | 时间 / 分钟 |
| --- | --- | --- |
| 适度 | | 1 ~ 3 |

## ● 疏通方法

（1）按摩：双手掌心向下，轻置膝盖上。以食指指腹叠于中指指背上，中指指腹用力垂直揉按穴位。每天早晚各1次，每次揉按1～3分钟。

（2）瑜伽：每天坚持练习侧三角扭转式。

（3）艾灸：艾灸温和灸，每穴灸15~20分钟，每日或隔日1次。

# 足三里穴——调理脾胃之养生大穴

## 主治

①能够理脾胃、调气血、补虚弱，主治大多数胃病。②对胃炎、胃溃疡、消化不良、胃痉挛、食欲不振，以及肠炎、便秘、四肢倦怠麻痹或神经痛等都有疗效。③对于胸中淤血、心腹胀满、脚气病、眼疾等病症，长期按摩此穴，也有很好的调理保健效果。

## 部位

在外膝眼下 3 寸，胫骨前嵴外 1 横指，当胫骨前肌上。

### 取穴技巧

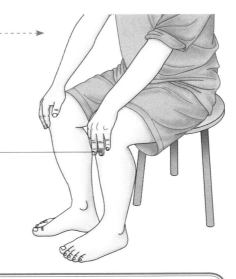

正坐，屈膝 90°，手心对髌骨（左手对左腿，右手对右腿），手指朝下，无名指指端处即是该穴。

## ● 疏通方法

（1）按摩：以双手中指指腹垂直用力按压穴位，每日早晚各按压 1 次，每次 1~3 分钟。

（2）拔罐：选择适宜体位，用闪火法将罐吸拔在穴位上，留罐 15 分钟。

（3）艾灸：艾条温和灸，每穴灸 15~20 分钟，每日 1 次或隔日 1 次。

（4）瑜伽：每天坚持练习弓式。

**24**

# 丰隆穴——化痰护胃之养生大穴

## 主治

①此穴是中医针灸最好的化痰穴，能够化痰湿、宁神志，主治痰多、咳嗽等病症。
②对于头痛、眩晕、下肢神经痉挛、下肢麻痹、便秘等病症，长期按压此穴，也有很好的调理保健效果。

## 部位

在足外踝上 8 寸处，约在外膝眼与外踝尖的连线中点。

**取穴技巧**

正坐、屈膝、垂足，一手手指放于同侧腿的侧部，其中中指指腹位于外膝眼到外踝尖连线中点处，则中指指腹所在位置即是该穴。

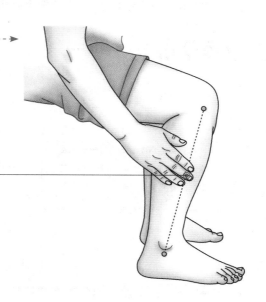

## 疏通方法

（1）按摩：以食指、中指、无名指三指指腹按压穴位，以中指用力为主，每日早晚各按 1 次，每次左右各 1~3 分钟。

（2）艾灸：艾条回旋灸，每穴灸 15~20 分钟，每日 1 次或隔日 1 次。

（3）瑜伽：每天坚持练习弓式。

# 解溪穴——通络降火之养生大穴

## 主治

①主治牙痛、心烦、目赤，以其能引上焦（横膈以上）郁热下行而解之。②针对头痛、眩晕、腹胀、便秘、脚腕痛、下肢麻痹、肠炎、口痛及眼疾等病症，长期按压此穴，能有很好的调理保健效果。③现代中医临床上，常用此穴来治疗足下垂、神经性头痛、胃肠炎、踝关节及周围的软组织疾患。

## 部位

在足背，踝关节足腕横纹中点，两筋之间凹陷处。

### 取穴技巧

正坐，抬一足放在自己侧边，用同侧的手掌抚膝盖处，拇指在上，四指指腹循胫骨直下至足腕处，在系鞋带处、两筋之间的凹陷即是该穴。

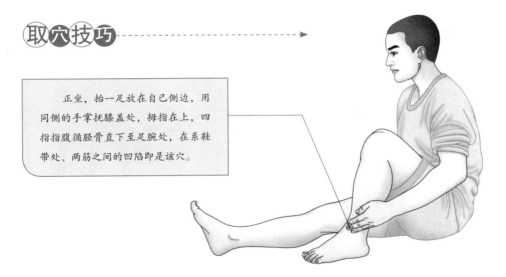

### ● 疏通方法

（1）按摩：以中指指腹向内用力按压穴位，每天早晚各按1次，每次左右各按1~3分钟。

（2）艾灸：艾条温和灸，每穴灸5~10分钟，隔日1次。

（3）气功：每天坚持练习八段锦。

24

# 内庭穴——消食导滞之养生大穴

## 主治

①主治四肢冰冷、喜独处静卧、厌闻人声等症。②按摩此处穴位，对牙痛、急性肠胃炎有特效。③对流鼻血、口歪、咽喉肿痛、胃痛吐酸、腹胀、泄泻、痢疾、便秘，足背肿痛等症，都有很好的调理保健作用。④在现代中医临床中，常用此穴位来治疗胃炎、肠炎、牙龈炎、扁桃体炎、跖趾关节痛等。

## 部位

足背第2、3趾间缝纹端。

取穴技巧

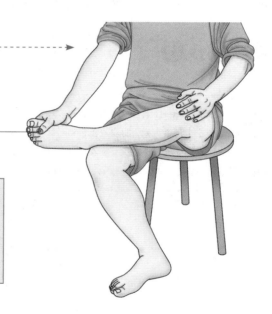

正坐屈膝，把一脚抬起，放另一腿上，用对侧手之四指置脚掌底托着，手拇指在脚背，并置于第2趾与第3趾之间，拇指指腹所在的脚缝尽处的凹陷中即是。

## 疏通方法

（1）按摩：弯曲拇指，用指腹下压揉按穴位，每天早晚各1次，先左后右，各揉按1~3分钟。

（2）刮痧：垂直按揉法，轻刮40次。

（3）拍法：一手放松，用手掌轻拍穴位30次。

# 厉兑穴——通络安神之养生大穴

## 主治

①按压此穴，能够改善睡眠多梦、睡不安稳等症状。②还能治疗口噤不能食、口歪、口肌麻痹及萎缩。③腹胀、肝炎、脑贫血、鼻衄、足冷等病症，长期按压此穴，会有很好的调理保健功效。

## 部位

属足阳明胃经之穴位，在第2趾外侧，趾甲角旁0.1寸处。

**取穴技巧**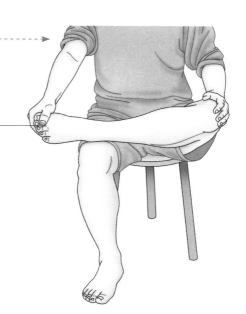

正坐屈膝，把一脚抬起放在另一腿上。用对侧手之四指置脚底托着，手拇指在脚背。弯曲拇指，指腹所在的第2趾外侧指甲角处即是。

## ● 疏通方法

（1）按摩：以拇指指尖垂直掐按穴位，每日早晚各掐按1~3分钟，先左后右。

（2）刮痧：用垂直按揉法或点按法，轻刮40次。

（3）气功：每天坚持练习八段锦。

24

# (25) 足太阴脾经 掌管气血运化之脉

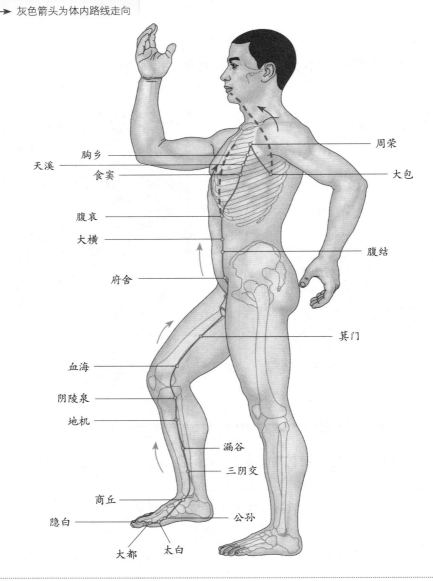

图 例

- - - - 虚线为体内路线
——— 实线为体表路线
———▸ 彩色箭头为体表路线走向
———▶ 灰色箭头为体内路线走向

主掌脏腑 ---▸ 脾胃

主治病症 ---▸ 消化及泌尿系统疾病、慢性疲劳、运动障碍等

周荣

大包

天溪
胸乡
食窦

腹哀

大横

腹结

府舍

箕门

血海

阴陵泉

地机

漏谷

三阴交

商丘

公孙

隐白

大都　太白

# 足太阴脾经

足太阴脾经上共有 21 个穴位，首穴隐白、末穴大包，10 个穴位分布在侧胸腹部，而其他 11 个则分布在下肢内侧。

## ● 经络循行路线

起于足大趾内侧端的隐白穴，向上经过内踝的前缘，沿小腿内侧向上，在沿大腿内侧前缘，进入腹部分为 2 支。体内线走向脾、胃深处，与手少阴心经交汇；体表线运行到腋下后，又分成 2 支，一支止于胸部的大包穴，一支进入体内到达舌部。

## ● 联系脏腑

脾、胃和心。

## ● 功效与主治

足太阴脾经的功能失调主要与运化功能失调有关。中医认为脾主运化，为后天之本，对于维持消化功能及将食物化为气血精微起着重要的作用。

足太阴脾经主治腹胀、便溏、下痢、胃脘痛、嗳气、身重无力、舌根强痛、下肢内侧肿胀等。

## ● 疏通方法

足太阴脾经的循行路线包括足部、胸部等范围，除了用按摩、拍法来治疗本经病症外，还可以使用刮痧、拔罐、艾灸等方法疏通经脉。

练习气功八段锦中的招式可以提高生殖及泌尿系统功能。瑜伽中的大树式可以刺激足太阴脾经上的血海穴，同时还能伸展腿部、腹部；弓式能训练腰部与大腿前侧肌肉，疏通脾经。

> ### ● 食疗打通经络
>
> #### 雪梨豌豆炒百合
>
> 材料：雪梨 1 个，鲜百合 30 克，豌豆荚、南瓜、柠檬、淀粉、盐、鸡精、食用油各适量。
>
> 做法：①雪梨、南瓜削皮切片；豌豆荚、鲜百合洗净；柠檬挤汁备用。②以上各种材料余烫后捞出；锅中加油烧热，放入材料翻炒片刻，加盐、鸡精调味，用淀粉勾芡后起锅即可。

**25**

# 隐白穴——调经止血之养生大穴

## 主治

①经常艾灸此处穴位，能够使崩漏等症状得到缓解。②对小儿疳积、肠炎、腹泻、多梦等病症，都具有很好的疗效。③经常按压此处穴位，对腹胀不得安卧、便血、尿血、癫狂、惊风等病症，也具有很好的保健调理效果。④配地机穴、三阴交穴，能够治疗出血性病症。

## 部位

属足太阴脾经上的穴位，在足第 1 趾末节内侧，距离趾甲角大约 0.1 寸。

## 精确取穴

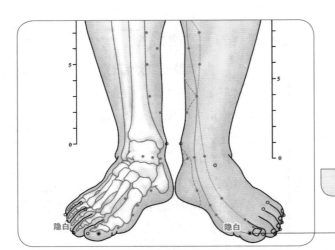

足第 1 趾内侧，趾甲角旁开 0.1 寸处。

## 取穴技巧

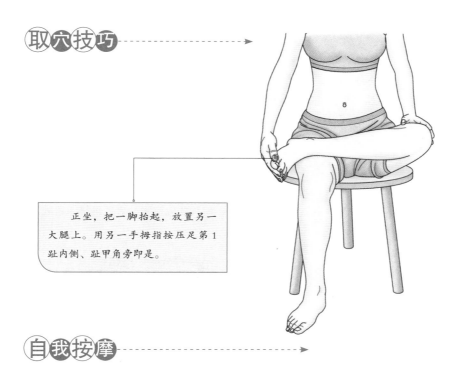

正坐，把一脚抬起，放置另一大腿上。用另一手拇指按压足第 1 趾内侧、趾甲角旁即是。

## 自我按摩

用拇指指尖垂直掐按穴位，每日早晚各按 1 次，每次左右各掐按 1 ~ 3 分钟。

| 程度 | 拇指掐法 | 时间 / 分钟 |
|------|---------|-----------|
| 适度 | | 1 ~ 3 |

### ● 疏通方法

（1）按摩：用拇指指尖垂直掐按穴位，每日早晚各 1 次，每次左右各掐按 1 ~ 3 分钟。

（2）艾灸：艾条雀啄灸，每穴灸 10~15 分钟，每日 1 次。

（3）拍法：一手放松，用手掌轻拍穴位 30 次。

**25**

# 太白穴——健脾和胃之养生大穴

## 主治

①经常按摩、捶打此处穴位，能够治疗各种脾虚证，如乏力、困倦、嗜睡、短气等。②长期按揉此穴，对胃痛、腹胀、吐泻、痢疾、肠鸣等，具有良好的治疗效果。③坚持按揉此处穴位，还能辅助治疗便秘、脚气、痔疮等。

## 部位

位于足内侧缘，当第1跖骨小头后下方凹陷处，即脚的内侧缘、靠近足第1趾处。

取穴技巧 ----→

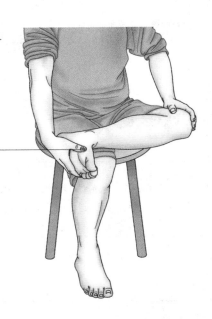

正坐，把一脚抬起，放置另一大腿上，以另一侧手的拇指按脚的内侧缘、靠近足第1趾的凹陷处即是。

## ● 疏通方法

（1）按摩：以拇指指腹垂直按压穴位，每日早晚各按1次，每次左右各按压1~3分钟。

（2）刮痧：点按法或垂直按揉法，轻刮30次。

（3）气功：每天坚持练习八段锦。

# 公孙穴——健脾止痛之养生大穴

## 主治

①本穴位理脾胃、调冲脉，主治胃痛、腹痛、呕吐、腹泻、痢疾等，还可治生理痛、月经不调、食欲不振等病症。②长期按压此穴，还可治疗失眠、狂症等神志病症。③对于胸闷、腹胀等，长期按压此穴，能有很好的调理保健效果。

## 部位

属足太阴脾经的穴位，位在足内侧第 1 跖骨基底部前下缘，赤白肉际处。

**取穴技巧**

正坐，将左足翘起放在右腿上。将另一侧手的食指与中指并拢，中指指腹位于足第 1 趾内侧的关节后，则食指指腹所在位置即是。

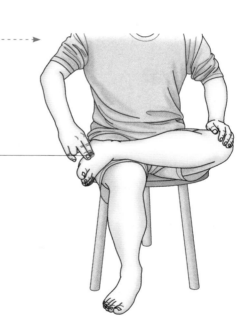

### ● 疏通方法

（1）按摩：以拇指指尖垂直揉按穴位，每天早晚各揉按 1 次，每次左右脚各揉按 1~3 分钟。

（2）艾灸：艾条雀啄灸，每穴灸 5~10 分钟，隔日 1 次。

（3）瑜伽：每天坚持练习大树式。

25

# 三阴交穴——健脾调经之养生大穴

## 主治

①三阴交穴是治疗妇科、男科病的主穴，对子宫功能性出血、月经不调、痛经、带下、不孕、遗精、遗尿、阳痿等生殖系统病症，都有辅助治疗效果。②对于腹胀、消化不良、食欲不振、肠绞痛、腹泻、失眠、神经衰弱、全身无力、下肢麻痹、神经痛、脚气病等，都有很好的调理保健作用。③本穴对于去头皮屑有很好的效果，这是因为三阴交穴有健脾养血的作用。

## 部位

属足太阴脾经的穴位，在脚内踝尖直上 3 寸(4 横指宽)，胫骨内侧缘的后方凹陷处。

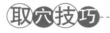

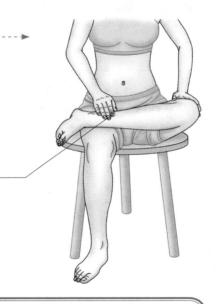

正坐，抬脚置另一腿上，以另一侧手除拇指外的四指并拢伸直，并将小指置于足内踝上缘处，则食指下，内踝尖正上方胫骨内侧缘后方凹陷处即是该穴。

## ● 疏通方法

（1）按摩：以拇指指尖垂直按压穴位，每天早晚各 1 次，每次左右足各按 1~3 分钟。

（2）瑜伽：每天坚持练习大树式。

（3）艾灸：艾条温和灸，每次灸 5 ～ 10 分钟，每日 1 次。

# 阴陵泉穴——健脾化湿之养生大穴

## 主治

①阴陵泉为脾经经气聚集之穴，在五行中属水，与肾和膀胱关系密切，能健脾化湿，因此对通利小便、治脐下水肿有特效。②长期刺激此穴，对腹胀、腹绞痛、肠炎、痢疾、膝痛等病症有效。③对尿潴留、尿失禁、尿路感染、月经不调，经常艾灸本穴，有很好的调理保健效果。

## 部位

属足太阴脾经上的穴位，在胫骨内侧髁下缘凹陷处取之。

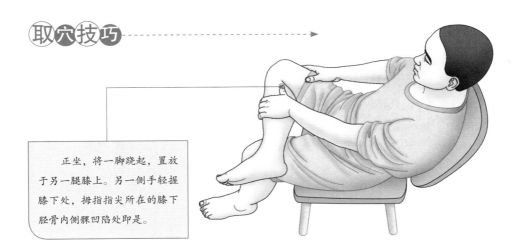

**取穴技巧**

正坐，将一脚跷起，置放于另一腿膝上。另一侧手轻握膝下处，拇指指尖所在的膝下胫骨内侧髁凹陷处即是。

## ● 疏通方法

（1）按摩：另一手轻握膝下处，屈曲拇指，以指尖由下向上用力揉按穴位，每天早晚各 1 次，每次左右穴位各揉按 1~3 分钟。

（2）拔罐：选择适宜体位，用闪火法将罐吸拔在穴位上，留罐 15 分钟。

（3）艾灸：艾条温和灸，每穴灸 15~20 分钟，每日 1 次。

25

# 血海穴——健脾养血之养生大穴

## 主治

①该穴能清血利湿，主治大多数血液病及月经不调、崩漏、闭经等症。②对于荨麻疹、湿疹、丹毒、痈疮、膝痛等，刮拭本穴，都有很好的调理保健作用。

## 部位

属足太阴脾经上的穴位，在膝盖髌骨内侧端上2寸处。

**取穴技巧**

正坐，跷左足置放在右腿膝上，将右手拇指以外的四指并拢，小指指尖置于髌骨内侧的上角，则食指指腹所在位置即是该穴。

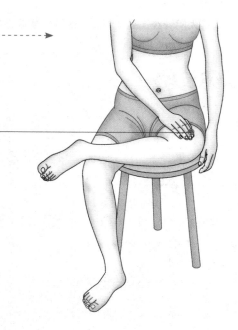

## 疏通方法

（1）按摩：四指在膝上，拇指在膝盖内侧之上方，屈曲拇指，用拇指指腹按揉穴位，每天早晚各1次，每次左右脚穴位各按3~5分钟。

（2）艾灸：艾条温和灸，每穴灸10~20分钟，每日1次。

（3）瑜伽：每天坚持练习大树式。

# 府舍穴——润脾祛燥之养生大穴

### 主治

①此穴位具有润脾燥、生脾气的作用。②经常按揉此穴，能够缓解腹痛、疝气等症状。

### 部位

位于人体下腹部，当脐中下 4 寸，冲门穴上方 0.7 寸，距前正中线 4 寸。

## 取穴技巧

正坐或仰卧，右手五指并拢，将拇指放于肚脐处，找出肚脐正下方小指边缘之处，以此为基点；再将右手手指向下，拇指放于此点处，则小指边缘之处即是此穴。依此法找出左边穴位。

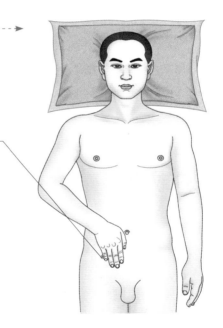

### ● 疏通方法

（1）按摩：食指、中指两指伸直并拢，其余手指弯曲，以指腹揉按穴位，每天早晚各 1 次，每次左右穴位各按 1~3 分钟。

（2）刮痧：平刮法、平面按揉法，轻刮 30 次。

（3）瑜伽：每天坚持练习桥式。

# 大横穴——消胀止泻之养生大穴

## 主治

①经常刺激这个穴位，能够治疗多种大肠疾病，尤其对习惯性便秘、腹胀、腹泻、小腹冷痛、肠道寄生虫病等疾患，具有很好的治疗、调理和改善作用。②长期坚持按摩这个穴位，对于多汗、四肢痉挛、腹部肥胖等症状，也具有很好的调理、改善和保健作用。③经常艾灸这个穴位，还能够辅助治疗各种肠炎、细菌性痢疾、肠麻痹等。④配天枢穴、足三里穴，可治疗腹痛。

## 部位

属足太阴脾经的穴位，在人体的中腹部，距脐中 4 寸。

## 精确取穴

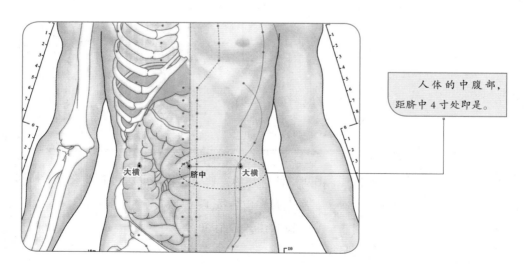

人体的中腹部，距脐中 4 寸处即是。

大横　脐中　大横

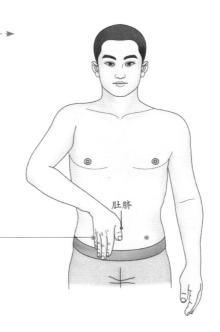

## 取穴技巧

正坐或仰卧，右手五指并拢，手指朝下，将拇指放于肚脐处，则小指边缘与肚脐所对的位置即是。再依此法找出左边穴位。

肚脐

## 自我按摩

以两手食指叠加在中指指背上，用指腹垂直下压 ( 此时吸气、收腹效果更佳 ) 揉按穴位，每天早晚各 1 次，每次揉按 1 ~ 3 分钟。

| 程度 | 中指折叠法 | 时间 / 分钟 |
|------|-----------|-----------|
| 适度 |  | 1 ~ 3 |

## ● 疏通方法

（1）按摩：以两手食指叠加在中指指背上，用指腹垂直下压 ( 此时吸气、收腹效果更佳 ) 揉按，每天早晚各 1 次，每次揉按 1 ~ 3 分钟。

（2）刮痧：用点按法轻刮 30 次。

（3）瑜伽：每天坚持练习桥式。

# 周荣穴——生发脾气之养生大穴

## 主治

①此处穴位具有止咳平喘、生发脾气的作用。②按揉此穴，对咳嗽、气逆、胸胁胀满具有明显的疗效。

## 部位

这处穴位在人体的胸外侧部，当第2肋间隙，距前正中线6寸。

**取穴技巧**

仰卧或正坐，将右手食指、中指、无名指三指伸直并拢，指尖朝左，将食指放在左锁骨下窝上、锁骨外端下，则无名指指腹所在之处即是。

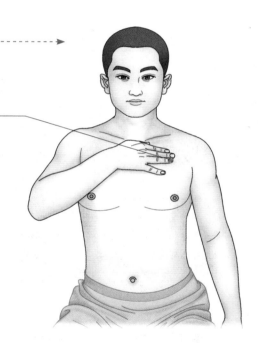

## 疏通方法

（1）按摩：双手食指、中指、无名指三指并拢，以指腹揉按穴位，每天早晚各1次，每次揉按1~3分钟。

（2）艾灸：艾条雀啄灸，每穴灸10~20分钟，隔日1次。

（3）气功：每天坚持练习八段锦。

# 大包穴——通络健脾之养生大穴

## 主治

①对全身疲乏、四肢无力等症，颇有疗效。②对于肺炎、气喘、胸膜炎、胸胁痛等，长期掐按此穴，都有很好的调理保健作用。

## 部位

属足太阴脾经的穴位，在腋窝下、腋中线直下 6 寸处，相当于自己的中指指尖到手腕横纹的长度。

**取穴技巧**

正坐或仰卧，右手五指并拢，指尖朝上，将中指指尖放于左腋窝下中线处，则手腕横线中点所对之处即是该穴。

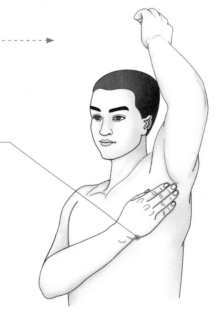

### 疏通方法

（1）按摩：双手互抱胸前，用中指指腹揉按穴位，每天早晚各 1 次，每次揉按 1~3 分钟。

（2）艾灸：艾条温和灸，每穴灸 10~20 分钟，每日 1 次。

（3）瑜伽：每天坚持练习侧三角扭转式。

25

# 手少阴心经 疏通心经，百病不生

人体经络使用手册全书

图 例

- - - 虚线为体内路线
—— 实线为体表路线
——▷ 彩色箭头为体表路线走向
——▶ 灰色箭头为体内路线走向

主掌脏腑 - - - ▶ 心

主治病症 - - - ▶ 心血管疾病、精神疾病、颈肩神经功能障碍

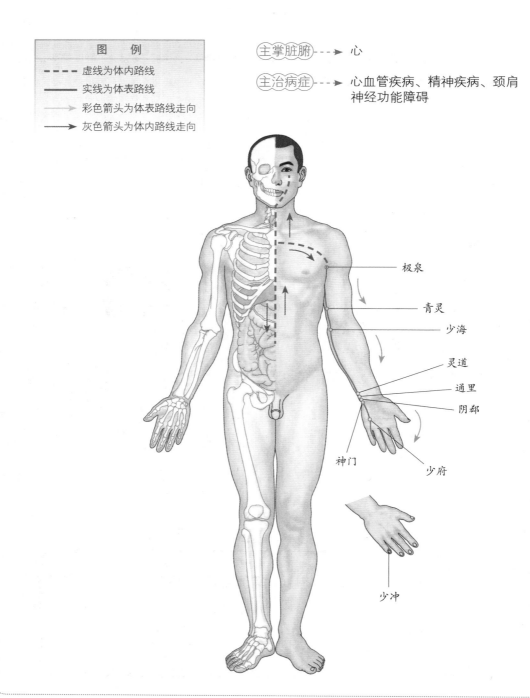

极泉

青灵

少海

灵道

通里

阴郄

神门

少府

少冲

# 手少阴心经

手少阴心经上共有 9 个穴位，首穴极泉、末穴少冲，1 个穴位在腋窝部，而其他 8 个穴位则位于上肢掌侧的尺侧缘。

## ● 经络循行路线

从心脏出发，分为 2 支。一是体内路线，经过咽喉、眼下。一是体表路线，起于腋窝中间的极泉穴，沿上臂内侧后缘，至肘中，沿前臂内侧后缘，到手臂内侧，走到手小指内侧的少冲穴。

## ● 联系脏腑

心、小肠、肺。

## ● 功效与主治

手少阴心经支脉从心系上夹于咽部，心经有热则咽干；阴液耗伤则渴而欲饮；心之经络出于腋下，故主治胁痛；心经循臂臑内侧入掌内后廉，心经有邪，经气不利，故手臂内侧疼痛、掌中热痛。心脉痹阻则心痛；心失所养，心神不宁，则心悸、失眠；心主神明，心神被扰，则神志失常。

手少阴心经主治心胸病、头痛、晕眩、精神病、失眠、忧郁等症。

## ● 疏通方法

手少阴心经以心脏为主，对人体健康至关重要，平时可通过练习气功调理身心，以达到疏通经脉、加速血液循环、提高人体自身免疫力的目的。还可以练习瑜伽中的拜月式、弓式、兔式来增加头部含氧量，可缓解头痛。

此外，还可以通过按摩、拍法、刮痧、气功、拔罐、艾灸等方法，刺激手少阴心经上的穴位来疏通经脉。

### ● 食疗打通经络

**莲子三仁汤**

材料：益智仁、莲子、酸枣仁、柏子仁各 15 克，冰糖适量。

做法：①将莲子泡半个小时；其余药材洗净待用。②以上材料一并放入砂锅，加水 500 毫升，以中火煮 1 小时，随后，加入冰糖调味即可。

26

# 极泉穴——通络强心之养生大穴

## 主治

①主治各种心脏病，如心肌炎、心绞痛、心悸、心痛等。②长期按压此穴，对臂肘冷痛、肩关节炎、肋间神经痛、渴而欲饮、黄疸、腋臭、上肢不遂、瘰疬等病症，有很好的调理保健效果。

## 部位

属手少阴心经上的穴位，在腋窝正中，两筋间、腋动脉搏动之处。

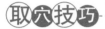 ·············→

正坐，手平伸，举掌向上，屈肘，掌心向着自己头部，以另一只手中指指腹按腋窝正中凹陷处即是。

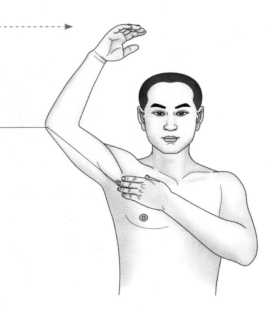

## ● 疏通方法

（1）按摩：以中指指腹按压穴位，每次早晚、左右各按压 1~3 分钟，先左后右。

（2）气功：每天坚持练习八段锦。

（3）瑜伽：每天坚持练习勇士变化式。

# 青灵穴——理气止痛之养生大穴

## 主治

①此穴位具有理气止痛、宽胸宁心的作用。②经常拍打、按揉此处穴位，能够有效治疗头痛恶寒、目黄、胁痛、肩臂疼痛、肩胛及前臂肌肉痉挛等疾患。③长期按压此穴，能够辅助治疗神经系统的疾病，如神经性头痛、肋间神经痛等。

## 部位

在人体手臂内侧，当极泉穴与少海穴的连线上，肘横纹上 3 寸处，肱二头肌的内侧沟中。

取穴技巧

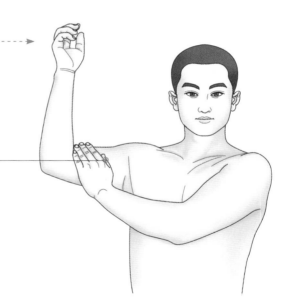

正坐，抬右臂与肩膀平行，肘弯曲，前臂向上；左手五指并拢，将小指放于手臂内侧肘横纹处，则拇指指腹所在之处即是该穴。

## ● 疏通方法

（1）按摩：除拇指之外的四指放于臂下，轻托手臂，以拇指指腹揉按穴位，每次早晚、左右各揉按 1~3 分钟。

（2）艾灸：艾条温和灸，每穴灸 10~20 分钟，每日 1 次。

（3）拍法：一手放松，用手掌拍打穴位 30 次。

26

# 少海穴——宁神通络之养生大穴

## 主治

①此处穴位具有宁神通络的作用，主要治疗神经衰弱、头痛、目眩、心痛、牙痛、肋间神经痛等。②长期按压此处穴位，对于前臂麻痹、肘关节痛、肘关节及周围软组织疾患、臂麻手颤、肘臂挛痛等症，具有良好的调理和保健作用。③现代临床中，常用此穴位来辅助治疗癔症、精神分裂症、尺神经麻痹、肋间神经痛等。

## 部位

位于人体肘横纹内侧端与肱骨内上髁连线的中点处。

## 取穴技巧

正坐、抬手，手肘略屈，手掌向上，用另一手轻握肘尖，四指在外，以拇指指腹所在的肘尖之内下方、肘横纹内侧端凹陷处即是。

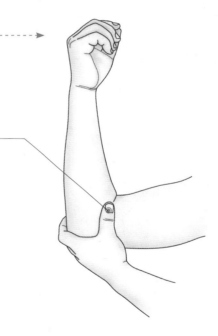

## ● 疏通方法

（1）按摩：以拇指指腹按压穴位，每天早晚各按1次，每次左右各按1~3分钟。

（2）拍法：用掌拍法拍打穴位40次。

（3）瑜伽：每天坚持练习拜月式。

# 神门穴——安神宁心之养生大穴

## 主治

①刺激此穴，有安神、宁心、镇静之功效，主治心烦、失眠、神经衰弱。②神门穴是精、气、神的进入处，实为治疗心脏疾病的重要穴位。③常用于治疗心悸、心绞痛、多梦、健忘等症。④扁桃体炎、腕关节运动障碍等病症，长期按压此穴，会有很好的调理保健效果。

## 部位

属手少阴心经上的穴位，仰掌，手腕横纹的尺侧端，在尺侧腕屈肌腱的桡侧凹陷中。

取穴技巧

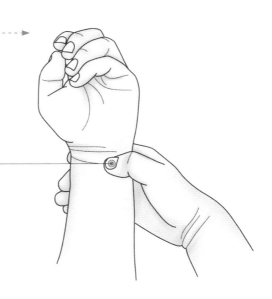

正坐，伸手、仰掌，屈肘向上约45°，在无名指与小指掌侧外下方，用另一只手四指握住手腕，弯曲拇指，指尖所到的豆骨下、尺骨端凹陷处即是。

### ● 疏通方法

（1）按摩：弯曲拇指，以指尖垂直掐按穴位，每日早晚、左右手各掐按3~5分钟，先左后右。

（2）拍法：用掌拍法拍打穴位30次。

（3）气功：每天坚持练习八段锦。

26

# 少府穴——宁神调心之养生大穴

## 主治

①此穴有宁神志、调心气的功效，可辅助治疗风湿性心脏病、心悸、心律不齐、心绞痛等病症。②本穴通及心肾，能疏两经抑郁之气，可以辅助治疗女性生殖系统疾病、遗尿、尿闭。③前臂神经麻痛、掌中热等病症，长期按压此穴，会有很好的调理保健效果。

## 部位

属手少阴心经上的穴位，在第 4、5 掌骨之间，屈指握拳时，当小指指端与无名指指端之间，与感情线相交处取之。

**取穴技巧** ---------------------->

正坐伸手、仰掌、屈肘向上约 45°，拇指以外的其余四指屈向掌中，则小指指尖下即是。

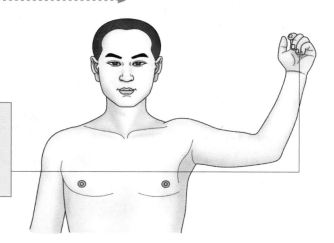

## 疏通方法

（1）按摩：以一手四指轻握另一手背，弯曲拇指，以指腹揉按穴位，每日早晚、左右各揉（或掐）按 3~5 分钟。

（2）艾灸：艾条雀啄灸，每穴灸 10~20 分钟，每日 1 次。

（3）瑜伽：每天坚持练习兔式。

# 少冲穴——醒神开窍之养生大穴

## 主治

①此穴是中风猝倒、心脏病发作的急救穴。②掐按此穴，主治热病昏迷、心悸、心痛等病症。③对肋间神经痛、喉头炎、胸胁痛、黄疸、上肢肌肉痉挛等病症，长期按压此穴，会有很好的调理与保健效果。

## 部位

属手少阴心经上的穴位，在小指桡侧，指甲角旁约 0.1 寸处。

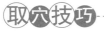

手平伸，掌心向下，用另一手轻握小指，弯曲拇指，指尖所在的小指指甲下缘、靠无名指侧的边缘处即是该穴。

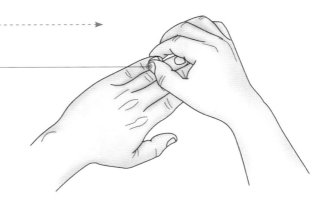

## ● 疏通方法

（1）按摩：弯曲拇指，用指甲垂直掐按穴位，每日早晚、左右各掐按 3~5 分钟，先左后右。

（2）艾灸：艾条雀啄灸，每穴灸 15~20 分钟，每日 1 次。

（3）气功：每天坚持练习八段锦。

26

# 手太阳小肠经 主导人体水分及营养的吸收

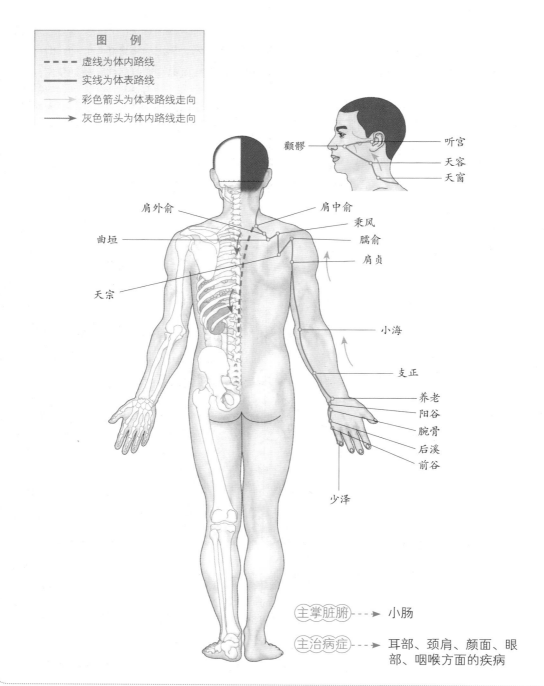

**图 例**

- - - - 虚线为体内路线
———— 实线为体表路线
⟶ 彩色箭头为体表路线走向
⟶ 灰色箭头为体内路线走向

颧髎

听宫
天容
天窗

肩外俞
肩中俞
秉风
臑俞
肩贞
曲垣
天宗

小海

支正

养老
阳谷
腕骨
后溪
前谷

少泽

主掌脏腑 ⟶ 小肠

主治病症 ⟶ 耳部、颈肩、颜面、眼部、咽喉方面的疾病

# 手太阳小肠经

手太阳小肠经上共有 19 个穴位，首穴少泽、末穴听宫，8 个穴位分布在上肢背面的尺侧，11 个穴位在肩、颈、面部。

## ● 经络循行路线

起于小指内侧端的少泽穴，沿手背、上肢外侧后缘，过肘部，到肩关节后面，绕肩胛部，到后脊柱骨最高点分成两支。体内路线经过心脏、胃到达小肠；体表路线向上走，沿颈部上行到面颊，进入耳中的听宫穴。另一分支从面颊部分出，进入内眼角，交于足太阳膀胱经。

## ● 联系脏腑

心、小肠。

## ● 功效与主治

手太阳小肠经联系心、小肠，可促进水分与养分的吸收，因此本经腧穴主治"液"方面所发生的病症。本经所主疾病主要表现为：咽喉痛、下颌肿而不能回顾、肩部牵引痛、上臂痛如折断。

手太阳小肠经主治耳聋、眼睛昏黄、面颊肿，颈部、下颌、肩胛、上臂、前臂的外侧后缘痛。

## ● 疏通方法

手太阳小肠经主要分布在手臂到小肠，可以用按摩的方法刺激相关穴位，来治疗相应的病症。也可以配合拔罐、艾灸、刮痧的方法疏通经脉。

平时可勤练气功八段锦来疏通双手上的手太阳小肠经。也可以练习一些锻炼手臂的瑜伽，如勇士变化式、侧三角扭转式、拜月式，其中侧三角扭转式可以增强内脏功能。

### ● 食疗打通经络

**核桃糯米粥**

材料：核桃 150 克，糯米 80 克，糖或盐适量。

做法：①核桃去皮去膜后放入榨汁机中，加适量清水，打碎成汁。②糯米淘洗干净，放入锅中，加水，小火熬成粥，粥熟后加入核桃汁、盐或糖稍煮片刻即可。

27

# 少泽穴——醒神止痛之养生大穴

## 主治

①用指甲掐按此穴可有效缓解咽喉痛。②中风初期、昏沉、不省人事，亦可用指甲掐按此穴，可促进气血运行，有醒神开窍之效。③头痛、目翳、咽喉肿痛、乳腺炎、乳汁分泌不足、气短、肋间神经痛、前臂神经痛、颈项神经痛、耳聋、外感汗不出等症，长期按掐此穴，有很好的调理保健功效。

## 部位

在小指尺侧（内侧），距指甲角 0.1 寸处取之。

**取穴技巧** - - - - - - - - - - - - - - - →

> 掌背向上、掌心向下，以另一手轻握小指，弯曲拇指，指尖所到达的小指指甲外侧下缘处即是该穴。

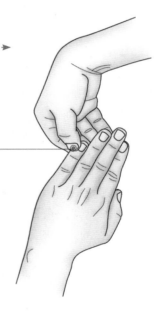

### ● 疏通方法

（1）按摩：以另一手轻握小指，弯曲拇指，以指尖垂直下压，轻轻掐按穴位，每次左右穴各掐按 1~3 分钟。

（2）艾灸：艾条雀啄灸，每穴灸 15~20 分钟，每日 1 次。

（3）瑜伽：每天坚持练习拜月式。

# 后溪穴——通络活血之养生大穴

## 主治

①能辅助治疗闪腰、腰痛、急性腰扭伤或慢性腰肌损伤等。②对头痛、颈项不得回顾、目赤、耳聋、咽喉肿痛、手指及臂肘痉挛也具有疗效。③对于精神分裂症、癔症、肋间神经痛、盗汗、落枕等，针灸此穴也有很好的效果。

## 部位

属小肠经的穴位，微握拳，第5掌指关节后外侧，在手掌感情线的横纹头，赤白肉际处取之。

取穴技巧

伸臂屈肘向头，上臂与前臂约呈45°，轻握拳，手掌感情线之尾端在小指外侧凸起如一火山口状处即是该穴。

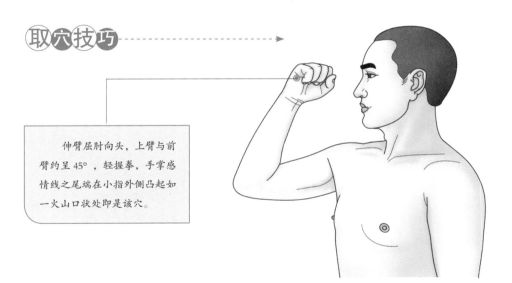

● 疏通方法

（1）按摩：轻握拳，以一手轻握另一手掌背，弯曲拇指，以指尖垂直向着掌心方向下压穴位，每次左右穴各掐按1~3分钟。

（2）拍法：用掌拍法拍打穴位30次。

（3）气功：每天坚持练习八段锦。

27

# 阳谷穴——安神活络之养生大穴

## 主治

①此穴具有明目安神、通经活络的作用。②经常按压此穴，对精神神经系统的疾病具有一定疗效，如精神病、癫痫、肋间神经痛、尺神经痛等。③经常按压此穴，还能够治疗一些五官科的疾病，如神经性耳聋、耳鸣、腮腺炎。④长期按压此处穴位，对头痛、目眩、热病、腕痛，都具有缓解作用。

## 部位

此处穴位在人体的手腕尺侧，当尺骨茎突与三角骨之间的凹陷处。

**取穴技巧** ----------→

屈肘，手心朝自己，另一手四指轻托手臂，拇指置于小指外侧、手腕附近的骨头凸出处的前方凹陷处，则拇指指腹所在的位置即是。

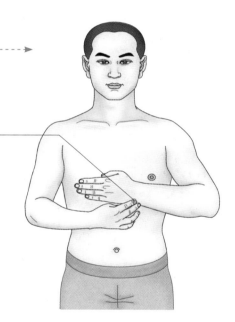

## ● 疏通方法

（1）按摩：屈肘侧腕，以拇指指腹按压穴位，并做圈状按摩，每次左右穴各按压 1~3 分钟。

（2）刮痧：平刮法或点按法，轻刮 30 次。

（3）瑜伽：每天坚持练习拜月式。

人体经络使用手册全书

# 养老穴——舒筋明目之养生大穴

## 主治

①此穴能延缓人体功能退化和衰老。②对目视不清，肩、背、肘、臂酸痛，呃逆、落枕、腰痛不可转侧等疾病，经常按压此穴，有很好的调理保健效果。③长期按压此穴，并有舒筋、通络、明目的功效。

## 部位

屈肘，手掌心向胸，尺骨茎突桡侧缘上方凹陷中。

**取穴技巧**

掌心向下，用另一手拇指按在尺骨茎突的最高点上；然后掌心转向胸部，手指指腹滑入的骨缝中即是该穴。

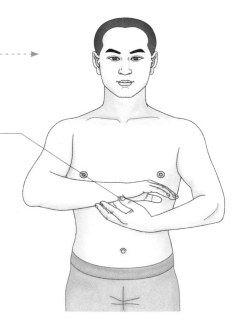

● 疏通方法

（1）按摩：举臂屈肘，手掌心朝向自己，以另一手食指腹垂直向下按揉穴位，每次左右各按揉 1~3 分钟。

（2）艾灸：艾条温和灸，每穴灸 10~20 分钟，隔日 1 次。

（3）瑜伽：每天坚持练习手碰脚式。

27

# 小海穴——润肠补气之养生大穴

## 主治

对于肘臂痛、肩、肘、臂诸处肌肉痉挛，及尺神经痛、眼睑充血、听觉减退、牙龈肿、下腹痛、四肢无力等病症，长期按压此穴，都有很好的调理保健效果。

## 部位

屈肘时，在尺骨鹰嘴突起之上端，即肘内侧、大骨外，距肘尖 0.5 寸处的凹陷中。

**取穴技巧** - - - - - - - - - - - - - - →

伸臂屈肘向头，上臂与前臂约呈 90°。另一手轻握肘尖，拇指指腹所在的两骨间凹陷处即是该穴。

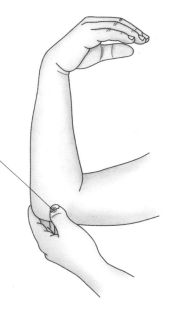

## ● 疏通方法

（1）按摩：以拇指指腹垂直下压揉按穴位，每次左右各揉按 1~3 分钟。

（2）拍法：用掌拍法拍打穴位 50 次。

（3）艾灸：艾条温和灸，每穴灸 10~20 分钟，隔日 1 次。

# 肩贞穴——活血止痛之养生大穴

## 主治

①按压此处穴位，具有醒脑聪耳、通经活络的作用。②坚持按压此处穴位，对肩胛疼痛、手臂不举、上肢麻木、耳鸣、耳聋、牙痛、瘰疬，以及肩关节周围炎等病症，都具有比较好的疗效。③配肩髃穴、肩髎穴，可以治疗肩关节周围炎；配肩髎穴、曲池穴、肩井穴、手三里穴、合谷穴，可以治疗上肢不遂。④长期按压此处穴位，对脑血管病后遗症、颈淋巴结结核、头痛等病症都具有良好的疗效。

## 部位

此处穴位在肩关节的后下方，手臂内收时，腋后纹头上1寸（指寸）处。

## 精确取穴

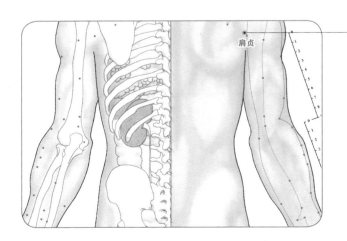

肩贞

人体的肩关节后下方，臂内收时，腋后纹头上1寸处即是。

27

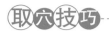取穴技巧 ------------------------->

双臂互抱，双手伸向腋后，中指指腹所在的腋后纹头上的穴位即是。

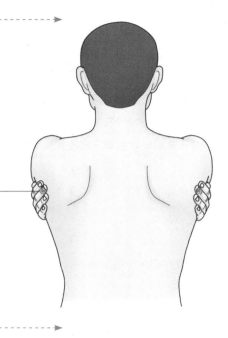

自我按摩 ------------------------->

以食指指腹叠于中指指背上，用中指腹按压穴位，每次左右各按压 1 ~ 3 分钟。

| 程度 | 中指折叠法 | 时间 / 分钟 |
|------|-----------|-------------|
| 适度 | | 1 ~ 3 |

● 疏通方法

（1）按摩：以食指指腹叠于中指指背上，用中指指腹按压穴位，每次左右各按压 1 ~ 3 分钟。

（2）拔罐：俯卧位，用闪火法将罐吸拔在穴位上，留罐 15 分钟。

（3）瑜伽：每天坚持练习勇士变化式。

# 天宗穴——活血理气之养生大穴

## 主治

①按压此处穴位，具有疏通肩部经络、活血理气的作用。②此处穴位，是治疗女性急性乳腺炎、乳腺增生的特效穴位。按摩此穴位，对于乳房疼痛、乳汁分泌不足、胸痛也有明显的疗效。③按压此穴位，能够治疗肩胛疼痛、肩背部损伤、上肢不能举等局部病症。④长期揉按此处穴位，对气喘、下颌肿等病症也具有改善作用。⑤现代临床中，常利用此处穴位来治疗肩胛疼痛、肩关节周围炎、慢性支气管炎等。

## 部位

在肩胛骨冈下窝的中央凹陷处，或肩胛冈中点下缘，下 1 寸处。

取穴技巧

以对侧手由颈下过肩，手伸向肩胛骨处，中指指腹所在的肩胛骨冈下窝的中央凹陷处即是该穴。

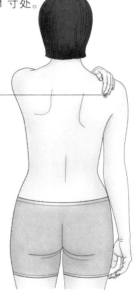

## ● 疏通方法

（1）按摩：以中指指腹按揉穴位，每次先左后右，各（或双侧同时）按揉 1~3 分钟。

（2）拔罐：俯卧位，用闪火法将火罐吸拔在穴位上，留罐 20 分钟。

（3）拍法：用拳拍法拍打穴位 20 次。

（4）瑜伽：每天坚持练习勇士变化式。

27

# 肩中俞穴——宣肺解表之养生大穴

## 主治

①长期按压此处穴位，具有宣肺解表的功能。②长期坚持艾灸此处穴位，能够有效治疗一些呼吸系统的疾病，如支气管炎、哮喘、咳嗽等。③坚持按摩此处穴位，对视力减退、目视不明、肩背疼痛等症状，具有明显的改善作用。

## 部位

在人体的背部，当第7颈椎棘突下，旁开2寸。

**取穴技巧**

双手手心向自己，沿后颈处伸向背部，小指紧贴着颈项，则中指指腹所在之处即是该穴。

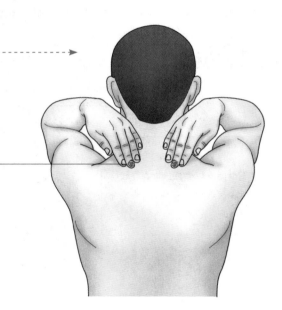

## 疏通方法

（1）按摩：以中指指腹按压穴位，每次左右各按压1~3分钟。

（2）刮痧：推刮法、平面按揉法，轻刮30次。

（3）瑜伽：每天坚持练习侧三角扭转式。

# 颧髎穴——明目通窍之养生大穴

## 主治

①现代中医临床中，这个穴位是用来治疗大多数眼睛疾病的特效穴，也是用来进行面部美容的特效穴。②此处穴位对于治疗上颌牙痛，具有非常明显的效果。③长期按压这处穴位，对于三叉神经痛、面神经麻痹，以及口眼歪斜、眼睑跳动等疾病，具有非常好的调理和保健功能。④配地仓穴、颊车穴，治疗口歪；配合谷穴，治疗牙痛。

## 部位

属于手太阳小肠经的穴位，位于人体面部，颧骨尖处的下缘凹陷处，大约与鼻翼下缘齐平，即当目外眦直下，颧骨下缘凹陷处。

## 精确取穴

面部,当目外眦直下,
颧骨下缘凹陷处即是。

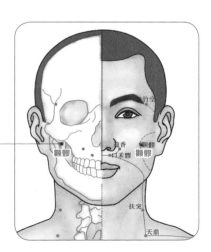

27

## 取穴技巧 ·····>

正坐，目视前方，口唇稍微张开（更易深入穴位），轻举双手，掌心朝向脸颊。拇指指腹放于脸颊两侧，由下向上推，至颧骨尖处的下缘凹陷处，约与鼻翼下缘齐平处即是该穴。

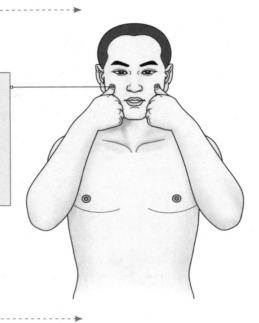

## 自我按摩 ·····>

以拇指指尖垂直按压穴位，由下往上轻轻揉按，每次左右各（或双侧同时）揉按 1 ～ 3 分钟。

| 程度 | 拇指揉法 | 时间 / 分钟 |
|---|---|---|
| 适度 |  | 1 ～ 3 |

## ● 疏通方法

（1）按摩：以拇指指尖垂直按压穴位，由下往上轻轻揉按，每次左右各（或双侧同时）揉按 1 ～ 3 分钟。

（2）拍法：用掌拍法拍打穴位 30 次。

（3）气功：每天坚持练习八段锦。

# 听宫穴——利窍聪耳之养生大穴

## 主治

①听宫穴主治耳朵以及听觉有关之疾病，例如耳鸣、耳聋、中耳炎、外耳道炎。《针灸铜人》中也有记载，此穴"治耳聋如物填塞、无所闻等"。②对于面瘫、牙痛、心腹痛等病症，长期按压此穴，有很好的保健调理功效。

## 部位

属手太阳小肠经之穴位，在耳屏前，下颌骨髁状突的后方，张口得之。

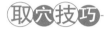

正坐，目视前方，口微张开。举双手，指尖朝上，掌心向前。将拇指指尖置于耳屏前正中凹陷处，则拇指指腹所在之处即是该穴。

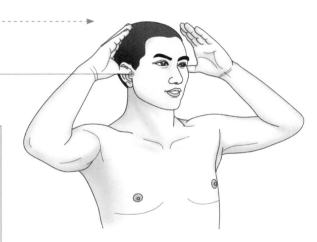

## ● 疏通方法

（1）按摩：以拇指指腹轻轻按揉，每次左右各（或双侧同时）按揉1~3分钟。

（2）刮痧：用点按法刮穴位30次。

（3）气功：每天坚持练习八段锦。

27

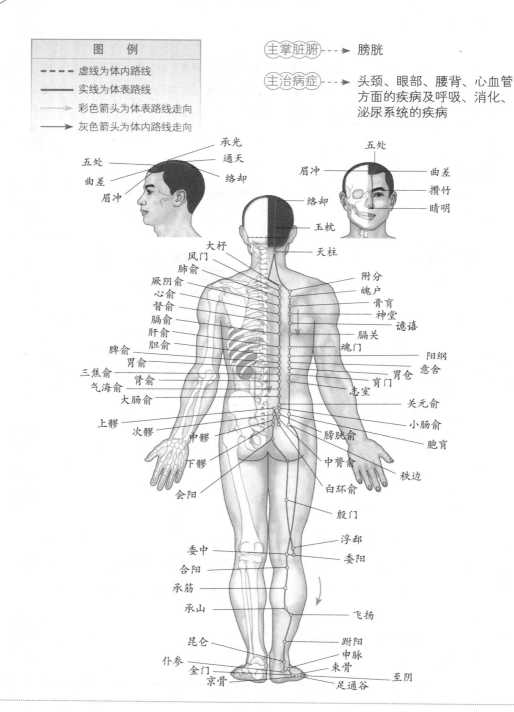

图 例
- - - 虚线为体内路线
—— 实线为体表路线
→ 彩色箭头为体表路线走向
→ 灰色箭头为体内路线走向

主掌脏腑 ---→ 膀胱

主治病症 ---→ 头颈、眼部、腰背、心血管
方面的疾病及呼吸、消化、
泌尿系统的疾病

承光
五处    通天
曲差    络却
眉冲

五处
眉冲    曲差
络却    攒竹
玉枕    睛明
天柱

大杼
风门
肺俞
厥阴俞
心俞    附分
督俞    魄户
膈俞    膏肓
肝俞    神堂
胆俞    譩譆
脾俞    膈关
胃俞    魂门
三焦俞   阳纲
气海俞   意舍
肾俞    胃仓
大肠俞   肓门
上髎    志室
次髎    关元俞
中髎    小肠俞
下髎    胞肓
会阳    膀胱俞
      中膂俞
      白环俞
      秩边
      殷门
      浮郄
委中    委阳
合阳
承筋
承山    飞扬
昆仑    跗阳
仆参    申脉
金门    束骨
京骨    足通谷  至阴

# 足太阳膀胱经

足太阳膀胱经上共有 67 个穴位，首穴晴明、末穴至阴。49 个穴位分布在头面部、项背部和腰背部，18 个穴位分布在下肢外侧的后缘和足的外侧部。

## ● 经络循行路线

循行部位起于眼睛内侧的晴明穴，向上经过头部，到达头顶部的百会穴。从颈后椎分为两支，一分支从项部向下，经后背、腰部，再经大腿后侧下行，出走于足外踝后，沿足背外侧缘至小趾外侧端（至阴穴），交于足少阴肾经。另一支进入体内，经肾脏到达膀胱。

## ● 联系脏腑

属膀胱，络肾，与心、脑有联系。

## ● 功效与主治

足太阳膀胱经是十二经脉中最长的经络，其病变表现为：头重痛、眼睛如脱、后项牵引感、背痛、腰如折断、大腿不能弯曲、腘窝如凝结、腓肠肌如裂开；还可发生外踝部的气血逆阻现象，如厥冷、麻木、酸痛等症。

足太阳膀胱经主治泌尿、生殖、精神神经、呼吸、循环、消化系统的病症及本经所过部位的病症。如癫痫、头痛、目疾、鼻疾、遗尿、小便不利及下肢后侧部位的疼痛等症。

## ● 疏通方法

足太阳膀胱经是一条很长的经络，经穴又大多在体表，因此当人体受到外邪入侵时，经络穴位就很容易产生反应。平时可练气功八段锦来增强抵抗力，还可以练习瑜伽中的大树式、手碰脚式、侧三角扭转式等。能锻炼到大腿内侧后缘以及手部、背部的肌肉，有助于疏通膀胱经。背痛时还可以练习瑜伽中的头膝式、猫式来刺激背部膀胱经各穴。

此外还可以配合按摩、拍法、艾灸、拔罐、刮痧等方法，刺激足太阳膀胱经上的穴位，以达到疏通经络的作用。

## ● 食疗打通经络

### 桃仁墨鱼汤

材料：墨鱼 1 只，桃仁 10 克，葱、生姜、盐各适量。

做法：①墨鱼洗净切成段或墨鱼花；桃仁洗净；葱、生姜洗净切碎。②桃仁放入锅中，加适量水煮 20 分钟。③放入墨鱼、葱、生姜，待墨鱼煮熟，加盐调味即可。

28

# 睛明穴——明目通窍之养生大穴

## 主治

此穴是主治眼病的要穴，对结膜炎、眼睛充血红肿、目翳、假性近视、轻度近视、散光、老花眼、夜盲症、早期轻度白内障及迎风流泪等病症，都有很好的调理保健效果。

## 部位

属足太阳膀胱经的穴位，在目内眦角稍内上方凹陷处，鼻梁旁凹陷处。

**取穴技巧**

正坐，轻闭双眼，双手八指尖朝上，将拇指置于鼻梁旁与内眼角的中点，则拇指指尖所在之处即是。

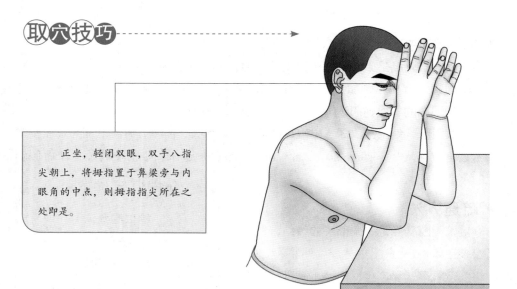

## ● 疏通方法

（1）按摩：用拇指指尖轻掐穴位，在眼眶骨上轻轻前后刮揉，每次左右各（或双侧同时）刮揉 1~3 分钟。

（2）气功：每天坚持练习八段锦。

（3）瑜伽：每天坚持练习兔式。

# 眉冲穴——宁神通窍之养生大穴

## 主治

①按摩眉冲穴，具有宁神通窍、通络止痛的作用。②经常按摩眉冲穴，能够辅助治疗头痛、眩晕、鼻塞、癫痫等疾病，使症状得到改善。

## 部位

该穴位在人体的头部，攒竹穴直上入前发际 0.5 寸处，神庭穴与曲差穴连线之间。

**取穴技巧**

双手中指伸直，其他手指弯曲，将中指指腹放于眉毛内侧边缘处，沿直线向上推，指腹入前发际，则指尖所在之处即是该穴。

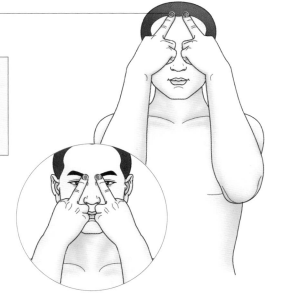

**疏通方法**

（1）按摩：以中指指腹揉按穴位，每次左右各 1~3 分钟。

（2）刮痧：用厉刮法刮穴位 30 次。

（3）瑜伽：每天坚持练习手碰脚式。

28

# 曲差穴——清热降浊之养生大穴

## 主治

①按摩曲差穴，能够清热降浊、通窍明目。②经常按摩这处穴位，对头痛、鼻塞、鼻衄、目视不明等疾患，具有良好的调理、改善、治疗作用。③配合谷穴，治疗头痛、鼻塞。

## 部位

这处穴位在人体头部，当前发际正中直上 0.5 寸，旁开 1.5 寸，即神庭穴与头维穴连线的内 1/3 与中 1/3 的交点处。

## 精确取穴

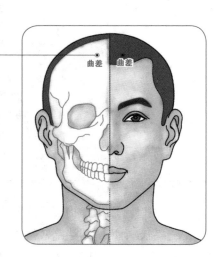

人体头部，前发际正中直上 0.5 寸，旁开 1.5 寸，即神庭穴与头维穴连线的内 1/3 与中 1/3 交点处即是。

曲差  曲差

## 取穴技巧

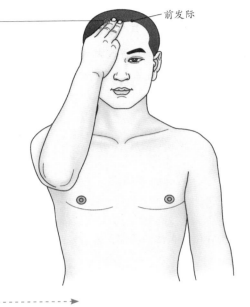

前发际

一手掌心向颜面，中间三指并拢，其他两指弯曲，无名指指腹入前发际，放于前发际正中处，则食指指尖所在的位置即是该穴。

## 自我按摩

以食指和中指指腹按压穴位，每次左右各 1 ~ 3 分钟。

| 程度 | 双指按法 | 时间 / 分钟 |
|---|---|---|
| 适度 | | 1 ~ 3 |

### ● 疏通方法

（1）按摩：以食指和中指指腹按压穴位，每次左右各 1 ～ 3 分钟。

（2）刮痧：用厉刮法或点按法，刮穴位 30 次。

（3）瑜伽：每天坚持练习手碰脚式。

（4）气功：每天坚持练习八段锦。

**28**

# 五处穴——清利头目之养生大穴

## 主治

①按摩此处穴位，具有宁神止痛、活血通络的作用。②经常按摩这个穴位，能够辅助治疗头痛、目眩、癫痫等疾病。③如果遇到小儿惊风时，按摩这个穴位，能迅速缓解小儿惊风的症状。④配合谷穴、太冲穴，治疗头痛、目眩；配率谷穴、行间穴，有清利头目、平肝息风的作用。

## 部位

这个穴位在人体的头部，当前发际正中直上 1 寸，旁开 1.5 寸处。

精确取穴

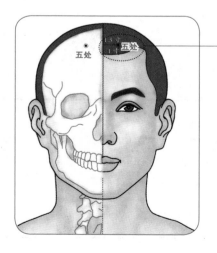

人体的头部，当前发际正中直上 1 寸，旁开 1.5 寸处即是。

## 取穴技巧

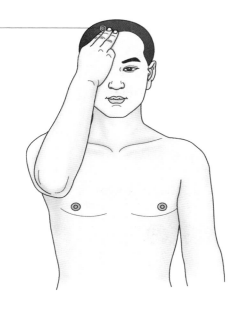

一手中间三指并拢，其他两指弯曲，掌心向颜面，无名指第1指间关节全入前发际，放于前发际正中处，则食指指尖所在的位置即是穴位。依此法找出另一穴。

## 自我按摩

以食指和中指指腹按压穴位，每次左右各1～3分钟。

| 程度 | 双指按法 | 时间／分钟 |
|---|---|---|
| 适度 |  | 1～3 |

## ● 疏通方法

（1）按摩：以食指和中指指腹按压穴位，每次左右各 1～3 分钟。

（2）拍法：用掌拍法拍打穴位 20 次。

（3）气功：每天坚持练习八段锦。

（4）瑜伽：每天坚持练习兔式。

第三章 人体的十四条重要经络

28

# 承光穴——清热通窍之养生大穴

## 主治

①按摩这个穴位，具有清热明目、祛风通窍的作用。②按压这个穴位，对头痛、目眩、鼻塞、热病具有特殊的疗效，能够使疾患的症状得到改善。③长期坚持按压这个穴位，还能够对面神经麻痹、角膜白斑、鼻息肉、鼻炎等疾病，起到明显的治疗和调理作用。

## 部位

这个穴位在人体头部，当前发际正中直上 2.5 寸，旁开 1.5 寸处。

**取穴技巧**

左手四指并拢，拇指跷起，将小指横放于前发际正中处，找出食指指腹所在位置，以此为基点；再把左手中指与食指并拢，中指指腹竖放于基点处，则食指指尖所在之处即是该穴。依此法找出另一穴位。

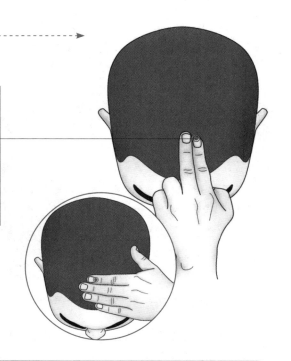

## 疏通方法

（1）按摩：以食指指腹按压穴位，每次左右各 1~3 分钟。

（2）拍法：用掌拍法拍打穴位 20 次。

（3）气功：每天坚持练习八段锦。

# 通天穴——通窍止痛之养生大穴

## 主治

①按摩这个穴位，具有清热除湿、通窍止痛的作用。②长期坚持按摩这个穴位，对头痛、眩晕、鼻塞、鼻衄、鼻渊具有明显的治疗作用。③在临床实验中，针对一些癫痫大发作的患者，针刺其通天穴，可使患者的脑电图趋于平稳，使症状得以缓解。

## 部位

这个穴位在人体的头部，当前发际正中直上 4 寸，旁开 1.5 寸处。

**取穴技巧**

左手五指并拢，将小指横放于前发际正中处，找出拇指指尖所在位置，以此为基点；再把左手中指与食指并拢，中指指腹竖放于基点处，则食指指尖所在之处即是该穴。依此法找出另一穴位。

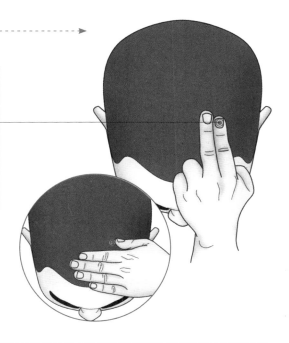

### 疏通方法

（1）按摩：两拇指指腹由下往上按压穴位，每次按压 1~3 分钟。

（2）刮痧：用垂直按揉法或点按法，刮穴位 30 次。

（3）瑜伽：每天坚持练习头膝式。

28

# 攒竹穴——宁神解疲之养生大穴

## 主治

①此穴对结膜炎、泪液过多、眼球震颤、眼睛疼痛等症状都有明显的疗效。②按摩此穴，能够缓解视力不清、眼睛红肿等症状。③长期按摩此处穴位，对外感风热、痰湿内蕴引起的头晕头痛、眉棱骨痛等具有明显的调理和改善作用。

## 部位

属足太阳膀胱经的穴位，在眉毛内侧端，眼眶骨上凹陷处。

## 精确取穴

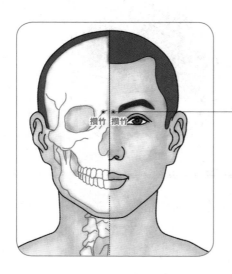

攒竹　攒竹

面部，当眉头凹陷中，目内眦直上即是。

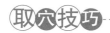

取穴技巧 - - - - - - - - - - - - →

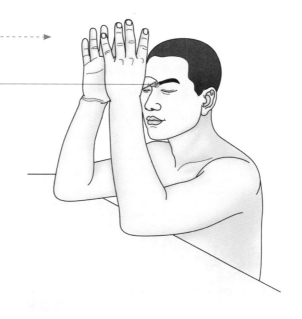

正坐，轻闭双眼，两手肘撑在桌面，双手指尖向上，将两拇指指腹由下往上置于眉棱骨内侧凹陷处，则拇指指腹所在的位置即是该穴。

自我按摩 - - - - - - - - - - - - →

两手拇指指腹由下往上按压穴位，每次双侧同时按压 1 ~ 3 分钟。

| 程度 | 拇指按法 | 时间 / 分钟 |
|------|----------|-------------|
| 适度 |  | 1 ~ 3 |

● 疏通方法

（1）按摩：两手拇指指腹由下往上按压穴位，每次双侧同时按压1 ~ 3分钟。

（2）气功：每天坚持练习八段锦。

（3）瑜伽：每天坚持练习兔式。

# 天柱穴——通络明目之养生大穴

## 主治

①主治后头痛、颈项僵硬、肩背疼痛、鼻塞、嗅觉减退等病症。②对于视力减退、视神经萎缩、眼底出血等症状，坚持刺激此穴，也有很好的调理保健作用。③常按压此穴位，还可清利头目，增强记忆力，并且能调整内脏功能。

## 部位

位于后发际正中直上 0.5 寸，旁开 1.3 寸，在斜方肌外侧凹陷中。

**取穴技巧**

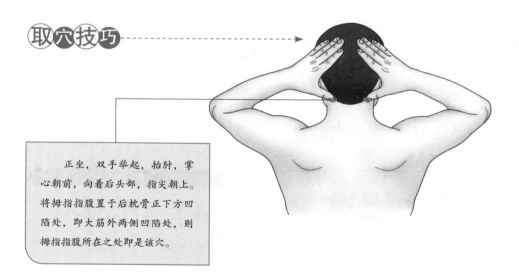

正坐，双手举起，抬肘，掌心朝前，向着后头部，指尖朝上。将拇指指腹置于后枕骨正下方凹陷处，即大筋外两侧凹陷处，则拇指指腹所在之处即是该穴。

## 疏通方法

（1）按摩：以双拇指指腹由下往上轻轻揉按穴位，每次双侧同时揉按 1~3 分钟。

（2）拍法：用掌拍法拍打穴位 30 次。

（3）瑜伽：每天坚持练习猫式。

# 大杼穴——清热止痛之养生大穴

## 主治

①按摩这处穴位，具有清热除燥、通络止咳的作用。②长期按压这个穴位，能够有效治疗咳嗽、发热、肩背痛等疾病。③配肩中俞穴、肩外俞穴，治疗肩背痛。

## 部位

此穴位在人体背部，当第 1 胸椎棘突下，旁开 1.5 寸。

## 精确取穴

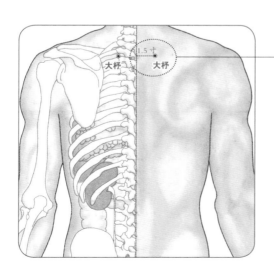

人体的背部，当第 1 胸椎棘突下，旁开 1.5 寸处即是。

28

## 取穴技巧 - - - - - - - - - ▶

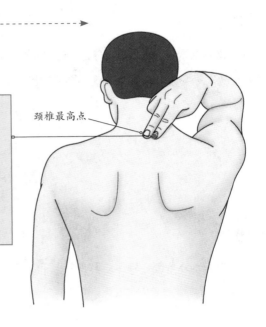

颈椎最高点

正坐、头微向前俯，双手举起，掌心向后，并拢食指、中指两指，其他手指弯曲，越过肩伸向背部。将中指指腹置于第1胸椎的棘突下方，即颈椎最高点下，则食指指尖所在的位置即是该穴。

## 自我按摩 - - - - - - - - - ▶

举手抬肘，用食指指腹叠于中指指背上，用中指指腹按压穴位，每次左右各（或双侧同时）按压1～3分钟。

| 程度 | 中指折叠法 | 时间／分钟 |
|---|---|---|
| 适度 |  | 1～3 |

## ● 疏通方法

（1）按摩：举手抬肘，用食指指腹叠于中指指背上，用中指指腹按压穴位，每次左右各（或双侧同时）按压1～3分钟。

（2）拍法：用掌拍法拍打穴位30次。

（3）瑜伽：每天坚持练习侧三角扭转式。

# 风门穴——宣通肺气之养生大穴

## 主治

①此穴是主治风寒感冒、发热、恶寒、咳嗽、支气管炎等疾病的要穴。②经常刺激此穴，能预防感冒，并且对于头颈痛、胸背痛、荨麻疹、呕逆上气等病症，都有很好的调理保健作用。③艾灸本穴半小时，可止剧烈的哮喘。④背部长满青春痘或痈疮者，长期按压本穴有很好的调理保健效果。

## 部位

在第2胸椎棘突下，旁开1.5寸处，属足太阳膀胱经的穴位。

### 取穴技巧

正坐，头微向前俯，双手举起，掌心向后，并拢食指、中指两指，其他手指弯曲，越过肩伸向背部。将中指指腹置于大椎穴下第2个凹陷（第2胸椎与第3胸椎间）的中心，则食指指尖所在之处即是该穴。

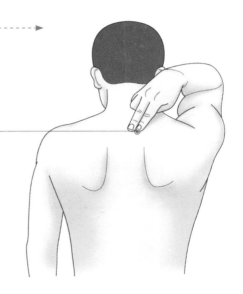

### 疏通方法

（1）按摩：举手抬肘，用中指指腹揉按穴位，每次左右各（或双侧同时）揉按1~3分钟。

（2）拔罐：俯卧位，用闪火法将火罐吸拔在穴位上，留罐10分钟。

（3）刮痧：推刮法，轻刮20次。

# 会阳穴——温阳益气之养生大穴

## 主治

①按摩这个穴位，具有发散水湿、温阳益气的作用。②经常按压这个穴位，对泄泻、便血、痔疮、阳痿、带下等病症，都具有很好的辅助疗效。③配承山穴，治疗痔疮；配曲池穴、血海穴，有祛风、除湿、止痒的作用，能够治疗阴部瘙痒等症状；配百会穴、长强穴，有升阳固脱的作用，能够治疗脱肛、痔疮等症状。

## 部位

这个穴位在人体的骶部，尾骨端旁开 0.5 寸处。

**取穴技巧** - - - - - - - - - - - - - - - >

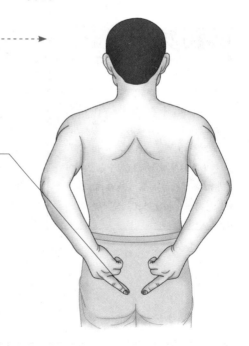

正坐，双手向后，手心朝向背部，中指伸直，其他手指弯曲。将中指指腹置于尾骨端两旁，则中指指腹所在位置即是该穴。

## ● 疏通方法

（1）按摩：用中指指腹揉按穴位，每次左右各揉按 1~3 分钟。

（2）艾灸：艾条温和灸，每穴灸 15~20 分钟，隔日 1 次。

（3）瑜伽：每天坚持练习大树式。

# 承扶穴——通便消痔之养生大穴

## 主治

①按压承扶穴，具有通便消痔、舒筋活络的作用。②经常按摩这个穴位，能够美化臀部曲线，对臀部具有减肥作用。③长期坚持按摩这个穴位，对腰腿痛、坐骨神经痛、下肢瘫痪、痔疮、尿闭、便秘、生殖器官疼痛等病症，都具有很好的调理和保健作用。

## 部位

这个穴位在人体的大腿后面，臀横纹的中点。

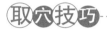

正坐，将两手掌心朝上，五指置放在臀部与大腿交接处，则中指指腹所在之处即是该穴。

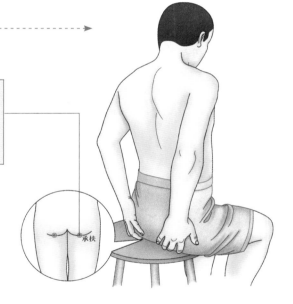

承扶

## 疏通方法

（1）按摩：用食指、中指、无名指三指指腹向上按摩穴位，每次左右各（或双侧同时）按摩 1~3 分钟。

（2）艾灸：艾条温和灸，每穴灸 15~20 分钟，每日 1 次。

（3）瑜伽：每天坚持练习勇士变化式。

28

# 殷门穴——强健腰膝之养生大穴

## 主治

①按摩、敲打这个穴位，可以舒筋通络、强健腰膝。②经常按摩、敲打这个穴位，可以辅助治疗精神神经系统的疾病，如坐骨神经痛、下肢麻痹、小儿麻痹后遗症。③长期按压这个穴位，对腰背痛、股部炎症等，也具有明显的调理和改善作用。④配大肠俞穴，治疗腰痛；配肾俞穴、委中穴，有健腰补肾、舒筋活络的作用，能够治疗腰背疼痛；配风市穴、足三里穴，有利腰腿、祛风湿的作用，能够治疗下肢痿痹。

## 部位

这处穴位在人体的大腿后面，当承扶穴与委中穴的连线上，在承扶穴下6寸处。

## 精确取穴

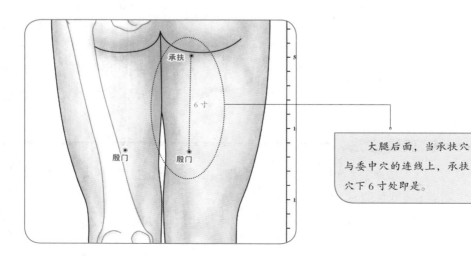

承扶

6寸

殷门

殷门

大腿后面，当承扶穴与委中穴的连线上，承扶穴下6寸处即是。

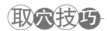 取穴技巧 ------------→

正坐，双手食指与中指并拢，其他手指弯曲，放于大腿后正中、臀部与腘窝的中间位置偏上处，则中指指腹所在位置即是。

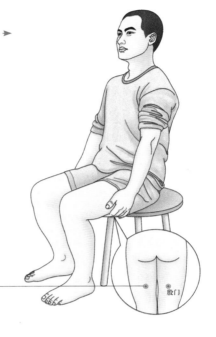

殷门

自我按摩 ------------→

中指、食指并拢，用指腹揉按该穴，每次左右各揉按 1 ～ 3 分钟。

| 程度 | 双指揉法 | 时间 / 分钟 |
|------|----------|-------------|
| 适度 |          | 1 ～ 3       |

● 疏通方法

（1）按摩：并拢中指、食指，用指腹揉按该穴，每次左右各揉按 1 ～ 3 分钟。

（2）艾灸：艾条温和灸，每穴灸 15~20 分钟，每日 1 次。

（3）瑜伽：每天坚持练习侧三角扭转式。

# 委中穴——解痉止痛之养生大穴

## 主治

①按摩这个穴位，具有通络止痛、强健腰膝的作用。②长期按摩此穴位，对腰背、腿部的各种疾病，如腰腿无力、腰痛、背痛、腰痛不能转侧等，都有良好的疗效。③坚持按摩这个穴位，能够有效治疗热病汗不出、小便难，以及急性胃肠炎、坐骨神经痛、小腿疲劳、膝关节疼痛、腓肠肌痉挛等病症。④配大肠俞穴，治疗腰痛；配长强穴、次髎穴、上巨虚穴、承山穴，治疗便血。

## 部位

属足太阳膀胱经的穴位，在膝盖腘横纹的中央。

## 精确取穴

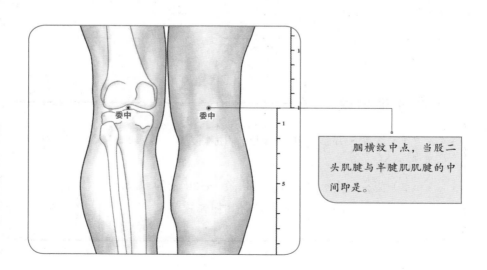

腘横纹中点，当股二头肌腱与半腱肌肌腱的中间即是。

**取穴技巧** - - - - - - - - - - →

端坐垂足，双手轻握大腿两侧，拇指在上，其余四指在下，食指放于膝盖腘窝中，则食指指腹所在的位置即是该穴。

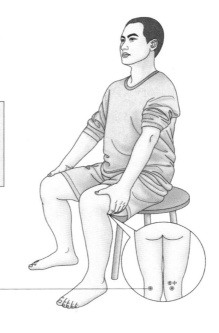

**自我按摩** - - - - - - - - - - →

食指和中指并拢，指腹用力向腘窝内按压，每次左右穴各（或双侧同时）按压 1 ~ 3 分钟。

| 程度 | 双指按法 | 时间 / 分钟 |
|------|----------|-------------|
| 适度 | | 1 ~ 3 |

● **疏通方法**

（1）按摩：食指和中指并拢，双指指腹同时用力向内按压，每次左右各（或双侧同时）按压 1 ~ 3 分钟。

（2）拍法：用掌拍法拍打穴位 30 次。

（3）瑜伽：每天坚持练习弓式。

28

# 承筋穴——舒筋解痉之养生大穴

## 主治

①按摩这个穴位，具有舒筋活络、强健腰膝、清泄肠热的作用。②长期按摩这个穴位，对小腿痛、腓肠肌痉挛、腰背疼痛、急性腰扭伤、痔疮、脱肛、便秘，都具有良好的疗效。③长期按摩这个穴位，对腿痛转筋、腰背拘急有一定疗效；在现代临床中，常用此穴来治疗下肢麻痹、坐骨神经疼痛等疾病。④配委中穴，治疗下肢痉挛；配阳陵泉穴、足三里穴，有健脾舒筋、活血通络的作用，能够治疗下肢麻痹。

## 部位

位于人体的小腿后面，当委中穴与承山穴的连线上，腓肠肌的肌腹中央，委中穴下 5 寸处。

## 精确取穴

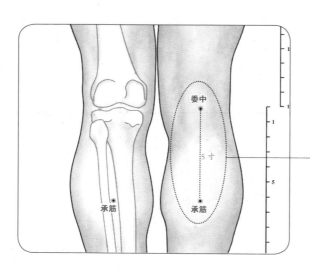

人体的小腿后面，当委中穴与承山穴的连线上，腓肠肌肌腹中央，委中穴下 5 寸处即是。

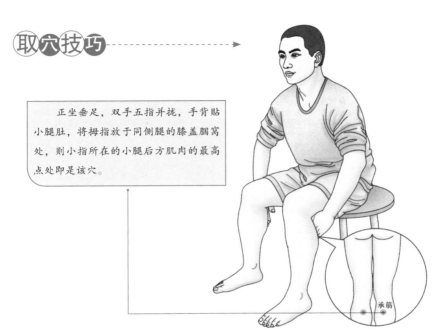

## 取穴技巧

正坐垂足，双手五指并拢，手背贴小腿肚，将拇指放于同侧腿的膝盖腘窝处，则小指所在的小腿后方肌肉的最高点处即是该穴。

承筋

## 自我按摩

用手轻握小腿侧部，拇指在小腿后，四指在小腿侧，以拇指指腹揉按穴位，每次左右各揉按 1 ～ 3 分钟。

| 程度 | 拇指揉法 | 时间 / 分钟 |
|---|---|---|
| 适度 |  | 1 ～ 3 |

## ● 疏通方法

（1）按摩：用手轻握小腿外侧部，拇指在小腿后，四指在小腿前侧，以拇指指腹揉按穴位，每次左右各揉按 1 ～ 3 分钟。

（2）刮痧：用推刮法轻刮 20 次。

（3）瑜伽：每天坚持练习弓式。

28

# 承山穴——舒筋活血之养生大穴

①经常按摩承山穴，具有舒筋活血的作用。②经常刺激这个穴位，对腰腿疼痛、坐骨神经痛、腓肠肌痉挛、腰背疼痛、足跟疼痛、膝盖劳累，具有非常明显的疗效。③长期按摩这个穴位，还能够改善并治疗四肢麻痹、脚气、痔疮、便秘、脱肛等疾病。④配大肠俞穴，治疗痔疮；配环跳穴、阳陵泉穴，治疗下肢麻痹。

## 部位

属足太阳膀胱经之穴位，在人体的小腿后面正中，委中穴与昆仑穴之间，当伸直小腿或上提足跟时，腓肠肌肌腹下出现的尖角凹陷处就是这个穴位。

## 精确取穴

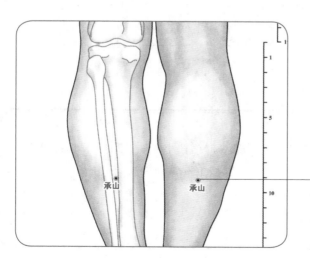

小腿后面正中，委中穴与昆仑穴之间，当伸直小腿和上提足跟时腓肠肌肌腹下出现的凹陷处即是。

## 取穴技巧

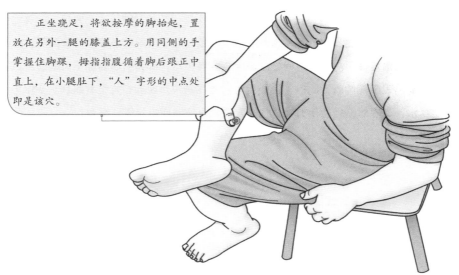

正坐跷足，将欲按摩的脚抬起，置放在另外一腿的膝盖上方。用同侧的手掌握住脚踝，拇指指腹循着脚后跟正中直上，在小腿肚下，"人"字形的中点处即是该穴。

## 自我按摩

四指轻握小腿，用拇指指腹揉按穴位，每次左右各（或双侧同时）揉按 1 ~ 3 分钟。

| 程度 | 拇指揉法 | 时间 / 分钟 |
|---|---|---|
| 适度 | | 1 ~ 3 |

## ● 疏通方法

（1）按摩：四指轻握小腿，用拇指指腹揉按穴位，每次左右各（或双侧同时）揉按 1 ~ 3 分钟。

（2）拍法：用掌拍法拍打穴位 30 次。

（3）气功：每天坚持练习八段锦。

# 飞扬穴——舒筋除疲之养生大穴

## 主治

①按摩此穴位，具有清热安神、舒筋活络的作用。②长期按压这个穴位，能够治疗头痛、目眩、腰腿疼痛、痔疮等疾患。③这个穴位，对于风湿性关节炎、癫痫等，也具有很好的辅助治疗作用。④长时间站立、坐立或者步行，都会引起腿部肌肉的疲劳，甚至还有可能出现腿部肿胀，此时，轻轻用力刺激飞扬穴，能够有效缓解症状。⑤体内上火、流鼻水、鼻塞时，轻微用力敲打这个穴位，也能够使症状得到缓解。

## 部位

在小腿后面，外踝后、昆仑穴直上 7 寸，承山穴外下方 1 寸处。

## 精确取穴

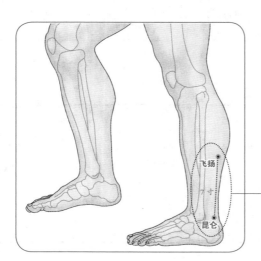

小腿后面，外踝后、昆仑穴直上 7 寸。

取穴技巧 - - - - - - - - - - - - - - - ▶

正坐垂足，稍稍将膝盖向内倾斜，一手食指、中指两指并拢，其他手指弯曲。以食指、中指两指指腹顺着跟腱外侧的骨头向上摸，小腿肌肉的外缘即是该穴。

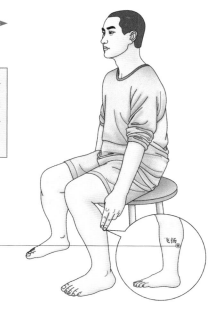

飞扬

自我按摩 - - - - - - - - - - - - - - - ▶

以食指、中指两指指腹揉按穴位，每次左右各揉按 1 ~ 3 分钟。

| 程度 | 双指揉法 | 时间 / 分钟 |
|---|---|---|
| 适度 | | 1 ~ 3 |

● 疏通方法

（1）按摩：以食指、中指两指指腹揉按穴位，每次左右各揉按 1 ~ 3 分钟。

（2）艾灸：艾条温和灸，每穴灸 15~20 分钟，每日 1 次。

（3）瑜伽：每天坚持练习大树式。

# 昆仑穴——散热止痛之养生大穴

## 主治

对于头痛、项强、目眩、肩痛、腰背痛、坐骨神经痛、关节炎、踝关节及周围软组织疾病、难产、胞衣不下、脚气、小儿抽搐等病症，都有很好的调理保健作用。

## 部位

属足太阳膀胱经之穴位，于足外踝尖与跟腱之间的凹陷处。

**取穴技巧**

正坐垂足，将要按摩之脚稍向斜后方移至身体侧边，脚跟抬起。同侧手四指在下，掌心朝上扶住脚跟底部。拇指弯曲，指腹置于外踝尖后的凹陷处，则拇指指腹所在位置即是。

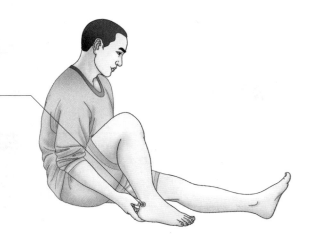

## 疏通方法

（1）按摩：拇指弯曲，用指间关节由上向下轻轻刮按穴位，每次左右各（或双侧同时）刮按 1~3 分钟。

（2）拍法：用掌拍法拍打穴位 30 次。

（3）气功：每天坚持练习八段锦。

# 申脉穴——宁神止眩之养生大穴

## 主治

①按摩这个穴位，具有活血通络、宁神止痛的作用。②长期按摩这个穴位，对头痛、眩晕、癫痫、腰腿酸痛、目赤肿痛、失眠等症状，都具有良好的辅助治疗、调理与保健作用。③在中医临床中，常用此穴位来治疗踝关节扭伤、内耳眩晕、精神分裂症等疾病。④配肾俞穴、肝俞穴、百会穴，治疗眩晕；配后溪穴、前谷穴，治疗癫痫；配金门穴、足三里穴，治疗头痛、目眩。

## 部位

位于人体足外侧部，外踝直下方凹陷中。

## 精确取穴

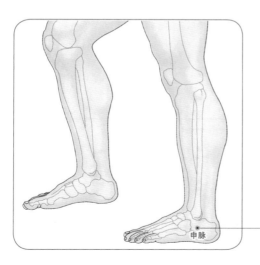

人体的足外侧部位，脚外踝直下中央凹陷处即是。

申脉

28

正坐垂足，将要按摩的脚稍向斜后方移至身体侧边，脚跟抬起。同侧手四指在下，掌心朝上扶住脚跟底部。拇指弯曲，指腹置于外脚踝直下方凹陷中，则拇指指腹所在的位置即是。

外踝尖

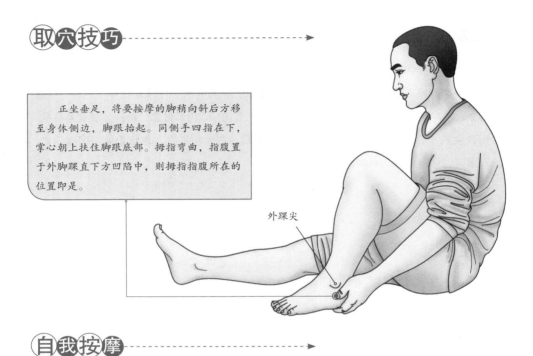

自我按摩 --------------------➤

以拇指指腹揉按穴位，每次左右各揉按 1 ～ 3 分钟。

| 程度 | 拇指揉法 | 时间 / 分钟 |
|------|----------|-------------|
| 适度 |  | 1 ~ 3 |

● 疏通方法

（1）按摩：以拇指指腹揉按穴位，每次左右各揉按 1 ~ 3 分钟。

（2）艾灸：艾条温和灸，每穴灸 10~20 分钟，隔日 1 次。

（3）瑜伽：每天坚持练习大树式。

（4）拍法：一手放松，用手掌轻拍穴位 30 次。

# 至阴穴——清火泻热之养生大穴

## 主治

①此穴为妇女难产时的催产特效穴。②因其能清心火、泻血热，因此为治疗皮肤痛痒、心烦失眠的特效穴。③长期按压此穴，对于头痛、目痛、鼻塞、鼻衄、半身不遂、足关节炎等病症，都有很好的调理保健作用。

## 部位

属足太阳膀胱经之穴位，在足小趾外侧端，趾甲角旁约0.1寸取之。

**取穴技巧** - - - - - - - - - - - - - - - - - - - - - - - - - - ▶

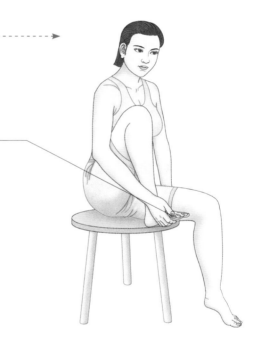

正坐垂足，将要按摩之脚稍向斜后方移至身体侧边，脚趾斜向外侧跷起。俯身弯腰，同侧手四指握脚底，掌心朝上，拇指弯曲，置于足小趾外侧端、趾甲角旁，则拇指指尖所在之处即是。

## 疏通方法

（1）按摩：拇指弯曲，以指尖垂直下压掐按穴位，每次左右各（或双侧同时）掐按1~3分钟。

（2）刮痧：用点按法轻刮20次。

（3）瑜伽：每天坚持练习手碰脚式。

28

# (29) 足少阴肾经 影响人体衰老的速度

**图 例**

- ----- 虚线为体内路线
- ——— 实线为体表路线
- ——➤ 彩色箭头为体表路线走向
- ——➤ 灰色箭头为体内路线走向

主掌脏腑 --- ➤ 肾

主治病症 --- ➤ 妇科病、前阴病、肾脏病及
心、肝、脑、咽喉、舌方面
的疾病

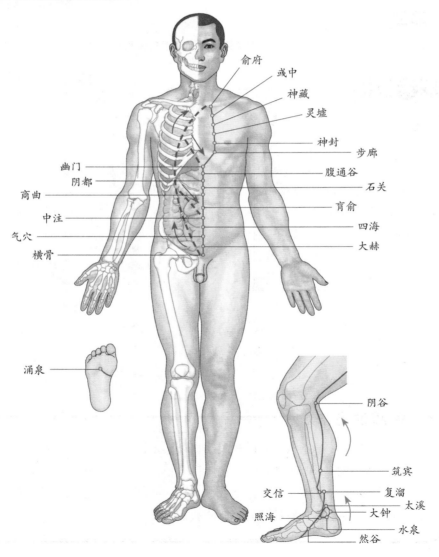

俞府
彧中
神藏
灵墟
神封
步廊
腹通谷
石关
肓俞
四海
大赫
幽门
阴都
商曲
中注
气穴
横骨

涌泉

阴谷
筑宾
复溜
太溪
大钟
水泉
交信
照海
然谷

# 足少阴肾经

足少阴肾经上共有 27 个穴位，首穴涌泉、末穴俞府，10 个穴位分布在下肢内侧，17 个穴位分布在胸腹部前正中线的两侧。

## ● 经络循行路线

循行部位起于足小趾下面，从足心的涌泉穴，经内踝后缘，向上沿小腿内后侧上行，分为 2 支。体表路线沿肚脐往上到锁骨的俞府穴；体内路线从腹腔内，穿过肾上行，过肝、膈，进入肺，到达心脏，最后交于手厥阴心包经。

## ● 联系脏腑

肝、肺、肾、膀胱。

## ● 功效与主治

本经病变表现：饥饿而不想进食、面色黯黑、咳嗽、痰唾带血、喘息气急、坐下站起时则两眼昏花、心中空虚如有饥饿感；肾气虚时更容易产生恐惧感，心悸得好像有人要来追捕自己；还可发生骨部的气血逆阻现象，见厥冷、麻木、酸痛等症。

本经主要治疗妇科、前阴、肾、肺、咽喉等病症。如月经不调、阴挺、遗精、小便不利、水肿、便秘、泄泻，以及经络循行部位的病变。

## ● 疏通方法

善用按摩、拍法、拔罐、艾灸、刮痧等方法刺激足少阴肾经上的穴位，可发挥养生保健作用。例如，沿足少阴肾经走向拍打穴位，对遗精、月经不调、腰痛有很好的疗效。

练习瑜伽中的手碰脚式、头膝式、勇士变化式，能够锻炼大腿内侧肌肉，其中头膝式能够提高肝脏、肾脏等内脏的功能。此外，经常练习气功八段锦有利于防病抗病、延缓衰老。

### ● 食疗打通经络

**山药栗子煲猪肚**

材料：猪肚 1 个，鲜山药 350克，栗子 100 克，生姜、料酒、盐各适量。

做法：①山药洗净、去皮，切小块；栗子去皮。②猪肚用盐搓洗数遍后，洗净切条，加入生姜、料酒和水，煲煮。③煲至八成熟后，放入山药、栗子煲熟，加盐调味即可。

29

# 涌泉穴——益肾清热之养生大穴

## 主治

①本穴有益肾、清热、开郁之特效，因而被列入"回阳九针穴"之一。②古籍《针灸铜人》记载此穴"治腰痛、大便难"有特效。③咽喉肿痛、头痛、目眩、失眠、小便不利、中风、高血压、女性不孕、月经不调、阴痒、阴挺等，常掐按此穴，都有很好的调理保健功效。

## 部位

属足少阴肾经之穴位，在足心，屈足时呈凹陷处，约足掌前 1/3 凹陷处取之。

## 取穴技巧

正坐，跷一足于另一膝上，脚掌朝上，用另一手轻握脚底，四指置于足背，弯曲拇指，指腹按压处即是。

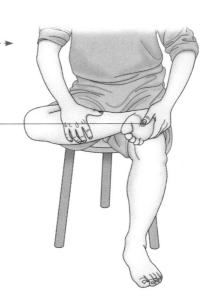

## 疏通方法

（1）按摩：以拇指指腹由下往上推按穴位，每日早晚、左右足心各推按 1~3 分钟。

（2）刮痧：用点按法轻刮 20 次。

（3）瑜伽：每天坚持练习手碰脚式。

人体经络使用手册全书

# 太溪穴——补肾益气之养生大穴

## 主治

①有益肾、清热、健腰膝、调节内脏之功效，主治肾炎、膀胱炎、月经不调、遗尿、遗精、神经衰弱、腰痛、足底痛等病症。②刮按此穴，对治疗男性前列腺疾病及女性子宫疾患有辅助治疗之效。③咽喉肿痛、耳鸣、失眠、脱发等，常按揉此穴，都有很好的调理保健作用。

## 部位

属足少阴肾经的穴位，宜垂足取穴，在内踝高点与跟腱之间凹陷中取之，约内踝后 0.5 寸处。

取穴技巧

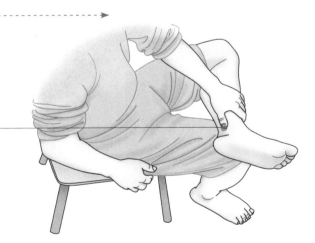

正坐，抬一脚置于另一脚膝盖上。用另一手轻握小腿前缘，四指置放在胫骨前缘上，弯曲拇指，指腹按压处即是。

## ● 疏通方法

（1）按摩：以拇指指腹由上往下刮按该穴，每日早晚、左右各刮按 1~3 分钟。

（2）艾灸：艾条回旋灸，每穴灸 15~20 分钟，每日 1 次。

（3）瑜伽：每天坚持练习猫式。

29

# 复溜穴——祛湿调肾之养生大穴

## 主治

①古籍《针灸铜人》记载此穴"治腰脊内引痛，不得俯仰起坐，视力不清，善怒多言"有特效。②本穴能调肾气、清湿热，主治肾炎、睾丸炎、功能性子宫出血、尿路感染、白带过多。③对于腹胀、泄泻、水肿、盗汗、热病汗不出、脚气、腰痛等，常按揉此穴都会有很好的调理保健功能。

## 部位

属足少阴肾经之穴位，在太溪穴（内踝后凹陷处）直上 2 寸，跟腱前缘处取之。

**取穴技巧** - - - - - - →

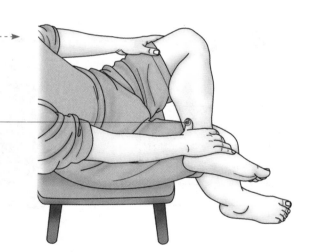

垂足，将一足抬起，跷放另一足膝盖上。再以另一手轻握脚腕，四指放脚背上，拇指指腹按于内踝尖后上方处即是。

## ● 疏通方法

（1）按摩：用拇指指腹由下往上推按该穴，每日早晚、左右各推按 1~3 分钟。

（2）拍法：用掌拍法拍打穴位 30 次。

（3）气功：每天坚持练习八段锦。

# 筑宾穴——清热泻火之养生大穴

## 主治

①筑宾穴为针灸穴位中最有效的排毒穴，是治疗药物中毒及其他诸毒的特效穴。②经常刺激此穴，可治疗比目鱼肌痉挛、足跟痛。③癫痫、精神分裂症、阳痿等，长期按压此穴位，能有很好的调理保健效果。

## 部位

属足少阴肾经的穴位，在太溪穴（内踝后凹陷中）上5寸。

取穴技巧

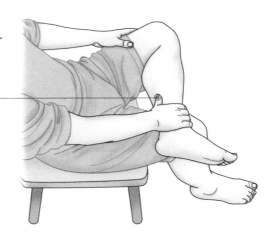

正坐、垂足，将一足抬起，跷放另一足膝盖上。再以另一手轻握脚腕，四指并拢放脚背上，拇指指腹所压之处即是。

## ● 疏通方法

（1）按摩：用拇指指腹由下往上推按该穴，每日早晚、左右各推按1~3分钟。

（2）艾灸：艾条温和灸，每穴灸15~20分钟，每日1次。

（3）瑜伽：每天坚持练习勇士变化式。

29

# 横骨穴——清热润燥之养生大穴

## 主治

①此穴位具有清热润燥的作用。②经常按摩这个穴位，可以辅助治疗阴部疼痛、小腹疼痛、遗精、阳痿、遗尿、小便不通、疝气等疾病。

## 部位

在下腹部，当脐下 5 寸，耻骨联合上缘，前正中线旁开 0.5 寸。

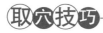

站立，将一手掌放于腹部，掌心朝内，拇指刚好位于肚脐，再以小指指端为起点，向下移一个拇指的位置即是。

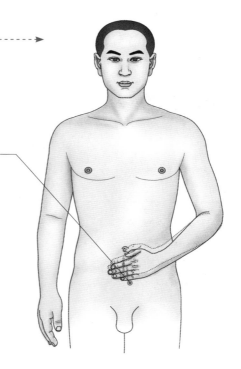

## ● 疏通方法

（1）按摩：用双手的四指指腹轻压揉按该穴，每日早晚各按 1~3 分钟。

（2）拍法：用掌拍法拍打穴位 30 次。

（3）气功：每天坚持练习八段锦。

# 大赫穴——调经止遗之养生大穴

## 主治

①经常按摩这个穴位，能够治疗阳痿、早泄、膀胱疾病等。②长期按摩这个穴位，对子宫脱垂、遗精、带下、月经不调、痛经、不孕、泄泻、痢疾等，都具有良好的辅助治疗效果。③配阴交穴、肾俞穴、带脉穴、大敦穴、中极穴，治疗阳痿、遗精、带下；配命门穴、志室穴、中极穴，治疗男科疾病。

## 部位

大赫穴位于人体下腹部，从肚脐到耻骨联合上方画一线，将此线五等分，从肚脐往下 4/5 点的左右各 0.5 寸处，就是这个穴位。

## 精确取穴

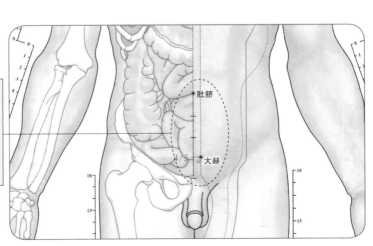

从肚脐到耻骨联合上方画一线，将此线五等分，从肚脐往下 4/5 点的左右各 0.5 寸处，即为此穴。

29

## 取穴技巧 -------------->

平躺，将一手掌放于腹部，掌心朝内，拇指
刚好位于肚脐，无名指指腹所处的位置即是。

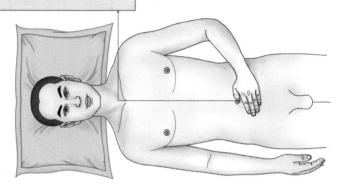

## 自我按摩 -------------->

用双手的四指指腹轻压揉按该穴，每日
早晚各揉 3~5 分钟。

| 程度 | 四指揉法 | 时间 / 分钟 |
|------|----------|-------------|
| 轻 | | 3~5 |

● **疏通方法**

（1）按摩：用双手的四指指腹轻压揉按该穴，每日早晚各揉 3~5 分钟。

（2）艾灸：艾条温和灸，每穴灸 15~20 分钟，每日 1 次。

（3）气功：每天坚持练习八段锦。

# 气穴——补益冲任之养生大穴

## 主治

①按摩此穴位，具有补益冲任的作用。②长期按摩此穴位，能够辅助治疗月经不调、白带增多、小便不通、泄泻、痢疾、腰背痛、阳痿、腰部疼痛等疾患，是人体足少阴肾经上的重要穴位。

## 部位

这个穴位在人体的下腹部，脐下3寸，前正中线旁开0.5寸。

取穴技巧 - - - - - - - - - - - - - - - - - - - ➤

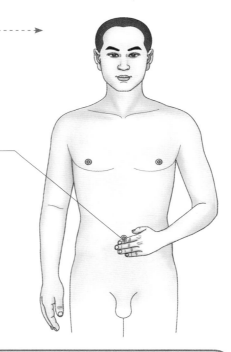

站立，将一手掌的四指并拢，拇指收起，横放于腹部，掌心朝内，食指第2指间关节刚好位于肚脐，小指指腹所处的位置即是。

● 疏通方法

（1）按摩：用双手的四指指腹轻压揉按该穴，每日早晚各按1~3分钟。

（2）艾灸：艾条温和灸，每穴灸15~20分钟，隔日1次。

（3）瑜伽：每天坚持练习桥式。

29

# 肓俞穴——散热止痛之养生大穴

## 主治

①古籍《针灸铜人》记载该穴"治大腹寒疝，大便干燥，腹中切痛"。②此穴主治胃痉挛、习惯性便秘、肠炎等。③痛经、睾丸炎、眼结膜充血及角膜炎等，长期按压此穴位，有很好的调理保健效果。

## 部位

属足少阴肾经之穴位，肚脐左右各0.5寸。

**取穴技巧**

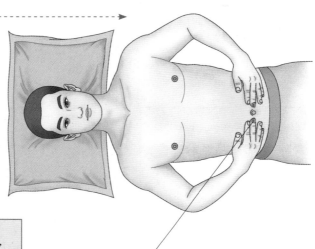

正坐或仰卧，举两手，掌心向下，以中指指尖垂直下按脐旁穴位即是。

## ● 疏通方法

（1）按摩：深吸气，让腹部下陷，用中指指尖稍用力揉按穴位，有热痛的感觉。每天早晚、左右各（或双侧同时）揉按1~3分钟。

（2）刮痧：用平刮法轻刮30次。

（3）艾灸：每天坚持练习八段锦。

# 商曲穴——祛痛止泻之养生大穴

## 主治

①这个穴位具有清热降温的功效。②按摩这个穴位，对腹痛、泄泻、便秘、肠炎、腹中积聚等不适症状，具有显著的疗效。③配中脘穴、大横穴，治疗腹痛、腹胀；配支沟穴，治疗便秘；配大肠俞穴、天枢穴，治疗泄泻、痢疾。

## 部位

这个穴位在人体的上腹部，当脐中上2寸，前正中线旁开0.5寸。

## 精确取穴

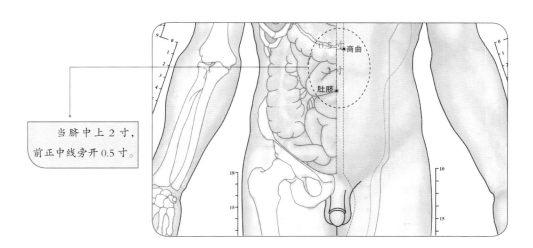

当脐中上2寸，前正中线旁开0.5寸。

0.5寸　商曲

肚脐

29

## 取穴技巧 ---------------→

将食指、中指和无名指并拢，掌心朝内，置于腹部，无名指指腹位于肚脐处，食指指腹所在的位置即是。

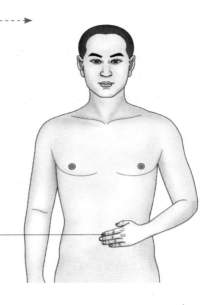

## 自我按摩 ---------------→

将双手食指分别叠压在各自中指指背上，轻按于商曲穴上，顺时针轻轻揉按，每天早晚各1次，每次1~3分钟。

| 程度 | 中指折叠法 | 时间 / 分钟 |
|------|-----------|------------|
| 轻 |  | 1~3 |

## ● 疏通方法

（1）按摩：将双手食指分别叠压在各自中指指背上，轻按于商曲穴上，顺时针轻轻揉按，每天早晚各1次，每次1~3分钟。

（2）拍法：用掌拍法拍打穴位30次。

（3）艾灸：艾条温和灸，每穴灸15~20分钟，隔日1次。

# 神封穴——升清降浊之养生大穴

## 主治

①这个穴位具有升清降浊的作用。②长期按摩这个穴位，对咳嗽、气喘、胸胁支满、呕吐、不思饮食、乳痈等疾患，具有良好的治疗效果。③配阳陵泉穴、支沟穴，治疗胸胁胀痛；配肺俞穴、太渊穴，有宣肺理气、止咳平喘的作用，能够治疗咳嗽。

## 部位

这个穴位在人体的胸部，当第4肋间隙，前正中线旁开2寸处。

### 取穴技巧

将双手四指并拢，掌心朝内，放置于胸部乳头边缘位置，中指指腹所在的位置即是。

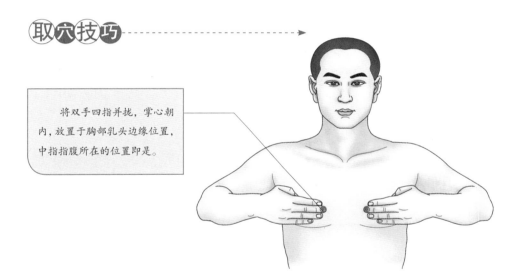

### ● 疏通方法

（1）按摩：双手的四指并拢，轻按胸部乳头边缘的神封穴，一按一放，持续1~3分钟。

（2）拍法：用拳拍法拍打穴位30次。

（3）瑜伽：每天坚持练习勇士变化式。

29

# 俞府穴——止咳平喘之养生大穴

## 主治

①长期按压这个穴位，对于肺淤血、支气管炎、肋间神经痛、胸膜炎、咳嗽、胸痛、久喘、呕吐、不嗜食、呼吸困难等病症，具有很好的调理和保健作用。②配天突穴、肺俞穴、鱼际穴，治疗咳嗽、咽喉疼痛；配足三里穴、合谷穴，治疗胃气上逆之呕吐、呃逆。

## 部位

属足少阴肾经的穴位，在人体的前胸上部，人体前正中线左右3指宽处，锁骨正下方。

**精确取穴**

人体前正中线左右3指宽，锁骨正下方。

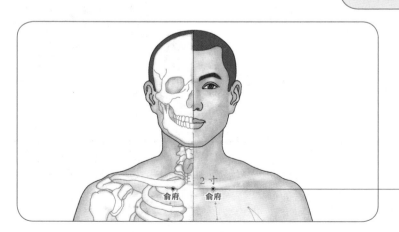

**取穴技巧**

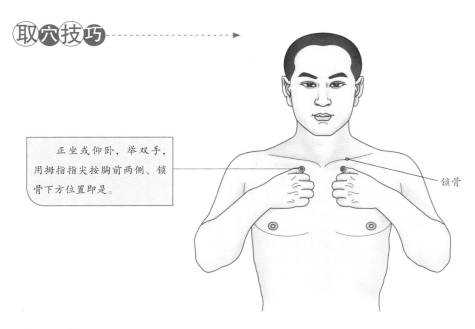

正坐或仰卧，举双手，用拇指指尖按胸前两侧、锁骨下方位置即是。

锁骨

**自我按摩**

举双手，用拇指指腹垂直揉按胸前两侧、锁骨下穴位。每天早晚、双侧同时揉按3~5分钟。

| 程度 | 拇指揉法 | 时间 / 分钟 |
|------|----------|-------------|
| 重 |  | 3~5 |

● **疏通方法**

（1）按摩：举双手，用拇指腹垂直揉按胸前两侧、锁骨下穴位。每天早晚、双侧同时揉按3~5分钟。

（2）瑜伽：每天坚持练习桥式。

（3）气功：每天坚持练习八段锦。

29

# 手厥阴心包经 维持心脏功能的平衡

| 图 例 |
| --- |
| - - - 虚线为体内路线 |
| —— 实线为体表路线 |
| → 彩色箭头为体表路线走向 |
| → 灰色箭头为体内路线走向 |

主掌脏腑 - - -→ 心包

主治病症 - - -→ 心血管疾病、胸部及手臂疾病、消化及神经系统的疾病

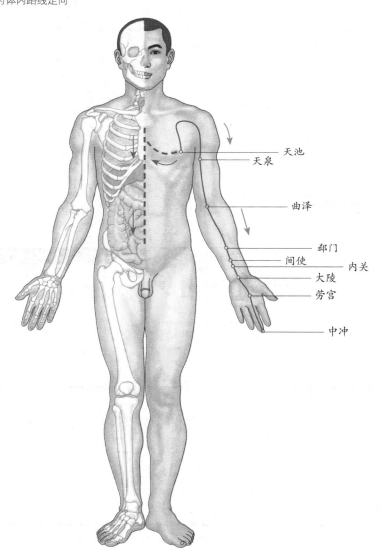

天池
天泉
曲泽
郄门
间使
内关
大陵
劳宫
中冲

# 手厥阴心包经

手厥阴心包经上共有 9 个穴位，首穴天池、末穴中冲，8 个穴位分布在上肢掌面，1个穴位在前胸上部。

## ● 经络循行路线

手厥阴心包经起于胸中，分为 2 支。一支贯穿横膈，经过胸部。另一支从乳房外侧的天池穴出体表，到达两胁部，在腋下 3 寸的部位向上至腋窝下，通过手腕进入手，止于中指的中冲穴。在手指根部还有一分支从掌中分出，循无名指，与手少阳三焦经相接。

## ● 联系脏腑

心包、胃。

## ● 功效与主治

手厥阴心包经多血少气，气血物质的运行变化是由气态向液态的散热冷降变化。手厥阴心包经发生病变时，会出现手心热、肘臂屈伸困难、腋下肿、胸胁胀闷、心痛、心烦、面红、目黄、喜笑无常等症状。

本经腧穴主治"脉"（心主血脉）方面所发生的病症：心胸烦闷、心痛、心悸、心律不齐、失眠、盗汗、胃痛。

## ● 疏通方法

当人感到焦虑不安时，说明手厥阴心包经出现了问题，这时可用手有规律地拍打本经上的穴位。此法可以治疗心悸、心神不安、胃痛。同时，用按摩、刮痧、拔罐、艾灸等方法刺激本经上的穴位，可以很好地治疗心血管方面的疾病。

此外还可以练习瑜伽、气功八段锦来舒展筋骨，疏通手厥阴心包经，以起到养生保健的作用。

## ● 食疗打通经络

### 芹菜爆香菇

材料：芹菜 200 克，香菇 5 朵，醋、味精、淀粉、盐、食用油各适量。

做法：①芹菜洗净，切段，沥干待用；香菇洗净切片。②醋、味精、淀粉装入碗里，加水 50 毫升兑成汁。③锅上火加油，下入芹菜煸炒 3 分钟后，投入香菇片迅速炒匀，再加盐稍炒片刻，淋入芡汁，即可起锅。

# 天池穴——清心除烦之养生大穴

## 主治

①长期按压这个穴位，对心脏外膜炎、脑出血后遗症、乳腺炎、肋间神经痛、目视不明、咳嗽、热病汗不出等病症，有很好的调理和保健作用。②按摩该穴位，还能有效缓解胸闷、心烦、气喘、胸痛、腋下肿痛、疟疾等症。③配列缺穴、丰隆穴，治疗咳嗽；配内关穴，治疗心痛；配支沟穴，治疗肋痛。

## 部位

属手厥阴心包经的穴位，在人体的胸部，腋下3寸，乳中穴外1寸处。

## 精确取穴

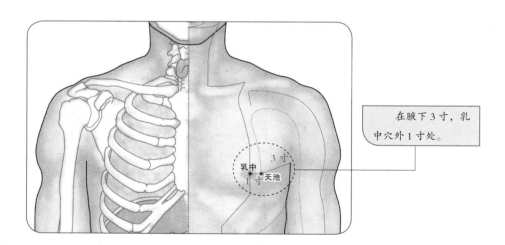

在腋下3寸，乳中穴外1寸处。

乳中
3 寸
1 寸 天池

取穴技巧

正坐，举双手，掌心朝向自己胸前，四指指尖相对，拇指指腹置于乳头外侧处即是。

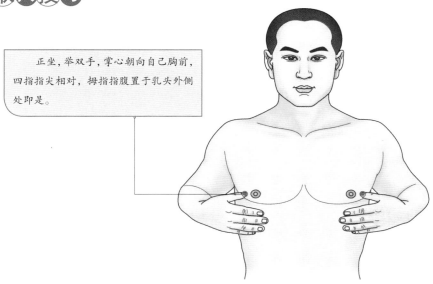

自我按摩

用拇指指腹向下垂直按压乳头外 1 寸穴位处，有酸痛的感觉。每天早晚、左右各（或双侧同时）按压 1 次，每次 1~3 分钟。

| 程度 | 拇指按法 | 时间 / 分钟 |
|---|---|---|
| 重 |  | 1~3 |

## ● 疏通方法

（1）按摩：用拇指指腹向下垂直按压乳头外 1 寸穴位处，有酸痛的感觉。每天早晚、左右各（或双侧同时）按压 1 次，每次 1~3 分钟。

（2）拍法：用掌拍法拍打穴位 30 次。

（3）瑜伽：每天坚持练习勇士变化式。

30

# 曲泽穴——清热除烦之养生大穴

## 主治

①主治心痛、善惊、身热、心烦、口干、风疹、肘臂及手腕处不自主地抖动等病症。②本穴通于心，可清热除烦，对于治疗心神昏乱、心悸、中暑有特效。③胃痛、呕吐、泄泻、肠胃炎等病症，长期按压此穴位，能有很好的调理保健效果。

## 部位

属手厥阴心包经上的穴位，仰掌屈肘，在肘横纹中，肱二头肌腱尺侧凹陷中。

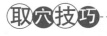

正坐伸肘，掌心向上，肘部微屈约45°，以另一手轻握肘尖，四指在外，弯曲拇指，用指尖垂直按压肘横纹中的内侧大筋处即是。

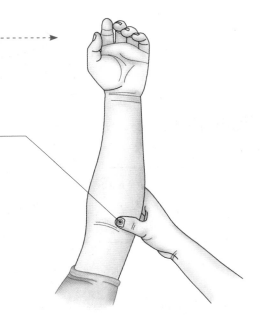

## ● 疏通方法

（1）按摩：用拇指指腹垂直按压穴位，有酸、胀、痛的感觉。每天早晚、左右各按压1次，每次1~3分钟。

（2）拍法：用掌拍法拍打穴位30次。

（3）瑜伽：每天坚持练习拜月式。

# 内关穴——宁神止痛之养生大穴

## 主治

①主治心、胸、胃部等不适症状。②经常刺激此穴，有强心定喘，治疗心脏功能衰弱、心痛、心悸、胸闷等病症的功能。③偏头痛、胃痛、膈肌痉挛、呕吐、癫痫、热病、晕厥等病症，长期按压此穴位，能有很好的调理保健效果。

## 部位

位在腕横纹上2寸，掌长肌腱与桡侧腕屈肌腱之间（两筋间）取之。

取穴技巧

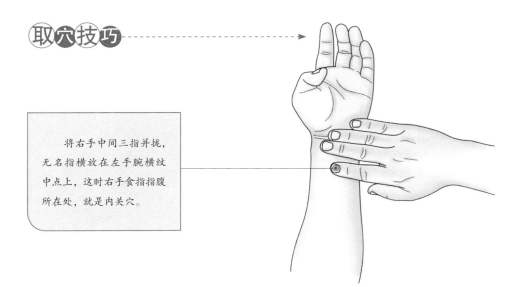

将右手中间三指并拢，无名指横放在左手腕横纹中点上，这时右手食指指腹所在处，就是内关穴。

## 疏通方法

（1）按摩：用拇指指尖垂直掐按穴位，有特别酸、胀、微痛的感觉。每天早晚、左右各掐按1~3分钟，先左后右。

（2）艾灸：艾条温和灸，每穴灸15~20分钟，每日1次。

（3）气功：每天坚持练习八段锦。

30

# 大陵穴——清心和胃之养生大穴

## 主治

①本穴有清心降火的功效，主治失眠、心胸痛、心悸、神志病等，效果颇佳。②呕吐、胃痛、扁桃体炎、头痛、肋间神经痛、腕关节及周围软组织疾患等病症，长期按压此穴，能有很好的调理保健效果。

## 部位

属手厥阴心包经的穴位，仰掌，在腕横纹正中，两筋之间。

**取穴技巧** - - - - - - - - - - - - - - - - - - - - - - - - →

正坐、手平伸、掌心向上，轻握拳，用另一手握手腕处，四指在外，弯曲拇指，以指尖垂直掐按腕横纹中点处即是。

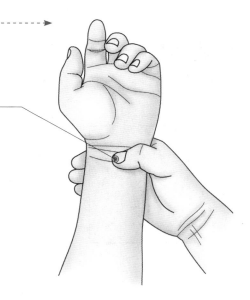

## ● 疏通方法

（1）按摩：用拇指指尖垂直掐按穴位，有刺痛的感觉。每天早晚、左右各掐按1次，每次1~3分钟，先左后右。

（2）刮痧：用平刮法轻刮20次。

（3）瑜伽：每天坚持练习弓式。

# 劳宫穴——镇静安神之养生大穴

## 主治

①《医宗金监》有"诸痛疮痒,皆属于心"的记载,故本穴治疗各种瘙痒症状特别有效,尤其是手掌痒,如鹅掌风等。②中风后遗症、心绞痛、呕吐、口疮、口臭、癔症、精神病、手掌多汗症、手指麻木等病症,长期按压此穴,能有很好的调理保健效果。

## 部位

属手厥阴心包经的穴位,在第2、3掌骨之间,掌心横纹中,握拳时,当中指指尖所点之处。

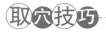

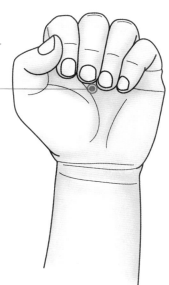

手平伸,肘微屈约45°,掌心向上,轻握拳,屈向掌心,中指尖所对应的掌心的位置即是劳宫穴。

## 疏通方法

（1）按摩：正坐、手平伸,掌心向上。以另一手轻握手拳,四指置于手背,弯曲拇指,用指尖垂直掐按穴位。每天早晚、左右各掐按1次,每次1~3分钟,先左后右。

（2）拍法：用掌拍法拍打穴位30次。

（3）瑜伽：每天坚持练习手碰脚式。

30

# 中冲穴——除烦解热之养生大穴

## 主治

①这个穴位对热病、烦闷、汗不出、掌中热、身热、舌强具有明显的疗效。②长期坚持按压这个穴位，能够辅助治疗中风后遗症、舌强肿痛等病症，对肝肾功能具有很好的调理作用。

## 部位

属手厥阴心包经的穴位，在人体的手中指末节尖端的中央。

## 精确取穴

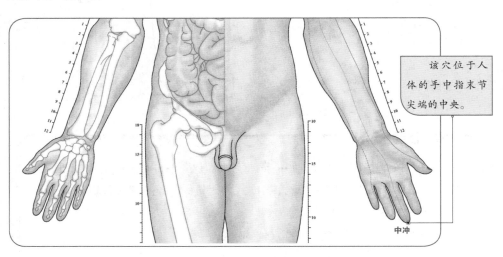

该穴位于人体的手中指末节尖端的中央。

中冲

## 取穴技巧

手平伸，掌心向上，肘部微屈45°，用另一手轻握中指，四指轻扶指背，弯曲拇指，用指尖垂直掐按中指端的正中处即是。

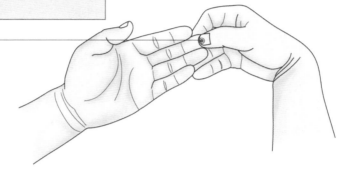

## 自我按摩

用拇指指尖垂直掐按中指指端的正中处，有刺痛的感觉。每天早晚、左右各掐按1次，每次1~3分钟，先左后右。

| 程度 | 拇指掐法 | 时间 / 分钟 |
|---|---|---|
| 重 |  | 1~3 |

### ● 疏通方法

（1）按摩：用拇指指尖垂直掐按中指指端的正中处，有刺痛的感觉。每天早晚、左右各掐按1次，每次1~3分钟，先左后右。

（2）气功：每天坚持练习八段锦。

（3）瑜伽：每天坚持练习拜月式。

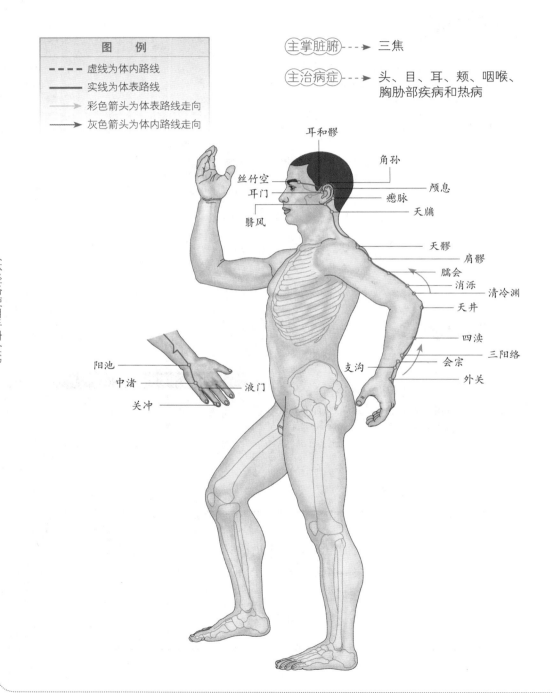

# (31) 手少阳三焦经 防卫全身，保护内脏

## 图 例

- - - - 虚线为体内路线
———— 实线为体表路线
→ 彩色箭头为体表路线走向
➤ 灰色箭头为体内路线走向

主掌脏腑 ---→ 三焦

主治病症 ---→ 头、目、耳、颊、咽喉、
胸胁部疾病和热病

耳和髎
角孙
丝竹空
颅息
耳门
瘛脉
天牖
翳风

天髎
肩髎
臑会
消泺
清冷渊
天井

四渎
三阳络
会宗
外关
支沟

阳池
中渚
液门
关冲

人体经络使用手册全书

# 手少阳三焦经

手少阳三焦经上共有 23 个穴位。首穴关冲、末穴丝竹空，13 个穴分布在上肢背面，10 个穴在颈部、耳翼后缘、眉毛外端。

## ● 经络循行路线

起始于无名指末端的关冲穴，沿着手臂外侧，向上通过肘尖，沿上臂外侧，向上通过肩部，进入体内，在心包处分支。一支往下到达上、中、下三焦；一支从锁骨上窝出体表，绕过耳后，到眉梢，最后止于眉毛外侧的丝竹空。从太阳穴处还有一分支，到外眼角与足少阳胆经相接。

## ● 联系脏腑

三焦、心包、肺。

## ● 功效与主治

手少阳三焦经上的穴位主治"气"方面所发生的病症，本经病变时表现为：耳聋、耳鸣、咽喉痛、颊肿。

手少阳三焦经主治的脏腑病症有：胃脘痛、腹胀、呕恶、嗳气、饮食不下、黄疸、小便不利、心烦、心痛、失眠。与本经循行相关的病症：舌本强、股膝内肿、足大趾不用、身体皆重。

## ● 疏通方法

手少阳三焦经是调和脏腑的经络，平时可以顺着经络的走向拍打穴位，以强化三焦经功能，同时还有理气、和胃的功效。还可以用按摩、拔罐、刮痧、艾灸的方法来打通经络，能治疗偏头痛、手臂痛。

练习瑜伽中的拜月式和气功八段锦，可以疏通手少阳三焦经，预防肩颈僵硬、胸闷等病症。

### ● 食疗打通经络

**扁豆炒豆腐**

材料：豆腐 200 克，鲜百合、黄豆各 80 克，扁豆 100 克，花椒、食用油、盐、酱油各适量。

做法：①豆腐洗净切片，入油锅炸 1 分钟，捞出控油；黄豆泡发 2 小时后，入开水中煮熟；百合洗净，入开水中焯一下；扁豆择洗干净。②油锅置火上烧热，放入花椒爆香，加入扁豆翻炒至五成熟，加入盐、酱油、黄豆、百合，继续翻炒至全熟。最后放入豆腐片，翻炒均匀即可。

31

# 关冲穴——清热开窍之养生大穴

## 主治

①掐按此穴，对治咽喉炎、口干、头痛、胸闷、不嗜食、臂肘痛不可举、目生翳膜、视物不明等症状有特效。②结膜炎、耳聋、颊肿、前臂神经痛、五指疼痛、热病等病症，长期按压此穴，有很好的调理保健效果。

## 部位

属手少阴三焦经的穴位，在手无名指尺侧（外侧）端，指甲角旁约0.1寸。

## 取穴技巧 ------→

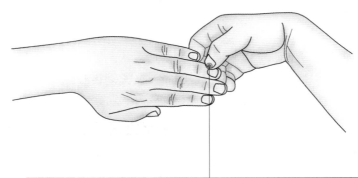

正坐，举臂屈肘，掌心朝下，用另一手四指轻抬四指指端，弯曲拇指，以指尖掐按无名指指甲旁即是。

## ● 疏通方法

（1）按摩：弯曲拇指，以指尖掐按无名指指甲旁穴位。每天早晚各掐按1次，每次左右各掐按1~3分钟，先左后右。

（2）刮痧：用点按法刮穴位30次。

（3）气功：每天坚持练习八段锦。

# 液门穴——泻火清热之养生大穴

## 主治

①具有泻火清热的功效，对头痛、目眩、咽喉肿痛、眼睛赤涩、龋齿等病症有特效。

②耳聋、耳鸣、手指肿痛、手臂痛等病症，长期按压此穴，会有很好的调理保健效果。

## 部位

属手三焦经的穴位，在第 4、5 掌指关节之间的前缘凹陷处。

取穴技巧

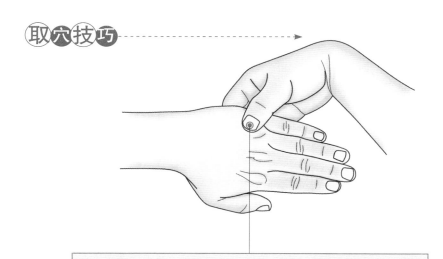

正坐、伸手屈肘向自己胸前，掌心向下。用另一手轻扶小指侧掌心处，弯曲拇指，用指尖垂直掐按无名指与小指指蹼缘之间即是。

## ● 疏通方法

（1）按摩：用拇指指尖垂直掐按穴位，有酸胀的感觉。每天早晚、左右各掐按 1 次，每次 1~3 分钟，先左后右。

（2）拍法：用掌拍法拍打穴位 30 次。

（3）艾灸：艾条雀啄灸，每穴灸 15~20 分钟，隔日 1 次。

31

# 中渚穴——传递气血之养生大穴

## 主治

①经常掐按此穴，能辅助治疗耳聋、耳鸣、头痛、头晕、咽喉痛、失眠等。②对前额痛，如在太阳穴附近有跳痛的感觉，刺激此穴，有止痛的效果。③对落枕、肩背痛、肋间神经痛、手指不能屈伸等病症，长期按压此穴，会有很好的调理保健效能。

## 部位

属手少阳三焦经的穴位，在第 4、5 掌骨小头后方凹陷处，当液门穴后 1 寸。

**取穴技巧**

正坐，手平伸，屈肘向自己胸前，掌心向下。将另一手四指并拢置于掌背，食指尖置于液门穴处，那么无名指尖所在的位置即是中渚穴。

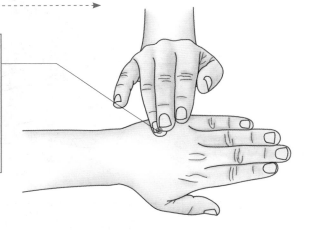

## ● 疏通方法

（1）按摩：轻握拳，另一手拇指置于掌心，其余四指置于掌背，弯曲食指，用指甲垂直揉按穴位，有酸、胀、痛的感觉。每天早晚各揉按 1 次，每次左右各揉按 1~3 分钟，先左后右。

（2）拍法：用掌拍法拍打穴位 30 次。

（3）气功：每天坚持练习八段锦。

# 阳池穴——生发风气之养生大穴

## 主治

①本穴主治妊娠呕吐、腕关节及周围软组织疾患、腕痛无力、肩臂痛不得举等病症。
②对于耳鸣、耳聋、眼睛红肿、咽喉肿痛等病症，长期刺激此穴，有很好的治疗作用。
③糖尿病（消渴）、子宫位置不正（前位或后位）等病症，长期按压本穴，会有很好的调理保健功效。

## 部位

属手少阳三焦经的穴位，在手背腕横纹中，指总伸肌腱的尺侧缘凹陷处。

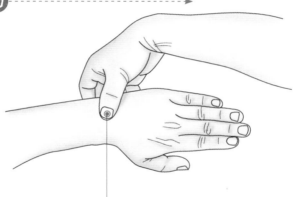

正坐，手平伸，屈肘向内，掌心向下，用另一手轻握手腕处。四指在下，拇指在上，弯曲拇指，以指尖垂直按手背腕横纹中点偏外侧即是。

## ● 疏通方法

（1）按摩：弯曲拇指，以指尖垂直按手背腕横纹中点偏外侧即是，有酸、痛的感觉。每天早晚各1次，每次左右各按1~3分钟，先左后右。

（2）刮痧：用垂直按揉法轻刮20次。

（3）瑜伽：每天坚持练习拜月式。

# 支沟穴——通利三焦之养生大穴

## 主治

①本穴主治便秘。②对耳鸣、耳聋、肩臂痛、心绞痛、肋间神经痛、乳汁分泌不足、产后血晕等病症，长期按压此穴位，会有很好的调理保健功效。

## 部位

为手少阳三焦经的穴位，在手背腕横纹直上 3 寸，两筋骨间凹陷中。

取穴技巧 ·····················>

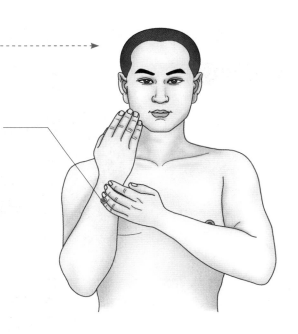

正坐，手平伸，屈肘，掌心向自己，肘臂弯曲约呈 90°。用另一手轻握手腕下，拇指在内侧，四指弯曲置于外侧，食指指尖在阳池穴上，那么小指指尖所在位置即是支沟穴。

## 疏通方法

（1）按摩：一手轻握另一手腕，拇指在内侧，四指在手外侧，中指尖垂直下压、揉按穴位，会有酸、痛的感觉。每天早晚各揉按 1 次，每次左右各揉按 1~3 分钟，先左后右。

（2）艾灸：艾条温和灸，每穴灸 15~20 分钟，每日 1 次。

（3）瑜伽：每天坚持练习勇士变化式。

# 天井穴——清热凉血之养生大穴

### 主治

①此穴能清热凉血，为主治麦粒肿、淋巴结核的特效穴。②长期按压此穴，对肘关节及周围软组织疾患，偏头痛，颈、项、肩、背痛，扁桃体炎、荨麻疹等病症，会有很好的调理保健效果。

### 部位

属手少阳三焦经的穴位，微屈肘，在肘尖上、尺骨鹰嘴上1寸凹陷处取之。

取穴技巧 - - - - - - - - - - - - - - - - - - - - - - - - - ▶

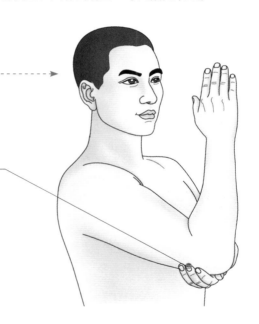

正坐，手平伸，屈肘，前臂垂直地面，掌心向内。用另一手轻握肘下，四指在下，拇指在上，用中指（或食指）指尖垂直向上按压肘尖下凹陷处即是。

### ● 疏通方法

（1）按摩：用一手轻握另一手肘下，弯曲中指（或食指），以指腹垂直向上按压肘尖下穴位，有酸、胀、麻的感觉。每天早晚各按压1次，每次左右各按压1~3分钟。

（2）拍法：用掌拍法拍打穴位30次。

（3）气功：每天坚持练习八段锦。

31

# 消泺穴——祛湿消脂之养生大穴

## 主治

①经常按摩这个穴位，能够祛湿降浊、清热安神、活络止痛。②经常刺激这个穴位，能辅助治疗头痛、颈项强痛、臂痛、牙痛、癫痫等疾患。③每天坚持按压这个穴位，具有减肥美容的效果。④配肩髎穴、肩髃穴、臑会穴、清冷渊穴，治疗肩臂痛、上肢不遂、肩关节周围炎。

## 部位

在上臂外侧，当清冷渊穴与臑会穴连线中点处，清冷渊穴上 3 寸。

**精确取穴**

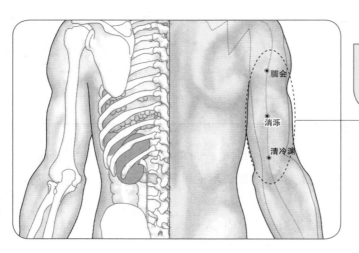

臑会

消泺

清冷渊

在上臂外侧，当清冷渊穴与臑会穴连线中点处，清冷渊穴上 3 寸。

**取穴技巧**

正立，双手下垂，先用左手手掌置于右手手臂中间位置，再将右手手掌置于左手手臂中间位置；左右手中指指腹所在的位置即是。

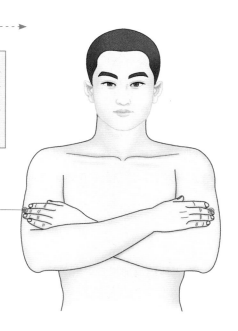

**自我按摩**

双手交叉，一手掌心置于另一手手臂上，四指并拢向消泺穴施加压力，一压一松，每次 3~5 分钟，每天早晚各 1 次。

| 程度 | 四指压法 | 时间 / 分钟 |
|------|----------|-------------|
| 重 |  | 3~5 |

● **疏通方法**

（1）按摩：双手交叉，一手掌心置于另一手手臂上，四指并拢向消泺穴施加压力，一压一松，每次 3~5 分钟，每天早晚各 1 次。

（2）拍法：用掌拍法拍打穴位 30 次。

（3）瑜伽：每天坚持练习手碰脚式。

233

第三章 人体的十四条重要经络

# 肩髎穴——祛风通络之养生大穴

## 主治

①按摩这个穴位，具有祛风湿、通经络的作用。②这个穴位对臂痛不能举、胁肋疼痛等症状，具有明显的缓解和治疗作用。③现代中医临床中，常用这个穴位来治疗肩关节周围炎、中风偏瘫等疾患。④长期按摩这个穴位，对荨麻疹、脑血管疾病后遗症、胸膜炎、肋间神经痛等，也具有明显疗效。⑤配曲池穴、肩髎穴，治疗肩臂痛；配外关穴、章门穴，治疗肋间神经痛、臂痛、肩重不能举；配天宗、曲垣穴，治疗肩背疼痛；配肩井穴、天池穴、养老穴，治疗上肢不遂、肩关节周围炎。

## 部位

这个穴位在人体的肩部后方，当臂外展时，于肩峰后下方所呈现的凹陷处。

## 精确取穴

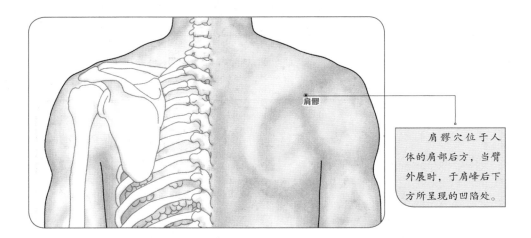

肩髎

肩髎穴位于人体的肩部后方，当臂外展时，于肩峰后下方所呈现的凹陷处。

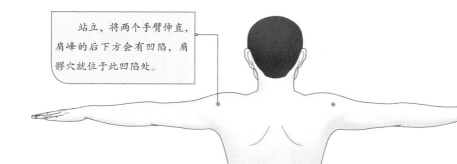

## 取穴技巧

站立，将两个手臂伸直，肩峰的后下方会有凹陷，肩髃穴就位于此凹陷处。

## 自我按摩

站立，用左手去摸右臂的肩峰，再用右手去摸左臂的肩峰，用拇指、食指和中指拿捏穴位，每天早晚各1次，每次3~5分钟。

| 程度 | 拿捏法 | 时间 / 分钟 |
|---|---|---|
| 重 |  | 3~5 |

### ● 疏通方法

（1）按摩：站立，用左手去摸右臂的肩峰，再用右手去摸左臂的肩峰，用拇指、食指和中指拿捏穴位，每天早晚各1次，每次3~5分钟。

（2）艾灸：艾条温和灸，每穴灸15~20分钟，每日1次。

（3）气功：每天坚持练习八段锦。

31

# 颅息穴——通窍聪耳之养生大穴

## 主治

①按摩这个穴位，具有通窍聪耳、泻热镇惊的作用。②长期按摩这个穴位，对于头痛、耳鸣、耳痛、耳聋、耳肿流脓、中耳炎、小儿惊痫、呕吐涎沫等症状，具有明显的缓解和治疗作用。③按压这个穴位还能够辅助治疗一些呼吸系统的疾病，如喘息、哮喘，并对身热、胸胁痛等病症也有调理、改善的作用。

## 部位

在头部，当角孙穴与翳风穴之间，沿耳轮连线的上 1/3 与下 2/3 的交点处。

取穴技巧 - - - - - - - - - - - - - - - ->

站立，将食指和中指并拢，平贴于耳后根处，食指指尖所在位置即是。

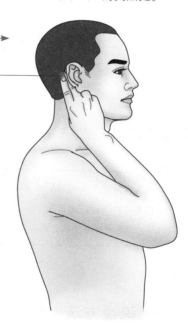

## 疏通方法

（1）按摩：将食指、中指并拢，轻轻贴于耳后根处，顺时针按摩 1~3 分钟，每天早晚、左右各 1 次。

（2）刮痧：用点按法或厉刮法，刮穴位 30 次。

（3）瑜伽：每天坚持练习兔式。

# 角孙穴——降浊明目之养生大穴

## 主治

①主治白内障、目生翳膜、牙龈肿痛等症。②咀嚼困难、口腔炎、呕吐等病症，长期按压此穴，会有很好的调理保健功效。

## 部位

属手少阳三焦经的穴位，在耳尖上角、发际下缘，即耳郭向耳屏对折时，耳尖直入发际处，张口时，用手按此处会感觉有牵动感（开口有孔）。

**取穴技巧**

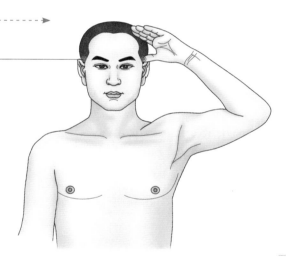

正坐，举一手，用拇指指腹由后向前将耳郭对折，并顺势向上滑向耳尖所指之处，中指指尖恰好相连于头顶正中线上，拇指指尖所在位置即是。

## ● 疏通方法

（1）按摩：用拇指指腹揉按穴位，有胀痛的感觉。每天早晚各揉按1次，每次左右各（或双侧同时）1~3分钟。

（2）艾灸：艾条雀啄灸，每穴灸10分钟，隔日1次。

（3）气功：每天坚持练习八段锦。

# 耳门穴——聪耳降浊之养生大穴

## 主治

①本穴主治耳流脓汁、重听、耳鸣、耳道炎。②对下颌关节炎、上牙痛等病症，长期按压此穴，会有很好的调理保健功效。

## 部位

属手少阳三焦经上的穴位，在耳屏上切迹前，耳垂上的缺口前，张口有凹陷处。

取穴技巧

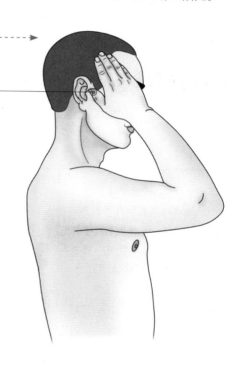

正坐，举一手，指尖朝上，掌心向内，轻扶头，四指放在头侧部。拇指指尖按于耳垂上缺口前，轻张嘴。拇指指尖垂直揉按此处凹陷中即是。

## ● 疏通方法

（1）按摩：拇指指尖垂直揉按耳门穴，有胀痛的感觉。每天早晚各揉按1次，每次左右两穴各（或双侧同时）揉按1~3分钟。

（2）拍法：用掌拍法拍打穴位30次。

（3）瑜伽：每天坚持练习兔式。

# 丝竹空穴——明目宁神之养生大穴

## 主治

①主治各种头痛、头晕、目眩。②掐按此穴，对眼结膜充血、视物不明等眼疾有特效。③面神经麻痹、牙痛等病症，长期按压此穴位，会有很好的调理保健效果。

## 部位

属手少阳三焦经上的穴位，在眉梢外侧端之凹陷中。

**取穴技巧**

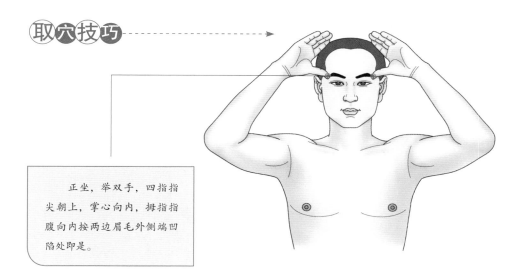

正坐，举双手，四指指尖朝上，掌心向内，拇指指腹向内按两边眉毛外侧端凹陷处即是。

● **疏通方法**

（1）按摩：以拇指指腹向内揉按两边眉毛外侧端凹陷处，有酸、胀、痛的感觉。每天早晚各 1 次，每次左右各揉按 1~3 分钟。

（2）刮痧：用厉刮法刮穴位 30 次。

（3）气功：每天坚持练习八段锦。

31

# 足少阳胆经 肝胆通畅，代谢良好

| 图　例 | |
| --- | --- |
| - - - - | 虚线为体内路线 |
| —— | 实线为体表路线 |
| → | 彩色箭头为体表路线走向 |
| → | 灰色箭头为体内路线走向 |

主掌脏腑 - - - ▶ 胆

主治病症 - - - ▶ 侧头、目、耳、咽喉、肝
胆等部位的病症

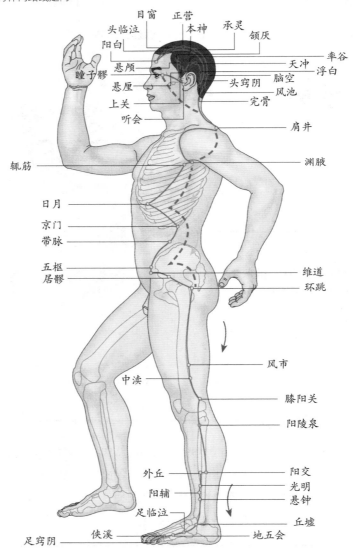

目窗　正营
头临泣　本神　承灵　颔厌
阳白
率谷
悬颅　天冲　浮白
瞳子髎　头窍阴　脑空
悬厘　风池
上关　完骨
听会
肩井
渊腋
辄筋
日月
京门
带脉
五枢
居髎
维道
环跳
风市
中渎
膝阳关
阳陵泉
外丘　阳交
阳辅　光明
悬钟
足临泣　丘墟
足窍阴　侠溪　地五会

# 足少阳胆经

足少阳胆经上共有 44 个穴位，首穴瞳子髎、末穴足窍阴，15 个穴位分布在下肢的外侧面，29 个穴位在臀、侧胸、侧头部。

## ● 经络循行路线

起于目外眦的瞳子髎穴分为 2 支，体表一支下行到耳后，再折回上行，经额部至眉上，又向后折至风池穴，沿颈下行至肩上，向下经过腰部，沿腿部外侧下行到第 4 趾外侧。体内一分支从耳后进入体内，向下穿过膈肌，经过肝、胆，交于足厥阴肝经。

## ● 联系脏腑

胆、肝。

## ● 功效与主治

足少阳胆经主治"胆"方面所发生的病症。本经病变表现为：嘴里发苦、喜嗳气、胸胁痛不能转侧，甚则面部像蒙着微薄的灰尘般灰黯者，身体消瘦、小腿外侧发热。如果足少阳胆经的气血逆阻，还会出现下肢厥冷、麻木、酸痛等症。

主治：偏头痛、颞痛、目外眦痛、缺盆中肿痛、腋下肿、疟疾、半身不遂、失眠、精神疾病、各骨节酸痛、第 4 趾活动不灵活等。

## ● 疏通方法

用按摩、拍法、拔罐、刮痧、艾灸来刺激足少阳胆经上的穴位，可以提高内脏功能和新陈代谢的能力，有效治疗偏头痛、肩背痛、感冒、失眠等病症。

练习气功八段锦也可以有效疏通足少阳胆经。练习瑜伽中的勇士变化式，能够锻炼大腿以及小腿肌肉的伸展能力；练习瑜伽中的桥式能锻炼脚踝与脚背的肌肉。

## ● 食疗打通经络

### 萝卜炖猪肺

材料：白萝卜 200 克，猪肺 250 克，杏仁 15 克，盐 3 克，生姜丝、味精各少许。

做法：①猪肺去除血沫，洗净，切小块；白萝卜去皮、洗净，切块。②将猪肺、白萝卜、杏仁一同放入锅中，注入清水 600 毫升，加入生姜丝，以小火炖 1 小时，调入盐、味精即可。

32

# 瞳子髎穴——活血明目之养生大穴

### 主治

①对大多数眼疾，如目赤肿痛、角膜炎、视物不清、青光眼等病症，有特效。②对于头痛、三叉神经痛、面神经痉挛及麻痹等病症，长期按压此穴，会有很好的调理保健效果。

### 部位

属足少阳胆经上的穴位，在外眼角外侧约 0.5 寸处，在眼眶骨外缘凹陷中取之。

**取穴技巧**

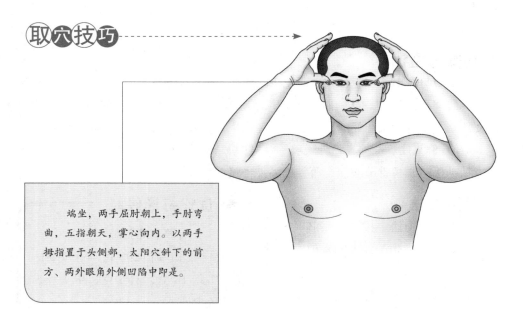

端坐，两手屈肘朝上，手肘弯曲，五指朝天，掌心向内。以两手拇指置于头侧部，太阳穴斜下的前方、两外眼角外侧凹陷中即是。

### ● 疏通方法

（1）按摩：两拇指相对用力垂直揉按瞳子髎穴，有酸、胀、痛的感觉。每天早晚各揉按 1 次，每次揉按 1~3 分钟。

（2）拍法：四指并拢，用掌拍法轻拍 20 次。

（3）瑜伽：每天坚持练习兔式。

# 悬颅穴——通络止痛之养生大穴

## 主治

①按摩这个穴位能够帮助集中注意力。②长期按摩这个穴位,能够有效治疗偏头痛、面肿、目外眦痛、牙痛等疾患。③配额厌穴,治疗偏头痛;配曲池穴、合谷穴,治疗热病头痛;配风池穴、外关穴,具有祛风止痛的作用,也能够治疗偏头痛;配丝竹空穴、太阳穴、风池穴,有疏风明目的作用,能够治疗目外眦痛;配水沟穴,具有通络消肿的作用,能够治疗面肿。

## 部位

这个穴位在人体的头部鬓发上,当头维穴与曲鬓穴弧形连线的中点处。

## 精确取穴

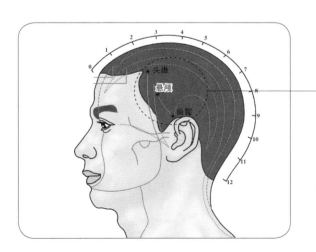

该穴位于人体的头部鬓发上,当头维穴与曲鬓穴弧形连线的中点处。

32

**取穴技巧**

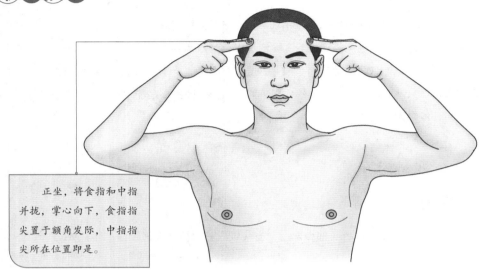

正坐，将食指和中指并拢，掌心向下，食指指尖置于额角发际，中指指尖所在位置即是。

**自我按摩**

将食指和中指并拢，置于悬颅穴上轻轻揉按，每天早晚各 1 次，每次左右各 1~3 分钟。

| 程度 | 双指揉法 | 时间 / 分钟 |
|---|---|---|
| 轻 |  | 1~3 |

### ● 疏通方法

（1）按摩：将食指和中指并拢，置于悬颅穴上轻轻揉按，每天早晚各 1 次，每次左右各 1~3 分钟。

（2）艾灸：艾条雀啄灸，每穴灸 10~15 分钟，隔日 1 次。

（3）气功：每天坚持练习八段锦。

# 悬厘穴——消肿止痛之养生大穴

## 主治

①每天坚持按摩这个穴位，能够有效治疗偏头痛、面肿、目外眦痛、耳鸣、上牙痛痛等疾患。②配鸠尾穴，能够治疗由于热病偏头痛引起的目外眦痛；配束骨穴，还能够治疗癫痫。

## 部位

该穴位于人体的头部鬓发上，当头维穴与曲鬓穴弧形连线的上 3/4 与下 1/4 交点处。

### 精确取穴

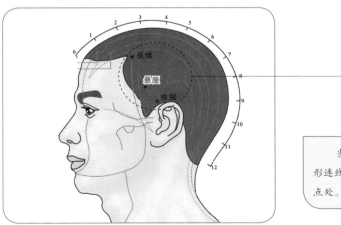

当头维穴与曲鬓穴弧形连线的上 3/4 与下 1/4 交点处。

32

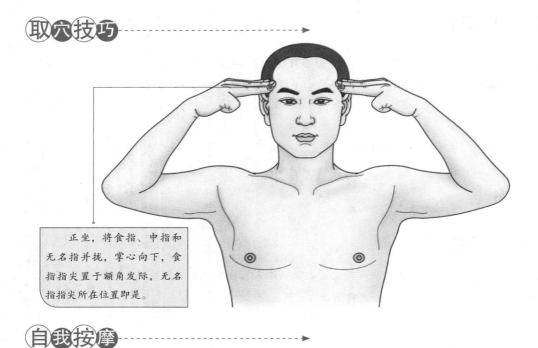

正坐，将食指、中指和无名指并拢，掌心向下，食指指尖置于额角发际，无名指指尖所在位置即是。

自我按摩 ┈┈┈┈┈┈┈┈┈┈➤

将食指和中指并拢，置于悬里穴上轻轻地揉按，每天早晚各1次，每次左右各1~3分钟。

| 程度 | 双指揉法 | 时间／分钟 |
|---|---|---|
| 轻 | | 1~3 |

## ● 疏通方法

（1）按摩：将食指和中指并拢，置于悬里穴上轻轻地揉按，每天早晚各1次，每次左右各 1~3 分钟。

（2）拍法：用掌拍法拍打穴位 30 次。

（3）瑜伽：每天坚持练习头膝式。

# 天冲穴——定惊止痛之养生大穴

## 主治

①经常按摩这个穴位，具有益气补阳的作用。②坚持按摩这个穴位，能够有效缓解头痛、牙龈肿痛、癫痫、惊恐、瘿气等疾患。③配目窗穴、风池穴，能够有效治疗头痛。

## 部位

这个穴位在头部，当耳根后缘直上入发际 2 寸，率谷穴后 0.5 寸处。

## 精确取穴

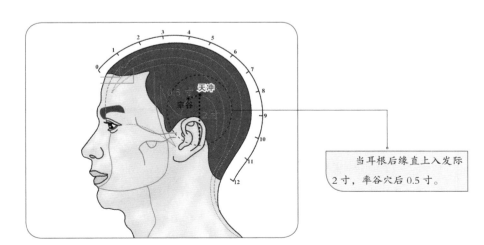

当耳根后缘直上入发际 2 寸，率谷穴后 0.5 寸。

32

取穴技巧 ----------→

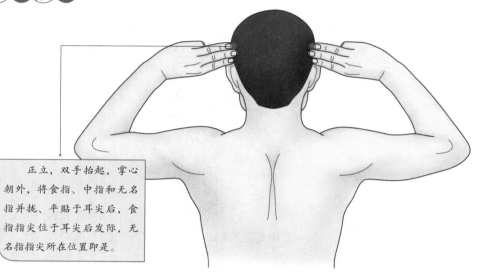

正立，双手抬起，掌心朝外，将食指、中指和无名指并拢、平贴于耳尖后，食指指尖位于耳尖后发际，无名指指尖所在位置即是。

自我按摩 ----------→

将四指并拢轻按于天冲穴，每天早晚各揉按 1 次，每次左右各（或双侧同时）揉按 1~3 分钟。

| 程度 | 四指揉法 | 时间 / 分钟 |
|---|---|---|
| 轻 | | 1~3 |

● 疏通方法

（1）按摩：将四指并拢轻按于天冲穴，每天早晚各揉按 1 次，每次左右各（或双侧同时）揉 1 ~ 3 分钟。

（2）刮痧：用点按法或垂直按揉法，刮穴位 30 次。

（3）瑜伽：每天坚持练习头膝式。

# 阳白穴——保健视力之养生大穴

## 主治

①这个穴位能治疗大多数眼部疾病，按摩这个穴位，具有祛风明目的作用。②坚持每天按摩这个穴位，对头痛、视物模糊、眶上神经痛、面神经麻痹、眼睑下垂、夜盲、眼睑瘙痒、呕吐、恶寒等病症，具有很好的调理、改善、治疗和保健作用。③配太阳穴、睛明穴、鱼腰穴，能够治疗目赤肿痛、视物昏花、上睑下垂等症状。

## 部位

属足少阳胆经上的穴位，在人体面部，瞳孔的直上方，距离眉毛上缘约1寸处。

## 精确取穴

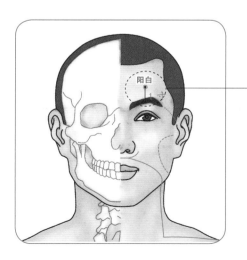

阳白

该穴位于前额部，当瞳孔直上，眉上1寸处。

## 取穴技巧

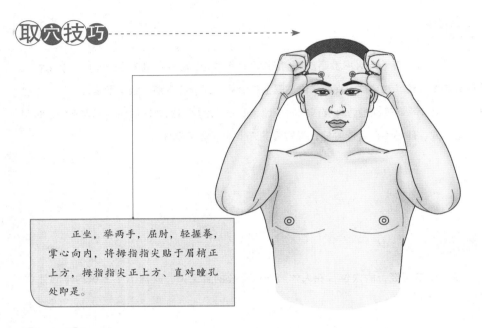

正坐，举两手，屈肘，轻握拳，掌心向内，将拇指指尖贴于眉梢正上方，拇指指尖正上方、直对瞳孔处即是。

## 自我按摩

用拇指弯曲时的指间关节处，从内往外轻轻揉按穴位处，有一种特殊的酸痛感。每天早晚各揉按1次，每次左右各（或双侧同时）揉按1~3分钟。

| 程度 | 拇指揉法 | 时间 / 分钟 |
|---|---|---|
| 轻 | | 1~3 |

## 疏通方法

（1）按摩：用拇指弯曲时的指间关节处，从内往外轻轻揉按穴位处，有一种特殊的酸痛感。每天早晚各揉按1次，每次左右各（或双侧同时）揉按1~3分钟。

（2）刮痧：用厉刮法刮穴位30次。

（3）瑜伽：每天坚持练习头膝式。

# 目窗穴——益气明目之养生大穴

## 主治

①长期按摩这个穴位，具有补气壮阳的作用。②经常按摩这个穴位，对头痛、目眩、目赤肿痛、远视、近视、面部浮肿、龋齿、小儿惊痫等症，具有非常明显的疗效。③配关冲穴、风池穴，治疗头痛；配陷谷穴，治疗面目浮肿。

## 部位

这个穴位在人体的头部，当前发际上 1.5 寸，头正中线旁开 2.25 寸处。

## 精确取穴

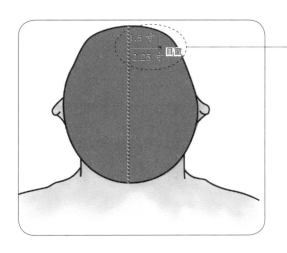

1.5 寸
2.25 寸
目窗

目窗穴位于人体的头部，当前发际上 1.5 寸，头正中线旁开 2.25 寸。

32

取穴技巧

端坐于桌前，略微低头，双肘置于桌上，掌心向自己，小指指腹平贴于前发际处，中指指尖所在位置即是。

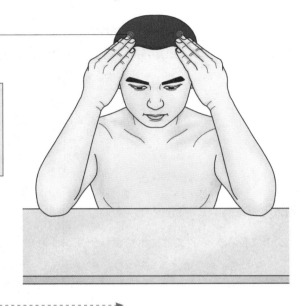

自我按摩

用食指和中指并拢，轻按于目窗穴，每天早晚各1次，每次左右各（或双侧同时）按1~3分钟。

| 程度 | 双指按法 | 时间 / 分钟 |
|---|---|---|
| 轻 |  | 1~3 |

● 疏通方法

（1）按摩：用食指和中指并拢，轻按于目窗穴，每天早晚各1次，每次左右各（或双侧同时）按1~3分钟。

（2）拍法：四指并拢，用掌拍法拍打20次。

（3）瑜伽：每天坚持练习头膝式。

# 风池穴——醒脑止痛之养生大穴

## 主治

①本穴能清热醒脑，在美容院、理发厅工作的人员，大多会在帮顾客剪发、洗头后，按压其此穴，有很好的醒脑、明目功效。②对感冒、头痛、头晕、中风、热病、颈项强痛、眼病、鼻炎、耳鸣、耳聋、咽喉疾患等病症，长期按压此穴，会有很好的调理保健效果。

## 部位

属足少阳胆经上的穴位，在耳后乳突后下缘，即后枕骨下，两条大筋之间，后发际凹陷中。

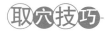

正坐，举臂抬肘，肘约与肩同高，屈肘向头。双手置于耳后，掌心向内，指尖朝上，四指轻扶头（耳上）两侧。拇指指腹所按的乳突后下缘凹陷中即是。

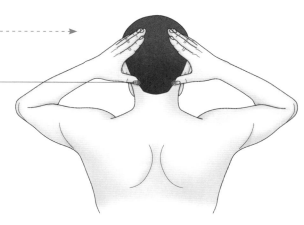

## ● 疏通方法

（1）按摩：用拇指指腹由下往上揉按穴位，有酸、胀、痛的感觉，重按时鼻腔有酸胀感。每天早晚各揉按 1 次，每次左右各（或双侧同时）揉按 1~3 分钟。

（2）刮痧：用点按法刮 30 次左右，刮至头皮有发热感为宜。

（3）瑜伽：每天坚持练习兔式。

32

# 肩井穴——通经行气之养生大穴

## 主治

①主治五劳七伤、头颈强痛、颈项不得回顾、肩背疼痛等。②对乳腺炎、难产、功能性子宫出血、产后子宫出血、神经衰弱、半身不遂、脚气、狐臭等病症，长期按压此穴会有很好的调理保健效果。

## 部位

属足少阳胆经上的穴位，在肩上凹陷中，大椎穴与肩峰端连线的中点。

**取穴技巧** ------------>

> 正坐，交抱双手于胸前，掌心向下，放在肩上，以中间三指放在肩颈交会处，中指指腹所在位置即是。

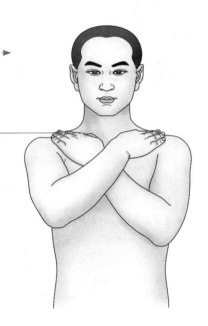

## 疏通方法

（1）按摩：以中间三指放在肩颈交会处，用中指指腹向下揉按穴位，会有特殊酸麻、胀痛的感觉。每天早晚各按压 1 次，每次左右各（或双侧同时）按压 1~3 分钟。

（2）拍法：用拳拍法拍打穴位 30 次。

（3）瑜伽：每天坚持练习勇士变化式。

# 环跳穴——通络止痛之养生大穴

## 主治

①长期按压此穴，对腰、背、腿痛，坐骨神经痛等病症有特效。②对下肢麻痹，腰部、大腿、膝部等处疼痛、风疹、脚气等病症，刮拭此穴，会有很好的调理保健效果。

## 部位

属足少阳胆经上的穴位。侧卧，屈上腿、伸下腿，当股骨大转子最高点与骶管裂孔连线的外 1/3 和内 2/3 交界点即是，或并足而立，臀外侧部有凹陷处即是。

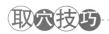 取穴技巧

> 自然站立，或侧卧，伸下足、屈上足，同侧手叉臀侧部，四指在前，拇指指腹所在的凹陷处即是。

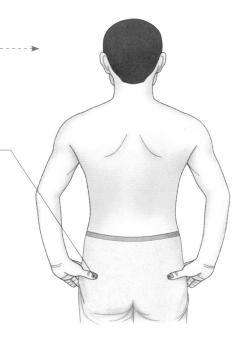

## ● 疏通方法

（1）按摩：同侧手叉于臀侧部，四指在前，用拇指指腹稍用力按压穴位。每次左右各按压 3~5 分钟。先左后右或先按健侧，再按患侧。

（2）刮痧：俯卧位，用推刮法轻刮 60 次。

（3）瑜伽：每天坚持练习勇士变化式。

# 风市穴——祛风化湿之养生大穴

### 主治

①长期按压此穴，对腰膝酸痛、腰重起坐难等病症有特效。②下肢神经麻痹、脚气、股外神经炎、遍身瘙痒、风疹、半身不遂等病症，刮拭此穴，有很好的调理保健效果。

### 部位

属足少阳胆经上的穴位，在膝外两筋间，大腿外侧中线上，直立垂手时，两手贴于大腿外侧，约当中指指尖所指的凹陷处。

取穴技巧 ------------>

直立，或侧卧，手自然下垂，手掌轻贴大腿中线如立正状。中指指腹所在位置即是。

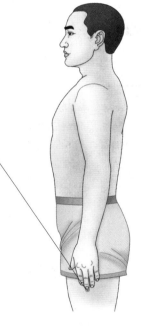

### 疏通方法

（1）按摩：以中指指腹垂直下压穴位，有酸、胀、麻等感觉。每次左右各按压 1~3 分钟。先左后右，或两侧同时按压。

（2）拔罐：侧卧位，用闪火法将火罐吸拔在穴位上，留罐 20 分钟。

（3）瑜伽：每天坚持练习勇士变化式。

# 阳陵泉穴——疏利肝胆之养生大穴

## 主治

①经常按压此穴，对小腿痉挛、筋骨僵硬或酸痛有特效。②本穴也是联合国世界卫生组织认定的可调理习惯性便秘的主要穴位之一。③是利肝胆、清湿热、强筋骨、治疗胃溃疡的特效穴。④对肝炎、胆石症、肋间神经痛、肩关节痛、膝关节痛、下肢麻木等病症，长期按压此穴，会有很好的调理保健功效。

## 部位

属足少阳胆经上的穴位，在膝下，腓骨小头前下方凹陷处。

取穴技巧 - - - - - - - - - - - - - - - - - - - ->

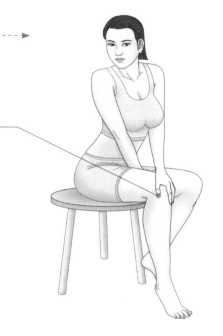

正坐，垂足，约呈90°，上身稍前俯，用左手手掌轻握右脚膝盖前下方，四指在内，拇指指腹所在位置即是。

## ● 疏通方法

（1）按摩:弯曲拇指，以指腹垂直揉按穴位，有酸、胀、痛的感觉。每次左右各揉按 1~3 分钟，先左后右。

（2）拍法：用拳拍法拍打 30 次。

（3）瑜伽：每天坚持练习勇士变化式。

32

# 阳辅穴——清泻胆火之养生大穴

## 主治

①经常艾灸本穴，对肾功能不全、腰冷如坐水中、膝下水肿、筋挛、诸节疼痛、痛无常处等病症有特效。②偏头痛、全身神经痛、下肢瘫痪、脚气等病症，长期按压此穴，有很好的调理保健作用。

## 部位

属足少阳胆经上的穴位，在外踝高点直上4寸，腓骨前缘稍前处。

**取穴技巧**

正坐，垂足，稍向前俯身，双手掌心向前，四指在后。拇指在外，由脚跟向上抓住小腿跟部，拇指指腹所在位置即是。

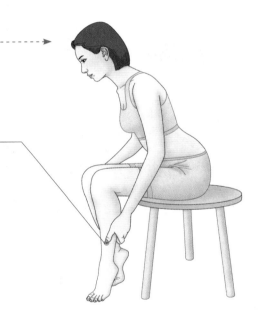

## 疏通方法

（1）按摩：用拇指指腹揉按穴位，有酸、胀、痛的感觉。每次左右各揉按1~3分钟，先左后右。

（2）艾灸：艾条温和灸，每穴灸10~15分钟，隔日1次。

（3）气功：每天坚持练习八段锦。

# 足临泣穴——运化气血之养生大穴

## 主治

①此穴位对头痛、目外眦痛、目眩、瘰疬、胁肋痛、疟疾、中风偏瘫、痹痛不仁、足跗肿痛、腰痛、小腿肌肉痉挛、眼疾、神经官能症等疾病，都具有良好的疗效。②经常按摩这个穴位，还能治疗女性的乳房疾病，如乳腺炎、乳腺增生，还能回乳。

## 部位

这个穴位在足背的外侧，第4跖趾关节的后方。

### 取穴技巧

正坐，垂足，抬左足置于座椅上，伸左手，轻握左脚第4趾，四指在下，弯曲拇指，用指甲垂直轻轻掐按此后方凹陷中即是。

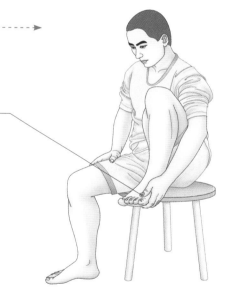

### ● 疏通方法

（1）按摩：用拇指指腹揉按穴位，有酸、胀、痛的感觉。每次左右各揉按1~3分钟，先左后右。

（2）艾灸：艾条温和灸，每穴灸10~15分钟，隔日1次。

（3）瑜伽：每天坚持练习桥式。

32

# 足厥阴肝经 调节肝功能及血液循环

**图 例**

- - - - 虚线为体内路线
- —— 实线为体表路线
- → 彩色箭头为体表路线走向
- → 灰色箭头为体内路线走向

主掌脏腑 ---→ 肝

主治病症 ---→ 肝、胆、妇科、足背、下肢内侧及泌尿、生殖系统疾病

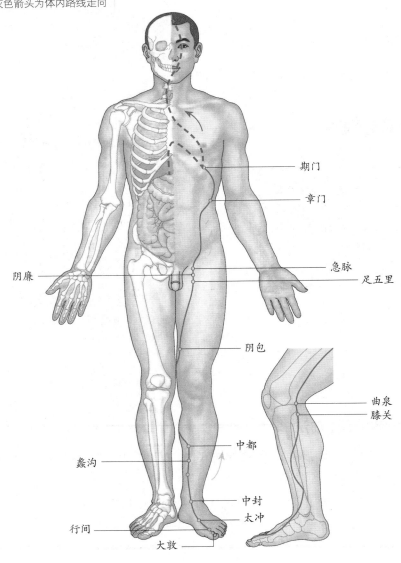

期门
章门
急脉
足五里
阴廉
阴包
曲泉
膝关
中都
蠡沟
中封
太冲
行间
大敦

# 足厥阴肝经

足厥阴肝经上的穴位共有 14 个，首穴大敦、末穴期门，2 个穴位在胸腹部，其余 12 个在下肢。

## ● 经络循行路线

足厥阴肝经起于足大趾外侧的大敦穴，沿脚背内侧向上，上行至小腿内侧，沿大腿内侧中线，到达腹部，从乳房下方的期门穴进入体内的肝脏后，分为 2 支。一支经过胆、横膈，穿过胸部，沿喉咙向上，进入鼻咽部，连接眼睛，向上到达头顶与督脉交会；另一支，从肝到肺，连接手太阴肺经。

## ● 联系脏腑

属肝，络胆，与脾、胃、肾有联系。

## ● 功效与主治

足厥阴肝经负责调节血液循环，主治"肝"方面所发生的病症。本经病变表现为：腰痛得不可前俯后仰、男性可出现小肠疝气、女性可出现小腹肿胀，严重的则咽喉干，面部像有灰尘、没有血色。

主治：胸闷、恶心呕吐、泄泻、小肠疝气、下腹痛、遗尿、小便不利、癃闭、头痛、内踝肿痛等。

## ● 疏通方法

沿足厥阴肝经走向拍打、按摩穴位，可以疏通经脉，有效治疗头痛、眩晕、月经不调、腹痛等。

同时，艾灸、拔罐、刮痧也能够刺激经络上的穴位，治疗本经病变所引发的病症。

练习气功八段锦能打通全身经络，加强内脏功能。练习瑜伽中的勇士变化式，能增加肺活量，增强肝脏的排毒功能；练习头膝式、手碰脚式、桥式，能强化脚踝与脚背的灵活性，同时能锻炼大腿内侧肌肉。

### ● 食疗打通经络

**生姜花椒粥**

材料：粳米 100 克，花椒 10 克，生姜 2 片，盐适量。

做法：①将粳米洗净，加水 800 毫升，烧开。②将花椒和生姜片一起放入，以小火煮成粥，下盐调味即可。分 2 次服用。

33

# 大敦穴——疏肝理气之养生大穴

## 主治

①经常刺激此穴，对疝气引起女性阴挺肿痛、男性痛引小腹等病症有特效。②本穴为治疗小便失禁的特效穴。③是治疗小儿疳积、女性血崩（大出血）的特效穴。④子宫脱垂、月经过多、睾丸炎等病症，长期艾灸此穴，会有很好的调理保健功效。

## 部位

属足厥阴肝经上的穴位，在足第1趾外侧，趾甲角旁约0.1寸处。

**取穴技巧** - - - - - - - - - - - - - - - - - - - ▶

正坐垂足，屈曲左膝，抬左足置于椅上，用左手轻握左脚第1趾，四指在下，弯曲拇指，以指尖垂直掐按第1趾外侧趾甲旁即是。

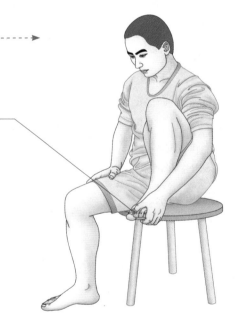

## ● 疏通方法

（1）按摩：用拇指指腹揉按穴位，有酸、胀、痛的感觉。每次左右各揉按1~3分钟，先左后右。

（2）艾灸：艾条温和灸，每穴灸15~20分钟，每日1次。

（3）瑜伽：每天坚持练习手碰脚式。

# 太冲穴——平肝通络之养生大穴

## 主治

①本穴为针灸学上重要的"四关穴"，可治肝痛、气虚、脸色苍白、小便不利、大便难等。②有平肝、理血、通络之功效，主治头痛、眩晕、高血压、失眠、肝炎。③对月经不调、子宫出血、乳腺炎、淋病、便秘等病症，长期按压此穴，会有很好的调理保健作用。

## 部位

属足厥阴肝经上的穴位，在第1、2趾趾缝上1.5寸凹陷处。

取穴技巧 - - - - - - - - - - - - - - - - →

正坐，垂足，屈左膝，抬脚置于座椅上，伸左手，手掌朝下置于脚背，弯曲中指，置于第1、2趾趾缝上方2指宽处，中指指尖所在的位置即是。

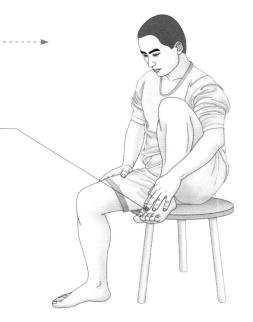

## ● 疏通方法

（1）按摩：以食指和中指指腹垂直由下往上揉按穴位，有特殊胀、酸、疼痛的感觉。每次左右各揉按1~3分钟，先左后右。

（2）拍法：用掌拍法拍打脚背30次。

（3）瑜伽：每天坚持练习手碰脚式。

33

# 曲泉穴——清利湿热之养生大穴

## 主治

经常按摩这个穴位，对月经不调、痛经、白带增多、阴挺、阴痒、产后腹痛、遗精、阳痿、疝气、小便不利、头痛、目眩、膝髌肿痛、下肢麻痹等症，具有明显的疗效。

## 部位

这个穴位在人体的膝内侧，屈膝，当膝关节内侧端，股骨内侧髁的后缘，半腱肌、半膜肌止点的前缘凹陷处。

### 取穴技巧

正坐屈膝，手掌心朝下，拇指置于膝盖上，四指并拢置于膝内侧横纹头端凹陷处，中指指尖所在的位置即是。

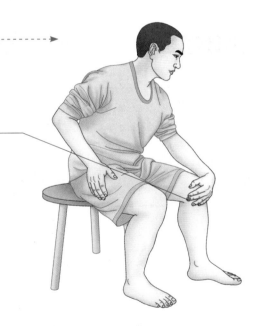

### 疏通方法

（1）按摩：四指并拢，由下往上揉按穴位，有特别胀、酸、疼痛的感觉。每次左右各揉按 3~5 分钟，先左后右，或两侧同时揉按。

（2）刮痧：用平刮法轻刮 40 次。

（3）气功：每天坚持练习八段锦。

# 足五里穴——通利水道之养生大穴

## 主治

①按摩这个穴位，具有行气提神、通利水道的作用。②经常刺激这个穴位，对少腹胀痛、小便不通、阴挺、睾丸肿痛、嗜卧、四肢倦怠、瘰疬具有良好的疗效。③长期按摩此穴位，还能够有效治疗阴囊湿疹、尿潴留、遗尿、阴部湿痒、股内侧痛、胸闷气短等疾患。④配三阳络穴、天井穴、厉兑穴、三间穴，治疗嗜卧。

## 部位

在大腿内侧，当气冲直下3寸，大腿根部，耻骨结节的下方，长收肌的外缘。

## 精确取穴

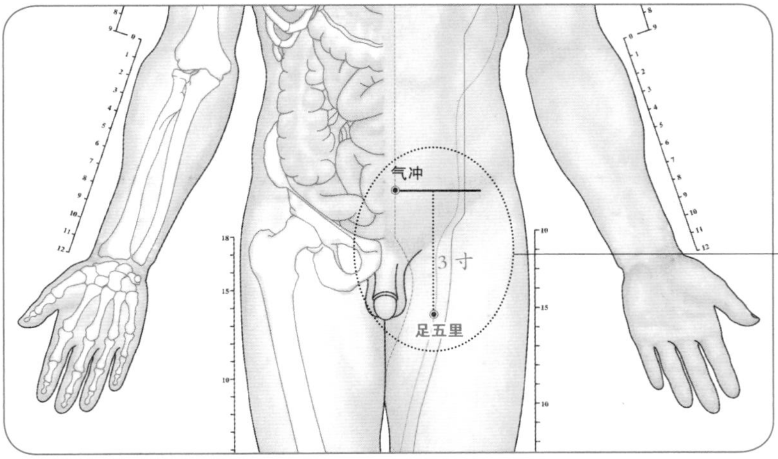

气冲

3寸

足五里

该穴位于人体的大腿内侧，气冲穴直下3寸，大腿根部，耻骨结节的下方，长收肌的外缘。

33

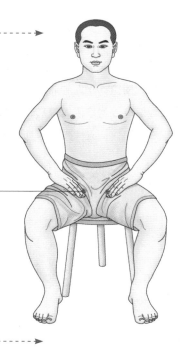

## 取穴技巧

正坐，垂足，将手平放于大腿根部，掌心向着腿部，四指并拢，食指指尖所在的位置即是。

## 自我按摩

四指并拢，由下往上揉按穴位，有特别胀、酸、疼痛的感觉。每次左右各揉按 3~5 分钟，先左后右，或两侧同时揉按。

| 程度 | 四指揉法 | 时间 / 分钟 |
|---|---|---|
| 重 | | 3~5 |

## ● 疏通方法

（1）按摩：四指并拢，由下往上揉按穴位，有特别胀、酸、疼痛的感觉。每次左右各揉按 3~5 分钟，先左后右，或两侧同时揉按。

（2）瑜伽：每天坚持练习弓式。

（3）气功：每天坚持练习八段锦。

# 阴廉穴——通利下焦之养生大穴

## 主治

①经常按摩此穴位，有调经止带、通利下焦的作用。②坚持按摩这个穴位，对于生殖系统的疾病，如月经不调、赤白带下、阴部瘙痒、阴肿、疝痛等症，有改善、调理、保健作用。③长期按摩此穴位，对小腹疼痛、腰腿疼痛、下肢痉挛等疾患，具有明显疗效。

## 部位

此穴位在人体大腿内侧，当气冲穴直下 2 寸，大腿根部，耻骨结节的下方，长收肌外缘。

**取穴技巧** - - - - - - - - - - - - - - →

> 正立，两手叉于大腿根部，掌心向着腿，四指并拢平贴于小腹部，小指刚好在腿根部，拇指位于大腿外侧，无名指指尖所在的位置即是。

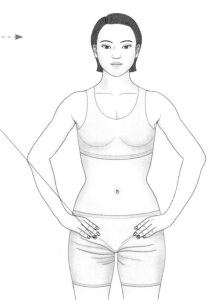

## ● 疏通方法

（1）按摩：四指并拢，由下往上揉按穴位，有特别胀、酸、疼痛的感觉。每次左右各揉按 3~5 分钟，先左后右，或两侧同时揉按。

（2）拍法：用掌拍法拍打 40 次。

（3）瑜伽：每天坚持练习大树式。

33

# 中封穴——行气止痛之养生大穴

## 主治

①长期按摩这个穴位，对疝气、阴茎痛、遗精、小便不利、黄疸、胸腹胀满、腰痛、足冷、内踝肿痛等疾患，具有良好的辅助疗效。②配胆俞穴、阳陵泉穴、太冲穴、内庭穴，具有疏肝泄热的作用，能够治疗黄疸、疟疾；配足三里穴、阴廉穴，能够治疗阴缩入腹、阴茎痛、遗精、淋病、小便不利；配解溪穴、昆仑穴，具有活血消肿的作用，能治疗内踝肿痛；配气海穴、中极穴，有利尿通淋的作用，能治疗小便不利；配大赫穴、志室穴，有固摄精关的作用，能治疗遗精。

## 部位

这个穴在人体的足背侧，当足内踝前 1 寸，胫骨前肌腱的内侧凹陷处。

精确取穴 - - - - - - - - - - - - →

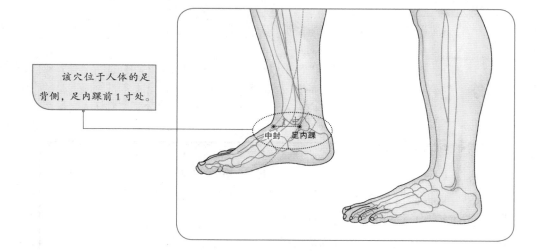

该穴位于人体的足背侧，足内踝前 1 寸处。

中封　足内踝

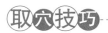取穴技巧

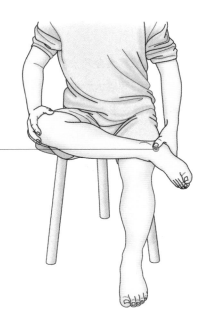

正坐，将右脚置于左腿上，左手掌握住脚后跟处，四指在脚后跟，拇指位于足内踝前，拇指指腹所在的位置即是。

自我按摩

用拇指指腹揉按穴位，有酸、胀、痛的感觉。每次左右各揉按 3~5 分钟，先左后右。

| 程度 | 拇指揉法 | 时间 / 分钟 |
|---|---|---|
| 重 | | 3~5 |

● 疏通方法

（1）按摩：用拇指指腹揉按穴位，有酸、胀、痛的感觉。每次左右各揉按 3~5 分钟，先左后右。

（2）艾灸：艾条温和灸，每穴灸 10~15 分钟，隔日 1 次。

（3）瑜伽：每天坚持练习桥式。

# 章门穴——疏肝健脾之养生大穴

## 主治

①本穴为五脏精气之会穴，有疏肝行气之特效，主治心胸郁闷、胃痉挛、肝气郁结、胸胁疼痛等。②对肝脾肿大、肝炎、肠炎、泄泻、腹胀、呕吐等病症，长期按压此穴，会有很好的调理保健效果。

## 部位

属足厥阴肝经上的穴位，当第11肋游离端下方。

## 取穴技巧

正坐或仰卧，双手掌心向下，指尖相对，放在双乳下、胸部最后1根肋骨上。拇指、食指直下掌根处，形状像条鱼一般的肌肉丰厚处所按位置即是。

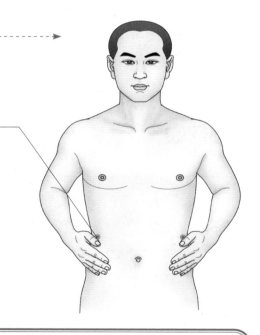

## 疏通方法

（1）按摩：用拇指、食指直下掌根处，形状像条鱼一般的肌肉丰厚处，揉按穴位，有胀痛的感觉。每次左右各（或双侧同时）揉按1~3分钟。

（2）拔罐：仰卧位，用闪火法将火罐吸拔在穴位上，留罐20分钟。

（3）瑜伽：每天坚持练习侧三角扭转式。

# 期门穴——疏肝行气之养生大穴

## 主治

①有疏肝、行气、化积、通淤之功效，主治肋间神经痛、肝炎、肝肿大、胆囊炎、胸胁胀满等。②对腹胀、呕吐、乳痛等病症，长期按压此穴，会有很好的调理保健效果。

## 部位

属足厥阴肝经上的穴位，在乳头直下，第6肋间隙中，前正中线旁开4寸。

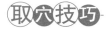

> 正坐，举双手，掌心向下，指尖相对，放在乳头往下2根肋骨的间隙处，拇指、食指直下掌根处的大鱼际所按位置即是。

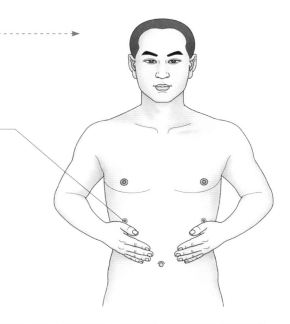

## ● 疏通方法

（1）按摩：用拇指、食指直下掌根处，形状像条鱼一般的肌肉丰厚处，揉按穴位，有胀痛的感觉。每次左右各（或双侧同时）揉按3~5分钟。

（2）艾灸：艾条温和灸，每穴灸10~15分钟，每日或隔日1次。

（3）瑜伽：每天坚持练习侧三角扭转式。

33

# 督脉 整合各条阳经的阳脉之海

图 例
- - - - 虚线为体内路线
──── 实线为体表路线
──→ 彩色箭头为体表路线走向
──→ 灰色箭头为体内路线走向

主掌脏腑 --→ 大肠、胃、小肠、膀胱、三焦、胆

主治病症 --→ 腰、骶、背、头顶等局部病症，神志病，热病，泌尿及生殖系统的疾病

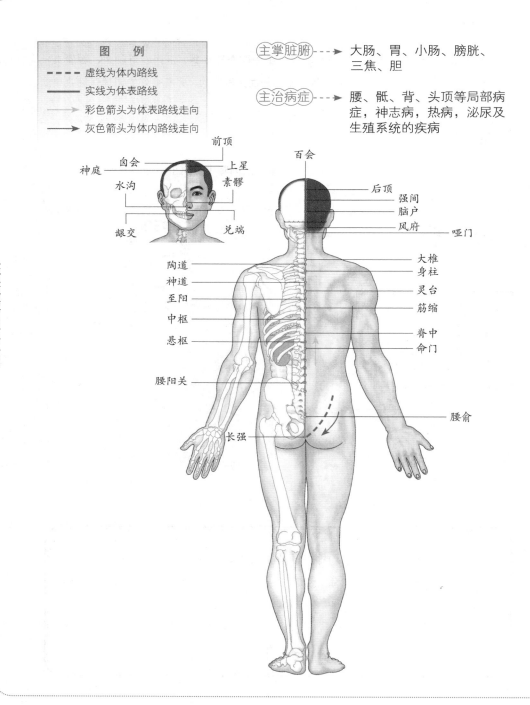

前顶
神庭　囟会　　上星
水沟　　　　素髎
龈交　　　兑端

百会
后顶
强间
脑户
风府　　哑门
大椎
身柱
灵台
筋缩
脊中
命门
腰俞

陶道
神道
至阳
中枢
悬枢
腰阳关
长强

# 督脉

督脉上共有 28 个穴位，起于长强、止于龈交，其中 14 个穴位在头部，12 个穴位在后背，2 个穴位在臀部。

## ● 经络循行路线

督脉起于长强穴，出于会阴部，来到体表，在尾骨沿脊柱上行，直到头部，从百会穴向下直到头顶、前额，至上唇的龈交穴。另有一支上行至前额，于巅顶交会，入络于脑，再出下项，沿肩胛骨内侧、脊柱两旁，到达腰中，进入脊柱两侧的肌肉，与肾脏相联络。

## ● 联系脏腑

大肠、胃、小肠、膀胱、三焦、胆。

## ● 功效与主治

督脉与脑相连，督脉发生病变，就会出现项背强直、牙关紧闭、头痛、四肢抽搐，甚则神志昏迷、发热。督脉与肝、肾关系密切，督脉经气不通，就会出现头昏头重、眩晕、健忘；两耳通于脑，脑髓不足则耳鸣、耳聋；督脉沿脊上行，督脉不通则腰背酸软、佝偻畸形。督脉主司生殖，督脉阳气虚衰则背部发冷、阳事不举、精冷清薄、遗精，女性小腹坠胀冷痛、宫寒不孕、腰膝酸软。

主治：热病、疟疾、咳嗽、喘逆、项强、肩背痛、腰背强直、角弓反张、小儿惊风、癫狂痫症、五劳七伤、虚损乏力、中暑、霍乱、呕吐、黄疸、风疹、昏迷、发热等。

## ● 疏通方法

督脉主气，有鼓舞生命阳气的作用。平时可以按摩肩、背、腰部各个穴位以疏通经脉，还可以沿着经络走向拍打穴位。也可以配合使用拔罐、艾灸、刮痧。

气功八段锦中的蹲、站姿势可以强化脊柱功能，强肾固腰。瑜伽中的大树式、兔式、猫式、头膝式，也能刺激督脉，提高大脑含氧量，缓解头痛症状。

## ● 食疗打通经络

### 银耳红枣羹

材料：银耳 15 克，红枣 20 克，冰糖适量。

做法：①银耳用冷水泡开，洗净，去蒂；红枣洗净，去核。②一同放入锅中，加水 400 毫升，小火煮至熟，再放入冰糖即可。

34

# 长强穴——调理肠腑之养生大穴

## 主治

①本穴有促进直肠收缩的作用，可通大便、治便秘、止腹泻。②艾灸此穴，有通任督、调肠腑之功效，主治肠炎、腹泻、痔疮、便血、脱肛。③对阴囊湿疹、阳痿、精神分裂症、癫痫、腰神经痛等病症，长期按压此穴，能有很好的调理保健功效。

## 部位

属督脉的第一个穴位，在肛门之上，尾骨尖端下0.5寸之处。

**取穴技巧**

正坐，上身前俯，伸左手至臀后，中指指腹所在的尾骨尖下即是。

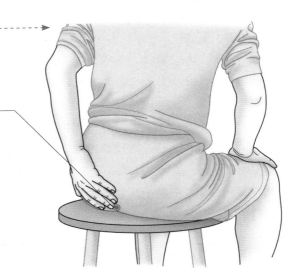

● **疏通方法**

（1）按摩：以中指和食指着力揉按穴位，会有酸胀的感觉向深层组织以及四周扩散。每次用左右手各揉按1~3分钟，先左手后右手。

（2）刮痧：俯卧位，用点按法轻刮30次。

（3）瑜伽：每天坚持练习大树式。

# 命门穴——调补肾气之养生大穴

## 主治

①本穴为五脏六腑之本、十二经之根、呼吸之原、三焦之基，一般被视为生命的门户、精液之所处，对肾气不足、精力衰退，有固本培元的治疗功效。主治腰痛、腰扭伤、坐骨神经痛。②长期刺激此穴，对阳痿、遗精、月经不调、头痛、耳鸣、四肢冷痛等病症有特效。③艾灸本穴能有效治疗小儿遗尿症。

## 部位

属督脉的穴位，在后正中线上，第2腰椎棘突下（两侧肋弓下缘、连线中点，一般与肚脐正中相对），即肚脐正后方处即是。

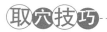

正坐，伸两手至腰背后，拇指在前，四指在后。双手手中指指尖所触碰处即是。

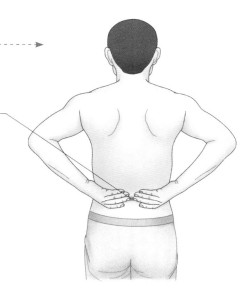

## ● 疏通方法

（1）按摩：双手中指同时用力揉按穴位，有酸、胀、疼痛的感觉。每次揉按3~5分钟。

（2）艾灸：艾灸温和灸，每次艾灸15~20分钟，每日1次。

（3）瑜伽：每天坚持练习兔式。

# 身柱穴——宣肺补气之养生大穴

## 主治

①本穴主气，对气喘、感冒、咳嗽，或咳嗽而有肩背疼痛之症，有特效。②是主治虚劳喘咳、支气管炎、肺炎、百日咳，及痈疮肿毒的特效穴。③对腰背强痛、小儿抽搐、癫症、热病、中风不语等病症，长期按压此穴，有很好的调理保健作用。

## 部位

属督脉的穴位，在后正中线上，第 3 胸椎棘突下凹陷中（约与两肩胛冈高点相平）。

取穴技巧

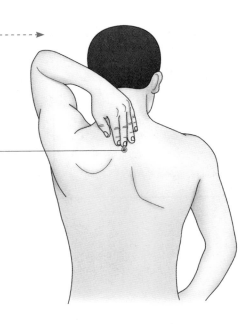

正坐或俯卧，伸左手由肩上尽力向后，中指指尖所在的两肩胛冈高点连线的中点处即是。

## 疏通方法

（1）按摩：把食指叠加在中指指背上，一起用力揉按穴位，有刺痛的感觉。每次左右手各揉按 3~5 分钟，先左后右。

（2）艾灸：艾灸温和灸，每次灸 15~20 分钟，每日 1 次。

（3）气功：每天坚持练习八段锦。

# 大椎穴——解表通阳之养生大穴

## 主治

①有解表通阳、醒脑宁神之功效，对热病有退热降温的作用。②主治感冒、肩背痛、头痛、咳嗽、气喘、中暑、支气管炎、湿疹、血液病。③本穴为针灸治疗寄生虫病及扁桃体炎的特效穴。④长期针灸此穴，对尿毒症有很好的辅助治疗作用。

## 部位

属督脉的穴位，后正中线上，第7颈椎棘突下凹陷处。

**取穴技巧**

正坐或俯卧，伸左手由肩上反握对侧颈部，虎口向下，四指扶右侧颈部，指尖向前，拇指指腹所在位置即是。

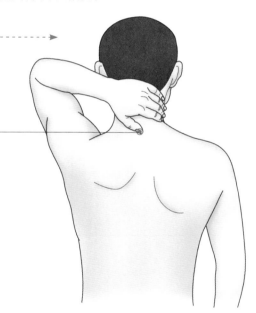

## ● 疏通方法

（1）按摩：拇指指尖向下，用指腹揉按穴位，有酸痛、胀麻的感觉。每次左右各揉按1~3分钟，先左后右。

（2）刮痧：俯卧位，用平刮法轻刮50次，以出痧为度。

（3）气功：每天坚持练习八段锦。

34

# 风府穴——疏风解表之养生大穴

## 主治

①按摩这个穴位，能够治疗头痛、眩晕、暴喑不语、咽喉肿痛、感冒、发热等。
②长期按压这个穴位，对癫狂、痫症、癔症、中风不语、悲恐惊悸、半身不遂、颈项强痛、目痛等，都具有良好的辅助治疗效果。

## 部位

属督脉的穴位，位于人体的颈后部，两风池穴连线的中点，枕外隆突处。

**取穴技巧**

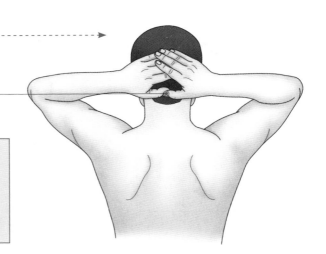

正坐或俯卧，伸双手过颈，置于后脑处，掌心向头，扶住后脑勺，四指指尖向头顶，双拇指指尖所在的枕外隆突处即是。

## ● 疏通方法

（1）按摩：拇指指尖相互叠加，用指腹揉按穴位，有酸痛、胀麻的感觉。每次揉按 1~3 分钟。

（2）艾灸：艾条温和灸，每穴灸 15~20 分钟，每日 1 次。

（3）瑜伽：每天坚持练习猫式。

# 强间穴——升阳益气之养生大穴

## 主治

①坚持按压这个穴位，能够辅助治疗头痛、目眩、颈项强痛、癫狂痫症、心烦、失眠等疾患。②长期按压这个穴位，对于脑膜炎、神经性头痛、血管性头痛、癔症等，也具有明显的辅助治疗、调理和保健作用。

## 部位

这个穴位在头部，当后发际正中直上 4 寸，即脑户穴上 1.5 寸处。

## 取穴技巧

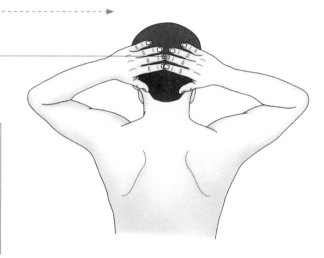

正坐或俯卧，伸双手过颈，置于后脑处，掌心向头，扶住后脑勺，拇指指腹按于风府穴处，四指指尖并拢、向头顶，中指指尖所在位置即是。

## ● 疏通方法

（1）按摩：用中指和食指指腹揉按穴位，有酸痛、胀麻的感觉。每次揉按 1~3 分钟。

（2）刮痧：用垂直按揉法轻刮穴位 30 次。

（3）瑜伽：每天坚持练习手碰脚式。

34

# 百会穴——平肝息风之养生大穴

## 主治

①本穴有开窍宁神的功效，主治失眠、神经衰弱。②艾灸此穴，有平肝息风的功效，主治头痛、眩晕、休克、高血压、中风失语、鼻塞。③有升阳固脱之作用，主治脱肛、子宫脱垂等，以上诸种病症，长期按压此穴，会有很好的调理保健效果。

## 部位

属督脉的穴位，在头顶正中线与两耳尖端连线的交点处。

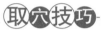

正坐，举双手，虎口张开，拇指指尖碰触耳尖，掌心向头，四指朝上。双手中指在头顶正中相碰触处即是。

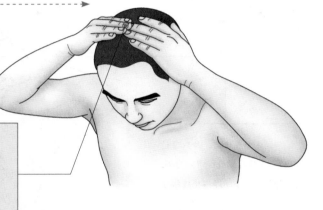

## ● 疏通方法

（1）按摩：先左手中指按压在穴位上，然后右手中指按在左手中指指甲上，双手中指交叠，同时向下用力揉按穴位，有酸胀、刺痛的感觉。每次揉按 1~3 分钟。

（2）拍法：用掌拍法轻轻拍打 20 次。

（3）瑜伽：每天坚持练习头膝式。

# 前顶穴——止眩定痛之养生大穴

## 主治

①长期按摩这个穴位，能够治疗癫痫、头晕、头顶痛、鼻渊、目赤肿痛、小儿惊风等疾病。②在现代中医临床中，经常用这个穴位来治疗高血压、鼻炎、中风后引起的偏瘫等疾病。所以，坚持按压这个穴位，对这些疾病具有治疗、调节、改善作用。

## 部位

这个穴位在人体的头部，当前发际正中直上 3.5 寸，即百会穴前 1.5 寸处。

**取穴技巧** - - - - - - - - - - - - - - ->

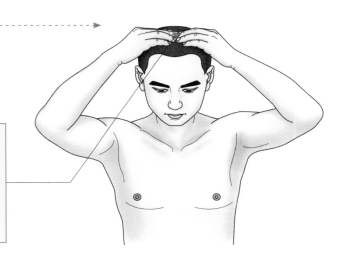

正坐，举双手过头，掌心朝下，手掌放松，自然弯曲，指尖下垂，约呈瓢状。双手中指指尖触碰处即是。

### ● 疏通方法

（1）按摩：先左手中指按压在穴位上，然后右手中指按在左手中指指甲上，双手中指交叠，同时向下用力揉按穴位，有酸胀、刺痛的感觉。每次各揉按 1~3 分钟。

（2）拍法：用掌拍法轻轻拍打 20 次。

（3）气功：每天坚持练习八段锦。

34

# 神庭穴——宁神醒脑之养生大穴

## 主治

①主治头晕、呕吐、双眼昏花等症状。②经常刺激该穴，可治疗鼻流清涕、急性鼻炎、泪囊炎、惊悸不得安寐等症。③对前额神经痛、失眠、癫痫等病症，常按压此穴，有很好的调理保健效果。

## 部位

属督脉的穴位，在前发际正中直上 0.5 寸处。

取穴技巧

正坐，举一手过头，掌心朝下，手掌放松，自然弯曲，指尖下垂，约呈瓢状。中指指尖所在的前发际正中稍上方即是。

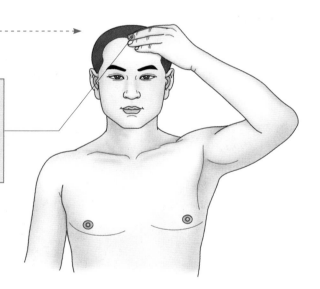

## 疏通方法

（1）按摩：以左右手中指指尖相并，置于穴位上，双指指尖轻触，用指腹揉按穴位。每次揉按 3~5 分钟。

（2）艾灸：艾条温和灸，每穴灸 15~20 分钟，每日 1 次。

（3）瑜伽：每天坚持练习头膝式。

# 水沟穴——清热宁神之养生大穴

## 主治

①有开窍清热、宁神志、利腰背之功效，主治休克、昏迷、中暑、颜面浮肿、晕车、晕船、失神、急性腰扭伤等。②对口臭、口眼部肌肉痉挛等病症，长期按压此穴，能有很好的调理保健效果。

## 部位

属督脉的穴位，在人中沟上 1/3 与下 2/3 交界处。

取穴技巧

正坐，伸右手（或左手），置面前，五指朝上，掌心朝自己，弯曲食指置于人中沟中上部即是。

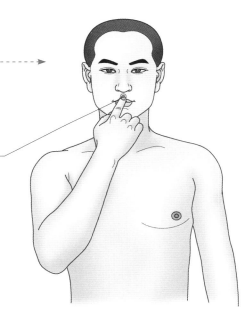

## 疏通方法

（1）按摩：弯曲食指，以指腹揉按穴位，有特别刺痛的感觉。每次左右手各揉按 1~3 分钟，先左手后右手。

（2）刮痧：用点按法刮 30 次。

（3）气功：每天坚持练习八段锦。

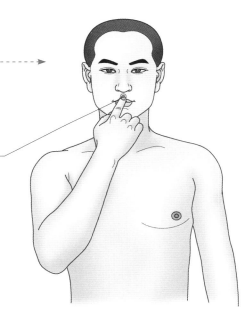

34

# 任脉 统合各条阴经的阴脉之海

| 图 例 |
| --- |
| ----- 虚线为体内路线 |
| ——— 实线为体表路线 |
| ——→ 彩色箭头为体表路线走向 |
| ——→ 灰色箭头为体内路线走向 |

主掌脏腑 ---→ 肺、脾、心、肾、肝、心包

主治病症 ---→ 泌尿、生殖、消化系统疾病，胸部、心肺疾病，颈部、咽喉疾病，妇科疾病

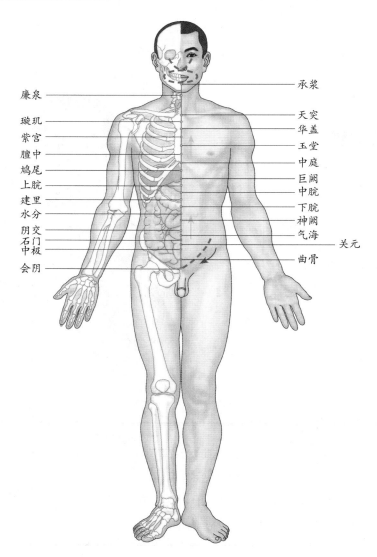

廉泉

璇玑
紫宫
膻中
鸠尾
上脘
建里
水分
阴交
石门
中极
会阴

承浆

天突
华盖
玉堂
中庭
巨阙
中脘
下脘
神阙
气海

关元

曲骨

# 任脉

任脉上共有 24 个穴位，首穴会阴、末穴承浆，其中 2 个穴位在颈部，其余 22 个分别分布在胸部、腹部、腰部。

## ● 经脉循行路线

任脉起于小腹内胞宫，下出会阴部，经阴阜，沿腹部正中线向上经过关元等穴，到达咽喉部；再上行到达下唇内，左右分行，环绕口唇；再分别经过鼻翼两旁，上至眼眶下承泣穴，交于足阳明胃经。

## ● 联系脏腑

肺、脾、心、肾、心包、肝。

## ● 功效与主治

任脉总任一身之阴经，调节阴经气血，为"阴脉之海"，因此任脉对阴经气血有调节作用，故有"总任诸阴"之说。任脉还具有调节月经，促进女性生殖系统功能的作用，故有"任主胞胎"之说。

主治：腹、胸、颈、头面的局部病症及相应的内脏器官疾病，少数腧穴有强壮作用或可治疗神志病。

## ● 疏通方法

任脉部分穴位有镇静安神、强身健体的功效，平时可以按摩本经上的穴位，或沿着任脉循行路线拍打穴位，可以提高睡眠质量与自身免疫力。同时，还可以用拔罐、艾灸、刮痧的方法刺激任脉上的穴位。

练习气功八段锦中的蹲、站、屈姿势，可以强化脊柱功能，配合做提肛运动可以治疗痔疮。练习瑜伽还可以达到减肥美体的功效。

### ● 食疗打通经络

**莲子百合煲瘦肉**

材料：莲子 30 克，百合 30 克，猪瘦肉 250 克，盐适量。

做法：①将莲子去心；百合洗净；猪瘦肉洗净，切片。②将莲子、百合、猪瘦肉放入锅中，加适量水，置小火上煲至熟，加盐调味后即可食用。

35

# 会阴穴——益阴壮阳之养生大穴

## 主治

①长期按压此穴，对男女性性功能障碍、生殖器官病变等疾病有特效。②腰酸畏寒、阴部汗多、阴道炎、月经不调、便秘、小便不利等病症，常按压此穴，有很好的调理与保健效果。

## 部位

属任脉第一个穴位，在前后两阴连线的中点处。

取穴技巧 ----------▶

正坐，腰背向后靠（或两脚分开，半蹲），双手中指指腹置于前后阴连线的交点处即是。

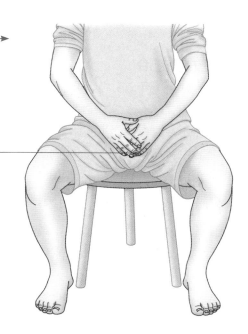

## ● 疏通方法

（1）按摩：左手中指指腹按压在穴位上，右手中指指腹按压在左手指甲上，两手中指交叠，以指腹轻轻揉按，有酸胀的感觉。每天早晚、左右手指交叠互换，各揉按 1~3 分钟。

（2）拍法：用掌拍法轻轻拍打 20 次。

（3）气功：每天坚持练习八段锦。

# 中极穴——化气行水之养生大穴

## 主治

①艾灸此穴，有助气化、调胞宫、利湿热之功效，主治遗精、阳痿、月经不调、痛经、带下、子宫脱垂等症。②对遗尿、小便不利、疝气、不孕、崩漏等病症，长期按压此穴，能有很好的调理保健作用。

## 部位

属任脉的穴位，前正中线上，在脐下 4 寸。

取穴技巧

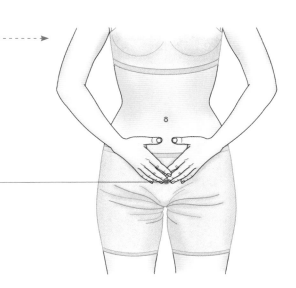

正坐，双手置于小腹，掌心朝自己，双手中指指腹相触碰处即是。

## 疏通方法

（1）按摩：以左手中指指腹按压穴位，右手中指指腹按压左手中指指甲，双手同时用力揉按穴位，有酸胀的感觉。每次左右手中指交替在下，各揉按 1~3 分钟。

（2）刮痧：仰卧位，用平刮法轻刮 50 次。

（3）瑜伽：每天坚持练习猫式。

35

# 关元穴——益气补肾之养生大穴

## 主治

①有固本培元、益气回阳之功效，主治阳痿、早泄、月经不调、崩漏、带下、不孕、子宫脱垂、闭经、遗精、全身衰弱。②对腹泻、腹痛、痢疾、小便不利、癃闭、尿路感染、肾炎等病症，长期按压或艾灸此穴，能有很好的调理保健作用。

## 部位

属任脉之穴位，在前正中线上脐下 3 寸处。

**取穴技巧**

正坐，双手置于小腹，掌心朝自己，拇指与脐相平，双手中指指腹相碰触处即是。

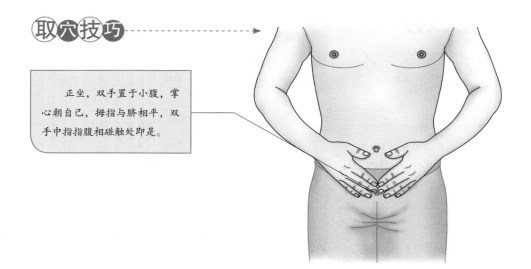

## ● 疏通方法

（1）按摩：以左手中指指腹按压穴位，右手中指指腹按压左手中指指甲上，双指同时用力揉按穴位，有酸胀的感觉。每次左右手中指轮流在下，各揉按 1~3 分钟，先左后右。

（2）拔罐：仰卧位，用闪火法将火罐吸拔在穴位上，留罐 20 分钟。

（3）瑜伽：每天坚持练习手碰脚式。

（4）艾灸：艾条温和灸，灸 10 ~ 20 分钟，每日 1 次或隔日 1 次。

# 神阙穴——健运脾胃之养生大穴

## 主治

①有温阳固脱、健运脾胃之功效，对小儿泻痢不止有特效。②主治肠炎、痢疾、脱肛、子宫脱垂、水肿、中风、中暑、不省人事、肠鸣、腹痛、泻痢不止等病症，长期按压此穴，对以上病症均有很好的调理保健作用。

## 部位

属任脉的穴位，在肚脐正中。

### 取穴技巧

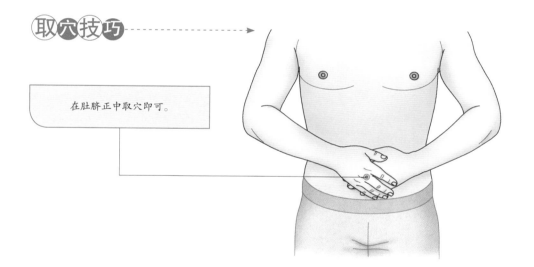

在肚脐正中取穴即可。

## 疏通方法

（1）按摩：用左手手掌掌心对准肚脐，覆盖在肚脐上，右手手掌覆盖于左手掌背上，双手掌同时用力揉按穴位，有酸痛感。每次左右手轮流在下，各揉按 1~3 分钟。

（2）艾灸：艾炷隔姜灸，灸 15~20 分钟，每日 1 次。

（3）瑜伽：每天坚持练习勇士变化式。

35

# 阴交穴——利水消肿之养生大穴

## 主治

①按摩这个穴位，有调经固带、利水消肿的作用。②坚持艾灸这个穴位，能够治疗腹痛、绕脐冷痛、腹满水肿、泄泻、疝气、阴痒、小便不利、带下、产后恶露不止、腰膝拘挛等疾患。③配涌泉穴，有利水通淋的作用，能治疗小便淋漓不尽；配石门穴，有通经活血的作用，能治疗崩漏、小腹硬痛；配行间穴，有清热化湿的作用，能治疗肠鸣腹痛；配子宫穴、三阴交穴，治疗月经不调。

## 部位

这个穴位在人体的下腹部，前正中线上，当脐中下 1 寸。

**精确取穴**

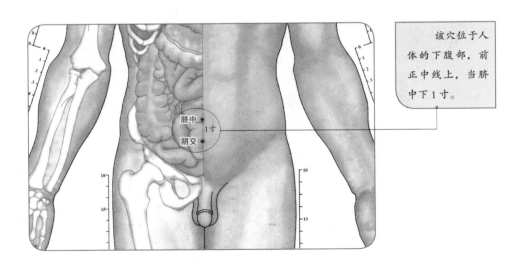

该穴位于人体的下腹部，前正中线上，当脐中下 1 寸。

脐中
1寸
阴交

**取穴技巧**

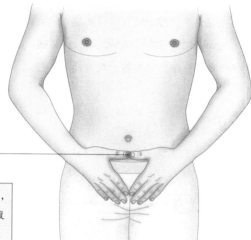

正立，双手四指并拢，掌心朝自己，指尖朝下，四指放置于小腹处，拇指指腹置于神阙穴下方处即是。

**自我按摩**

正立，双手的拇指叠加，轻轻按在穴位处，有酸胀的感觉，每天早晚各按 1 次，每次按揉 1 ~ 3 分钟。

| 程度 | 拇指按法 | 时间 / 分钟 |
|---|---|---|
| 轻 | | 1~3 |

● **疏通方法**

（1）按摩：正立，双手的拇指叠加，轻轻按在穴位处，有酸胀的感觉，每天早晚各按 1 次，每次按揉 1 ~ 3 分钟。

（2）艾灸：艾条温和灸，灸 15~20 分钟，每日 1 次或隔日 1 次。

（3）瑜伽：每天坚持练习弓式。

# 上脘穴——和胃行气之养生大穴

## 主治

①按摩这个穴位，具有和胃降逆、化痰宁神的作用。②长期按摩这个穴位，对反胃、呕吐、饮食不化、胃痛、纳呆、腹胀、腹痛、咳嗽痰多、积聚、黄疸、虚劳吐血、胃炎、胃扩张、膈肌痉挛、肠炎等，具有良好的疗效。

## 部位

这个穴位在人体上腹部，前正中线上，当脐上5寸。

## 取穴技巧

正坐，伸双手向胸，手掌放松，约呈瓢状，掌心向自己，双手中指指尖相触碰处即是。

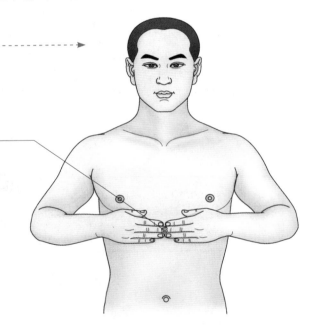

## 疏通方法

（1）按摩：双手中指指腹同时用力揉按穴位，有刺痛的感觉。每次揉1~3分钟。

（2）刮痧：仰卧位，用平刮法轻刮50次。

（3）气功：每天坚持练习八段锦。

# 膻中穴——宽胸理气之养生大穴

## 主治

①有顺气降逆、宽胸利膈之功效，主治支气管哮喘、支气管炎、咳嗽、胸痛。②对乳腺炎、乳汁分泌不足、肋间神经痛等病症，长期按压此穴，能有很好的调理保健功效。

## 部位

属任脉的穴位，在前正中线上，当两乳头连线的中点。

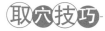

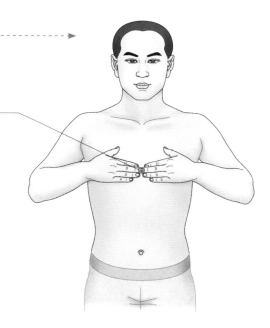

正坐，伸双手向胸，手掌放松，约呈瓢状，掌心向自己，中指指尖置于双乳头连线的中点位置即是。

## 疏通方法

（1）按摩：双手中指指腹同时用力揉按穴位，有刺痛的感觉。每次揉按1~3分钟。

（2）刮痧：用平刮法刮30次。

（3）瑜伽：每天坚持练习大树式。

35

# 廉泉穴——利咽开音之养生大穴

## 主治

①按摩这个穴位，能够辅助治疗舌下肿痛、舌根急缩、舌纵涎出、舌强、中风失语、舌干口燥、口舌生疮、喉痹、聋哑、咳嗽、哮喘、饮食不下等疾患。②长期按摩这个穴位，对言语不清、口腔炎等症状，都有很好的疗效。③配然谷穴，有养阴活络的作用，主治舌下肿难言、舌纵涎出；配天井穴、太渊穴，有疏风解表的作用，能治疗感冒、咳嗽、喉痹；配金津穴、玉液穴、天突穴、少商穴，能治疗舌强不语、舌下肿痛、暴喑。

## 部位

这个穴位在人体的颈部，当前正中线上，喉结上方，舌骨上缘凹陷处。

**精确取穴**

廉泉穴位于人体的颈部，当前正中线上，喉结上方，舌骨上缘凹陷处。

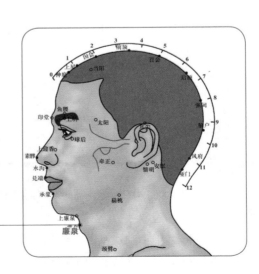

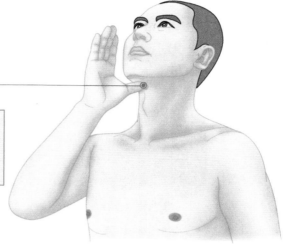

## 取穴技巧

正坐，伸右手，掌心向左，指尖向上，弯曲拇指，用指尖扣按下颌下方即是。

## 自我按摩

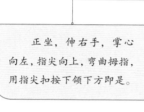

弯曲拇指，由上往下，用指尖扣按下颌下方，有酸、麻、胀的感觉。每次用左右拇指各按 1～3 分钟，先左后右。

| 程度 | 拇指按法 | 时间 / 分钟 |
|---|---|---|
| 轻 |  | 1~3 |

## ● 疏通方法

（1）按摩：弯曲拇指，由上往下，用指尖扣按下颌下方，有酸、麻、胀的感觉。每次用左右拇指各按 1~3 分钟，先左后右。

（2）瑜伽：每天坚持练习头膝式。

（3）气功：每天坚持练习八段锦。

35

# 本章看点

● **感冒**

常见证型有风寒、风热、暑湿

● **疲劳**

常见证型有气虚、脾虚湿困、痰浊内蕴

● **中暑**

常见证型有湿困脾胃、气阴两虚

● **肥胖**

常见证型有湿热内蕴、脾虚湿盛

● **虚寒证**

常见证型有脾肾阳虚、血虚、气虚血淤

● **水肿**

常见证型有湿困脾胃、脾阳虚、肾阳虚

● **失眠**

常见证型有痰热、肝火、心肾不交、心脾两虚

● **头痛**

常见证型有血淤、痰浊上扰、肝郁气滞等

● **肩膀酸痛**

常见证型有肝郁、血淤、痰湿、血虚

● **目眩**

常见证型有肝火、肝阳上亢、气血两虚等

······

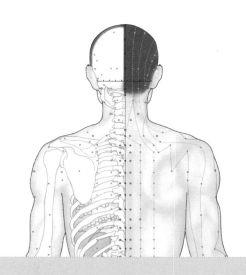

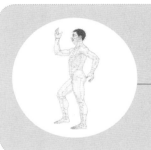

# 第四章
## 疏通经络，巧治多种小病痛

　　本章针对感冒、疲劳、中暑、肥胖、虚寒证、水肿、失眠、头痛等日常生活中最常见的小病痛，进行详细介绍。分析病症的致病原因，根据不同病因为您介绍穴位按摩、食疗调补、对症药方这3种简单实用的治疗方法。

　　治好小病痛，只要三步就能搞定：第一步根据穴位图找准穴位，按摩相应穴位；第二步服用适合自己病情的草药；第三步坚持食用本书推荐的针对不同病症的食物。

**注** **本章药方古今医学重量对照表**

| 一厘 | 约等于 0.03125 克 |
| --- | --- |
| 一分 | 约等于 0.3125 克 |
| 一钱 | 约等于 3.125 克 |
| 一两 | 约等于 31.25 克 |
| 一斤 | 约等于 500 克 |

# 感冒 风寒/风热/暑湿

感冒，是一种自愈性疾病，是因外邪侵袭人体所引起的，以头痛、鼻塞、流鼻涕、打喷嚏、恶寒、发热、脉浮等为主要临床表现的病症。常见类型有风寒感冒、风热感冒、暑湿感冒这 3 种。

| 类型 | 特征 | 病因 |
|---|---|---|
| 风寒型感冒 | 鼻塞声重或鼻痒、打喷嚏、流涕清稀、咽痒咳嗽、痰液稀薄，严重时会伴有发热恶寒、头痛无汗、肢体酸痛 | 主要因风邪、寒邪侵入皮毛所致 |
| 风热型感冒 | 发热、微恶寒、头痛汗出、鼻涕浊、咳痰黄稠、口干欲饮、咽喉红肿疼痛 | 主要因风邪或火邪（火热之邪气）侵入鼻腔或咽喉所致 |
| 暑湿型感冒 | 上吐下泻、全身无力、鼻塞、流涕、发热、头脑沉重 | 人体感受了夏季暑湿邪气，又因喜欢纳凉和饮冷，使体内的暑湿为风寒所遏，疏泄受阻所致 |

## ● 感冒原因

疾病是由于身体抵御外邪的功能减退及外邪侵入人体所致，而感冒正是外邪侵袭人体所引起的。在风邪、寒邪、暑邪、湿邪、燥邪、火邪（火热之邪气）这 6 种外界有害的"气"当中，风邪是造成感冒的主要原因。现代医学认为感冒是病毒或细菌感染所导致的，这个观点与中医认为的外邪入侵的观点相当类似。

侵入体内的邪气与身体的卫气进行殊死搏斗，就形成了感冒的各种症状。由于造成感冒的邪气仅入侵身体表面，因此只要发汗便能驱除身体里的邪气，使感冒痊愈。

感冒时出现背部寒战的症状时，是入侵的寒邪较强所致的。这时可用给身体加温的方法来治疗，如喝热汤、盖上厚被子、外出时多加衣服。反之，若感到口干舌燥或身上燥热，则是体内热邪过强，此时需要补给水分，以降低体温，增强卫气。另外，夏季常出现有严重胃肠症状的感冒，一般认为是由湿邪所造成的，此时应食用化湿解暑的食物，以排出堆积于体内的水湿，使湿邪得解。

# 风寒型感冒

风寒型感冒是因风吹受凉或感受寒邪，而引起的感冒，秋冬季发生较多。其症状为浑身酸痛、鼻塞流清涕、咳嗽有痰、痰稀薄。

患有风寒感冒会浑身发冷，这是由于风寒侵入体内的缘故。由于邪气从背后和颈后的毛孔侵入，所以人体会觉得背部特别寒冷甚至寒战。即使体温上升也可能仍会感觉寒冷、流水样鼻涕，并伴有头痛、关节痛等症状。

要治愈风寒型感冒，可以用发汗的方法将邪气赶出体外，所以身体的保暖非常重要。

## 穴位按摩

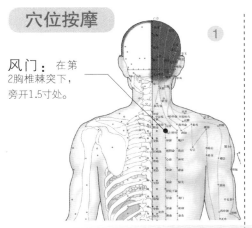

风门：在第2胸椎棘突下，旁开1.5寸处。

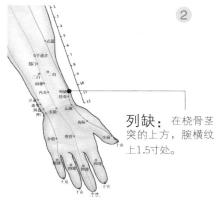

列缺：在桡骨茎突的上方，腕横纹上1.5寸处。

按摩风邪出入口的风门穴，有助于赶出邪气。

如有咳嗽症状时，可按摩有助于调整肺功能的列缺穴。

## 食疗调补

## 适宜吃

葱

紫苏

香菜

生姜

## ● 对症药方

**荆防达表汤**：荆芥 3 钱，防风 3 钱，苏叶 2 钱，淡豆豉 2 钱，葱白 1 钱，生姜 3 片，杏仁 2 钱，前胡 2 钱，桔梗 2 钱，甘草 1 钱。

**煎法**：加水 1000 毫升，煮取汤药 500 毫升，除去药渣即可。

**服药法**：每日 2 次。

36

# 风热型感冒

风热型感冒是风热之邪犯表，使肺气失和所致。症状表现为发热重、微恶风、头胀痛、有汗、咽喉红肿疼痛、咳嗽、痰黏或黄、鼻塞流黄涕、口渴喜饮、舌尖边红、苔薄白微黄。

感冒伴有高热，是因火热之邪过强造成的。病邪是从鼻腔与咽喉侵入，因此多有咽喉痛的症状。在感冒初期虽然也会感到身体发冷，但持续时间非常短暂，很快便会出现发热、咽喉干渴。

此时最重要的是发汗，让病邪发散，使身体的热随之排出体外。另外，由于流汗，水分也容易不足，因此须经常补充水分。

## 穴位按摩

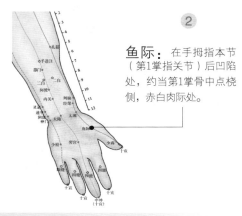

**大椎：** 人体颈部后正中线上，第7颈椎棘突下凹陷中。

**合谷：** 当拇指和食指张开时，在第1、2掌骨的中点，稍微偏向食指处。

按摩可发散火热邪气的大椎穴，可以降低体温；按摩能调整肺功能并能清热的合谷穴。

**鱼际：** 在手拇指本节（第1掌指关节）后凹陷处，约当第1掌骨中点桡侧，赤白肉际处。

按摩能减轻咽喉疼痛的鱼际穴。

## 食疗调补

## 适宜吃

白萝卜

牛蒡

菊花

薄荷

葛根

## ● 对症药方

**桑菊饮：** 桑叶3钱，菊花1钱，杏仁2钱，连翘1钱，薄荷1钱，桔梗2钱，甘草1钱，芦根2钱。

**煎法：** 加水1000毫升，煮取汤药500毫升，除去药渣即可。

**服药法：** 每日2次。

# 暑湿型感冒

暑湿型感冒就是因为夏季闷热，空气湿度比较大，加上人们贪凉，经常吹空调，而感受风寒之邪所致的。

在夏天高温与湿气重的时期，人们常发生暑湿型感冒，这类感冒常见于容易出现水肿、体内湿气较重的人。

暑湿感冒时会出现头重、全身无力，肠胃功能下降，进而引起上吐下泻。若湿邪侵袭关节，将会出现关节痛。

此时最重要的是调整肠胃功能，将堆积于体内的湿气排出体外。

## 穴位按摩

**中脘：** 在上腹部，前正中线上，脐上4寸处。

**内关：** 在人体的前臂掌侧，从近手腕的横纹的中央，往上大约3指宽的中央部位。

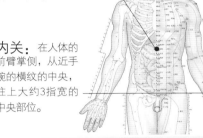

按摩能够缓解肠胃症状的中脘穴；有呕吐现象时，则以按摩内关穴较有效。

**合谷：** 当拇指和食指张开时，在第1、2掌骨的中点，稍微偏向食指处。

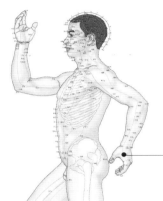

有发热症状，则可按摩合谷穴。

## 食疗调补

## 适宜吃

苦瓜

西瓜

绿豆

薄荷

荷叶

### ● 对症药方

**藿香正气散：** 藿香3钱，半夏3钱，厚朴3钱，紫苏2钱，白芷2钱，大腹皮2钱，茯苓2钱，白术3钱，陈皮3钱，桔梗3钱，炙甘草1钱。

**煎法：** 将以上11味碾为细末，加水500毫升、生姜3片、红枣1枚，同煎至300毫升，除去药渣即可。

**服药法：** 每日1次。

36

# 疲劳 气虚/脾虚湿困/痰浊内蕴

　　疲劳又称疲乏，是人体主观上能感觉到的一种疲乏无力的不适症状。很多疾病都可引起疲劳，不同疾病能引起不同程度的疲劳，有些疾病所出现的疲劳更为明显，有时可作为就诊的首发症状。

| 类型 | 特征 | 病因 |
|---|---|---|
| 气虚型疲劳 | 脸色差、精神不佳、体力不济、身体沉重、少气懒言、语声低微、头晕目眩、失眠心悸、休息后症状消除 | 多种病因作用于人体，引起各脏腑气虚，日久不复而形成的 |
| 脾虚湿困型疲劳 | 总是觉得累、没食欲、胃脘满闷、吃过饭就想睡、经常腹泻，甚或恶心欲吐、口黏不渴或渴喜热饮、肢体困倦，甚或身体水肿 | 由于过量食用肥甘厚味以致体内水液积聚，聚湿生痰，痰液阻滞津液代谢，使气运行不畅所引起的 |
| 痰浊内蕴型疲劳 | 头眩、头痛、头重，呕恶或呕吐痰涎，或胃肠中有水声漉漉，或口黏、口腻、口干不欲饮水，易惊悸、失眠难寐 | 由于过量饮食等原因使体内堆积多余的毒素及废物，内生痰浊而阻碍了气运行所致的 |

## ● 疲劳原因

　　气是构成人体和维持人体生命活动的最基本物质。若体内气不足，人体就容易感到疲倦。导致气不足的原因，每个人不尽相同，因此需要依自身症状采取适当的治疗方式。

　　体质虚弱或年老多病者容易出现气不足。长期生病和手术后、过度劳累、精神压力过大等情况，也会消耗大量气，这时就需要充足睡眠，多摄取有营养的食物。

　　有一些疲劳即使是充分休息后也无法减轻的，即使睡眠充足，隔天早上身体仍然会感到疲惫的，就是痰浊内蕴型疲劳。此时，活动身体才是关键。这是因为痰液聚积于体内，阻塞气机，导致气运行不畅，此时就需要适度运动来改善体内循环。

　　脾负责食物的消化、吸收，与肠胃息息相关。若人体在饭后感到疲惫，则表示脾的功能减退了，此时便要通过调养脾胃来改善气的不足。

# 气虚型疲劳

气不足的原因有先天体质虚弱、年龄增长、长久卧病以及手术、过劳和精神压力过大等等。

此类型的人虽然只要好好睡上一觉便会回复元气，隔天早上又能精神饱满，但是1天过后，又会感到很疲累。若将这些症状置之不理，久之气的不足也可能会导致血虚。因此要注意任何时候都不要过于操劳，要保证充分的休息。

## 穴位按摩

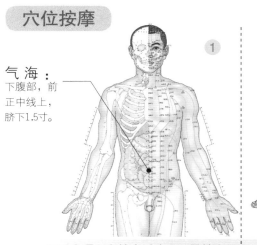
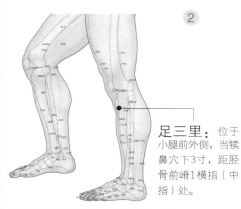

气海：下腹部，前正中线上，脐下1.5寸。

足三里：位于小腿前外侧，当犊鼻穴下3寸，距胫骨前嵴1横指（中指）处。

两手交叠，女性右手在下、男性左手在下，按摩肚脐下方的气海穴。

按摩足三里穴，对气的恢复也有所帮助。

## 食疗调补

### 适宜吃

大米　　红枣　　肉类　　糯米　　香菇

## 对症药方

**补中益气汤**：黄芪2钱，炙甘草1钱，白术2钱，人参2钱，当归2钱，升麻2钱，柴胡2钱，陈皮1钱。

**煎法**：将以上8味药分别切细，加水1000毫升，煎至500毫升，除去药渣即可。

**服药法**：每日2次，早晚饭后服用。

37

# 脾虚湿困型疲劳

　　这类型的疲劳会引起食欲不振、容易下痢及水肿，而此时为了补充元气而饮食太过，反而会造成相反效果。此时首先要调养脾胃，以恢复脾脏的功能。

　　由于此类型的人体内津液代谢变差，妨碍脾脏对于食物的消化。因此人体为了消化食物，会比平常消耗更多的气，而在饭后就会感到昏昏欲睡。

## 穴位按摩

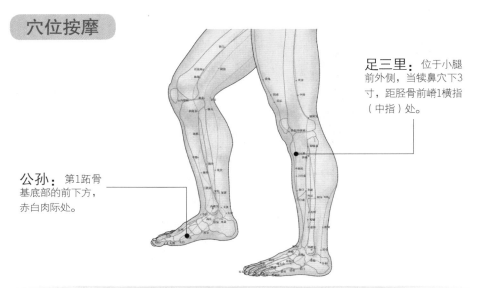

**足三里：** 位于小腿前外侧，当犊鼻穴下3寸，距胫骨前嵴1横指（中指）处。

**公孙：** 第1跖骨基底部的前下方，赤白肉际处。

　　按摩能促进津液代谢的足三里穴及公孙穴，可使体内津液代谢顺畅，以恢复元气。

## 食疗调补

### 适宜吃

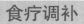

红薯

红枣　蚕豆

冬瓜

玉米

## ● 对症药方

**四君子汤：** 人参3钱，白术3钱，茯苓3钱，炙甘草1钱。

**煎法：** 将以上4味药碾成粉末，加水500毫升，煎至300毫升即可。

**服药法：** 不拘时候，每日1次。

人体经络使用手册全书

# 痰浊内蕴型疲劳

具有饮食过量和运动量不足倾向或是体形偏丰满的人，体内会蕴积痰浊，而影响气血运行。所谓的"痰"，现代医学认为是过剩的胆固醇与中性脂肪之类的物质。

如果觉得身体疲倦就不活动，则疲劳感会累积，使人陷入更不想动的恶性循环。因此就算觉得疲倦也应该活动一下身体。注意每餐只吃八分饱，以消除肥胖。因为消除肥胖对恢复元气有很重要的作用。

## 穴位按摩

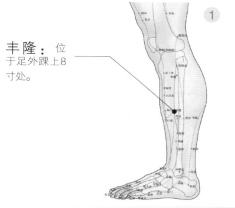

丰隆：位于足外踝上8寸处。

按摩能够排出体内多余水分的丰隆穴，以清除体内蕴积的痰浊。

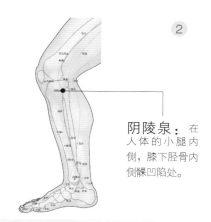

阴陵泉：在人体的小腿内侧，膝下胫骨内侧髁凹陷处。

阴陵泉穴对津液的代谢也有所帮助。

## 食疗调补

### 适宜吃

黄瓜

白萝卜

菊花

海带

## ● 对症药方

**半夏汤**：竹茹、枳实麸炒、去瓤，各3钱，陈皮3钱，炙甘草1钱，茯苓3钱，生姜5片，红枣1枚。

**煎法**：水煎。

**服药法**：每日1次。

37

# 38 中暑 湿困脾胃/气阴两虚

中暑是指以身体不出汗、身体散热不足、体温极高、脉搏迅速、皮肤干热、肌肉松软、虚脱及昏迷为特征的一种病症。由于暴露于高温环境过久，而引起体温调节机制障碍所致的。

| 类型 | 特征 | 病因 |
|------|------|------|
| 湿困脾胃型中暑 | 食欲不振，口中黏腻无味、便溏、全身无力、肠胃功能不好、到夏天便消瘦、双脚水肿、有的人会感觉浑身发冷 | 湿邪入侵脾胃功能较弱的人，妨碍其消化，而造成以上症状 |
| 气阴两虚型中暑 | 面色苍白、易感疲劳、口干咽燥、目涩无泪、神疲乏力、食欲不振、手足心热、呼吸困难、皮肤干燥、入秋后嗜睡 | 在炎热的夏天过度劳动，酷暑造成体内气的大量消耗，加上酷热灼伤阴液所致 |

## ● 中暑原因

夏天酷热，暑邪侵入人体内，消耗人体内的气。尤其是在高温作业的车间、农田及露天工作，或在人群拥挤的集中地，暑湿邪气尤为旺盛。

中暑大约可分为两种。一种是湿困脾胃型中暑，此类中暑者多为原本脾胃就虚弱，又因湿邪入侵脾胃，使排出水液的功能减弱，以致多余的水分堆积于体内。身体状况不佳者，整个夏天都会昏昏沉沉的，因食欲降低而在夏天消瘦的人多属于此类型。

另一种是气阴两虚型中暑。由于夏天的酷暑造成气与阴液的消耗是主要原因。且体温无法降低，体内气阴也会持续消耗。如果能察觉到自己是哪一型的体质，就应事先采取相应的预防措施。

# 湿困脾胃型中暑

若湿邪入侵脾胃，则体内水液代谢会变差，多余的水液也会停滞于体内，而使身体会容易疲惫、不易出汗、口中感到黏稠、双脚水肿。

另外，人体也容易陷入一种恶性循环：因为吃了过多冰食物→脾脏功能减弱→体内水液停滞→水液吸收热量→因为感到热，所以想吃更多冰冷的食物。因此，平时一定要多加注意，以防陷入这种恶性循环。

## 穴位按摩

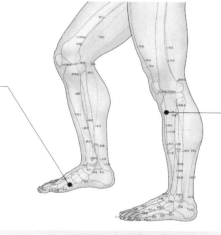

**足三里**：位于小腿前外侧，当犊鼻穴下3寸，距胫骨前峭1横指（中指）处。

**公孙**：第1跖骨基底部的前下方，赤白肉际处。

按摩可促进脾胃功能的足三里穴和公孙穴，可帮助恢复食欲。

## 食疗调补

## 适宜吃

 红豆

 冬瓜

 西瓜

 白菜

 玉米

## ● 对症药方

**香砂六君子汤**：人参1钱，半夏2钱，白术3钱，茯苓3钱，生姜2钱，甘草2钱，木香2钱，陈皮1钱，砂仁2钱。

**煎法**：将前8味分别切细，加水1000毫升烧开，然后放入砂仁煎至500毫升即可。

**服药法**：每日2次，饭后服用。

# 气阴两虚型中暑

若夏季时过度劳累，到了夏秋之际便感到身体不适、整天昏睡，这便是气阴两虚型中暑。此类中暑者会产生皮肤干燥、手脚发热、咽喉干渴等现象，也可能会感到呼吸困难和强烈的倦怠感。

因此在夏天，即使活力百倍，也应该注意保养。需减少热性食物的摄入，以防止耗伤阴液。出汗之后需频繁地补充水分，并摄取充分营养以补充元气。

## 穴位按摩

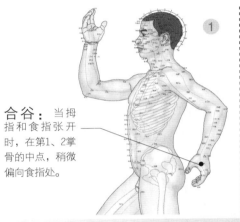

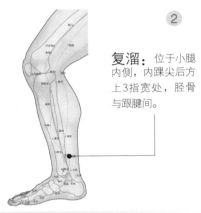

合谷：当拇指和食指张开时，在第1、2掌骨的中点，稍微偏向食指处。

复溜：位于小腿内侧，内踝尖后方上3指宽处，胫骨与跟腱间。

按压合谷穴可以治疗无汗或多汗。

按摩复溜穴可调节水液代谢。

## 食疗调补

## 适宜吃

大米

香菇

土豆

红枣

蜂蜜

## 对症药方

**桂苓甘露饮**：泽泻3钱，滑石3钱，石膏3钱，寒水石1两，肉桂0.5钱，茯苓2钱，白术2钱，猪苓2钱，甘草2钱。

**煎法**：将以上9味中药碾成粉末，用加热的新汲水调和成汤药即可。

**服药法**：每服3钱，饭前服用。

38

# 肥胖 湿热内蕴/脾虚湿盛

肥胖是由于人体代谢失调而造成的脂肪组织过多。肥胖是健康的"杀手",容易引发冠心病、糖尿病等疾病。

| 类型 | 特征 | 病因 | |
|------|------|------|---|
| 湿热内蕴型肥胖 | 脂肪多、食欲旺盛、稍微活动便会感到疲累、容易便秘、怕热、脸色泛红 | 过食肥甘原味,使体内积聚湿浊,久郁化热,湿热蕴积脾胃而形成的 | |
| 脾虚湿盛型肥胖 | 饮食不多、形体肥胖、肌肉组织松弛、嗜睡倦怠、大便溏薄、容易水肿、手脚发冷、容易疲劳、少气懒言、动则汗出、脸色苍白 | 脾胃的运化、吸收功能不良,影响气的生成和运行,使津液代谢不顺畅而聚生痰湿 | |

## ● 肥胖原因

肥胖主要是因为脾胃的运化、吸收功能不良,影响气的生成和运行,使津液代谢不顺畅,造成身体代谢功能降低,多余物质堆积体内所致。

过食肥腻食物,使体内聚生痰浊,郁久化热而为湿热,即为湿热内蕴型的肥胖,此种体质的人食欲旺盛、容易便秘、脸色泛红且怕热。

还有的人即使吃得不多仍然会变胖,这是因津液的代谢不良而导致的,这就是脾虚湿盛的体质。这类人的脾胃功能虚弱,消化、吸收功能下降,手脚容易发冷、容易疲倦、多汗且脸色苍白。

不断反复减肥却失败的人,首先必须认清自己的体质属于哪一种,要将自己调整为不容易发胖的体质,才是解决肥胖问题的关键。

# 湿热内蕴型肥胖

这种人喜欢吃油腻的食物或甜食，且食量大、吃得快。这类体质的人，一般怕热，并且脸色发红，稍一运动便容易感到疲累。要改善这种体质，应该多进行适度的运动以增强体力，同时还需要改变过量饮食的习惯。

## 穴位按摩

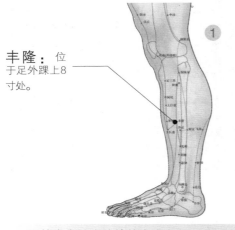

丰隆：位于足外踝上8寸处。

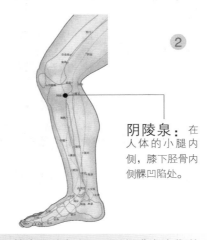

阴陵泉：在人体的小腿内侧，膝下胫骨内侧髁凹陷处。

按摩有祛痰功效的丰隆穴。

按摩阴陵泉穴，可以促进水液代谢。

## 食疗调补

### 适宜吃

西瓜

黄瓜

白萝卜

冬瓜

燕麦

## ● 对症药方

**二陈汤**：半夏3钱，竹茹、枳实麸炒、去瓤，各2钱，陈皮2钱，炙甘草1钱，茯苓3钱，生姜5片，红枣1枚。

**煎法**：水煎。

**服药法**：睡前服用，每日1次。

人体经络使用手册全书

# 脾虚湿盛型肥胖

　　这类人多发于水肿型肥胖体质。这类人容易水肿，下半身丰满，津液代谢不顺畅，往往容易手脚发冷、容易疲惫、脸色苍白且多汗。这类人由于脾胃功能弱，吃得不多也会变胖。平时应多吃易消化的食物，最为重要的是细嚼慢咽以促进脾胃功能。另外，要注意保暖，避免着凉。这类型的人四肢肌力较弱，因此建议多做一些重量训练以锻炼肌肉力量。

## 穴位按摩

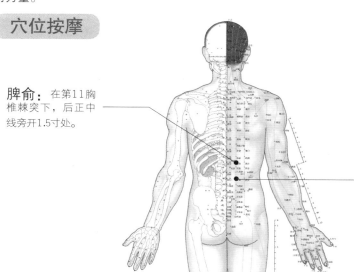

脾俞：在第11胸椎棘突下，后正中线旁开1.5寸处。

肾俞：在第2腰椎棘突下，后正中线旁开1.5寸处。

按摩可提高脾功能的脾俞穴。

按摩可提高肾功能、调节水液代谢的肾俞穴。

## 食疗调补

## 适宜吃

玉米　　　胡萝卜　　　香菇　　　红枣　　　栗子

## ● 对症药方

　　**防己黄芪汤**：防己、黄芪、白术、甘草、生姜、红枣各适量。

　　**煎法**：水煎。

　　**服药法**：每日2次，饭后服用。

39

# 40 虚寒证 脾肾阳虚/血虚/气虚血淤

　　虚寒证是一种抽象的病症，它不是一种独立的疾病，却能影响患者的方方面面，最终导致气血两虚。虚寒证可表现为气虚，也可表现为血虚，而气血是互补、相辅相成的，血虚可致气虚，气虚也可致血虚。

| 类型 | 特征 | 病因 |
|---|---|---|
| 脾肾阳虚型虚寒证 | 身心俱疲、排软便、多尿、腰部发冷、腹部发冷、食欲减退、下痢、容易水肿 | 脾肾阳气不足，使其温热身体的功能减退，消化吸收功能减弱，津液代谢速度下降，进而使血液循环变差而导致的 |
| 血虚型虚寒证 | 手脚发冷、指甲泛白，脸色苍白、唇色淡，多伴随着心悸与目眩 | 营养状况原本不佳，阳气及血液不足，加之天气阴冷而导致的 |
| 气虚血淤型虚寒证 | 手脚发冷、指甲发黑、面色差、容易呃逆 | 因气虚，无力输送足够的阳气至身体末梢，使得手脚发冷 |

## ● 虚寒证原因

　　全身发冷是虚寒证的主要症状，这主要是体内阳气不足所致的。脾的阳气不足，腹部周边会感觉寒冷，影响食物消化，因此会出现混杂着未消化食物的下痢症状。

　　肾主藏精，主生殖。若肾中阳气不足，会加剧腰和下半身的发冷症状，影响水液的代谢，容易造成下肢水肿、尿量增多。

　　手脚发冷是因为阳气无法被送至身体末梢所致的，一般多发于天气阴冷时。由于气能生血，也能行血，所以阳气不足时，气行血及生血的作用减弱，使血不能及时被运达头面及四肢，脸色及指甲就会显得苍白。

　　还有一种虚寒证是由血的停滞引起的，即气虚血淤。气虚无力行血，致使血流停滞，就会出现嘴唇发紫，且明明下半身发冷，还常有上半身充血发热的症状。

人体经络使用手册全书

# 脾肾阳虚型虚寒证

腹部发冷、食欲减退、下痢的人属于脾阳虚型体质。由于脾阳不足，导致身体得不到足够的温养就会出现腹冷。这种体质的人要注意保暖，同时要提高脾消化吸收的功能。

腰和下半身发冷、水肿的人群属于肾阳虚型体质。津液代谢速度下降，就会影响血液循环，使人容易疲劳。这种人需要补充体力，促进血液循环。

## 穴位按摩

关元：在人体的下腹部，前正中线上，脐下3寸处。

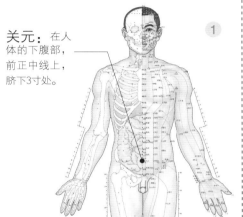 ①

命门：当后正中线上，第2腰椎棘突下凹陷处。

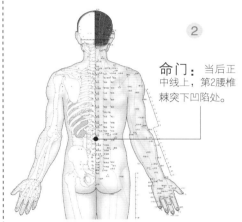 ②

按摩关元穴能补益肾阳。

按摩命门穴，并以艾灸的方式进行加热刺激，温阳的效果会更好。

## 食疗调补

## 适宜吃

| 韭菜 | 红薯 | 核桃 | 鳗鱼 | 虾 |

## ● 对症药方

**人参汤**：人参、甘草、干姜、白术各 3 钱。

**煎法**：水煎。

**服药法**：每日 1 次。

40

# 血虚型虚寒证

血虚系血液不足所致。因为营养状况原本不佳，身体容易受到外邪的侵袭，加上冬季低温的天气，则更容易形成血虚型虚寒体质。

这种体质常见于女性，特征为脸色苍白、唇色淡，因缺乏气血，也多伴随着心悸与目眩的症状。这类人群需要充分摄取营养，并且做好保暖措施以促进血液循环。

## 穴位按摩

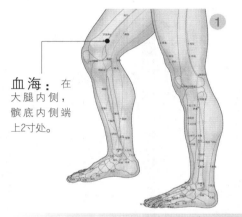 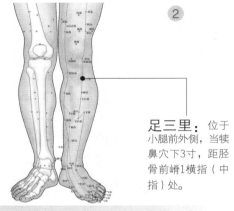

**血海**：在大腿内侧，髌底内侧端上2寸处。

**足三里**：位于小腿前外侧，当犊鼻穴下3寸，距胫骨前嵴1横指（中指）处。

按摩具有补血作用的血海穴。

按摩能促进脾胃功能及补益气血的足三里穴。

## 食疗调补

### 适宜吃

黑木耳　　　猪肝　　　胡萝卜　　　鱿鱼　　　荔枝

## ● 对症药方

**温经汤**：川芎3钱，当归3钱，肉桂3钱，莪术3钱，牡丹皮3钱，人参3钱，牛膝3钱，甘草1钱。

**煎法**：将以上8味药一起碾成粉末，加水1000毫升煎至500毫升，除去药渣即可。

**服药法**：不拘时候，每日2次。

# 气虚血淤型虚寒证

气虚无法运血到身体末梢，就会使人手脚冰冷、肌肤发黑、嘴唇亦会泛紫，甚则情绪焦躁、紧张、精神压力累积等，也会使人因胸腹紧绷而感到不适。

这种情况除了药物治疗外，还需要适度运动促使全身血液循环顺畅，以消除压力。同事避免吃生冷食物，也不要使身体着凉。

## 穴位按摩

三阴交：在人体小腿内侧，足内踝上缘3指宽，内踝尖正上方胫骨内侧缘后方凹陷中。

阳陵泉：腓骨小头前下方凹陷处。

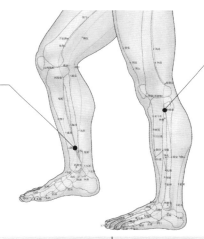

按摩能改善体内血液循环的三阴交穴。

按摩具有同样功效的阳陵泉穴。

## 食疗调补

**适宜吃**

荞麦

韭菜

大葱

油菜

橘子

## ● 对症药方

**当归四逆汤**：当归 4 钱，桂枝 3 钱，白芍 3 钱，细辛 1 钱，通草 2 钱，红枣 8 枚，炙甘草 2 钱。

**煎法**：水煎。

**服药法**：每日 3 次。

**40**

**41**

# 水肿 湿困脾胃/脾阳虚/肾阳虚

　　水肿是体内细胞外液中水液积聚所致的局部或全身肿胀。体内增加太多水分而排不出去时，就会引起水肿。体重增加的同时，也会出现眼睑水肿、脚踝或小腿水肿。大部分的水肿是由肾脏或心脏疾病所引起的。不过，有时候肝病的腹水、蛋白质不足引起的营养失调或更年期障碍的内分泌异常等，也会造成水肿。

| 类型 | 特征 | 病因 |
|---|---|---|
| 湿困脾胃型水肿 | 水分摄取过量、全身无力、头重、尿量少、尿色变淡 | 因水湿内侵，湿邪困脾，脾运化水液的功能受阻，津液积聚体内所致 |
| 脾阳虚型水肿 | 下半身水肿、手脚发冷、按压水肿处皮肤不易复原、容易疲劳、尿量偏少、腹部与手脚常会感到冰冷 | 因脾阳衰微，代谢水液的功能受阻，使水液聚积于体内所致 |
| 肾阳虚型水肿 | 全身发冷、腰与足踝酸痛、下半身尤其是足踝内侧水肿、手脚冰冷、容易疲惫、腰足无力酸痛 | 肾阳衰微，蒸腾及气化无力，使水液积聚体内所致 |

## ● 水肿原因

　　水肿是指肺、脾、肾，关键是肾的功能失调，使水液积聚体内，或泛溢体表的疾病。处于高温多湿地区的人，是最容易产生水肿的，这类人需要注意摄取水分的方式，不要让身体着凉。

　　常感到恶心且全身水肿，是过量摄取水分引起的。此症状特别多见于梅雨季及夏季，这类人群在水肿同时还会感觉全身无力、头重、尿量减少。

　　脾阳不振，运化无力会导致腹部发冷而下半身水肿。肠胃不好的人容易因吃生冷食物而出现下痢、手脚发冷、容易疲劳的症状。用手按压水肿处后皮肤仍维持凹陷状态，不会恢复原状，且尿量也会减少。

　　如果水肿并感到全身发冷、腰部与足踝酸痛，是因为肾功能降低，排尿不畅所致。此类水肿以下半身，特别是足踝内侧水肿为最大特征。

# 湿困脾胃型水肿

过量摄取水分会造成多余的水液停滞于体内。湿邪困脾，会使脾胃功能减弱，引起更严重的水肿。若下半身水肿加剧，会蔓延至全身，使尿量变少、尿色变淡。

这时最重要的是控制水分的摄取，积极锻炼身体，以改善体液循环。

## 穴位按摩

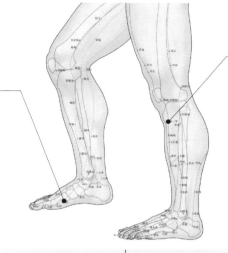

**公孙：**位于人体足内侧缘，当第1跖骨基底部的前下方，赤白肉际处。

**足三里：**位于小腿前外侧，当犊鼻穴下3寸，距胫骨前嵴1横指（中指）处。

按摩能促进水液代谢的公孙穴。

按摩能促进脾胃功能的足三里穴。

## 食疗调补

### 适宜吃

苦瓜

冬瓜

玉米

燕麦

## ● 对症药方

**香砂六君子汤：**人参2钱，半夏3钱，白术3钱，茯苓3钱，生姜2钱，甘草1钱，木香2钱，陈皮2钱，砂仁2钱。

**煎法：**将前8味分别切细，加水1000毫升烧开，然后放入砂仁煎至500毫升即可。

**服药法：**每日2次，饭后服用。

**41**

# 脾阳虚型水肿

　　脾胃虚弱的人，水液代谢能力减弱，因此容易出现水肿、疲劳且尿量偏少的症状。这类体质的人腹部与手脚常会感到冰冷，肌肤水肿，按压后皮肤的凹陷不易回复原状。

　　这种体质的人需要摄取易于消化的食物，以恢复脾胃功能，补充阳气，也可通过按摩穴位来促进体液循环。

## 穴位按摩

**脾俞**：在第11胸椎棘突下，前正中线旁开1.5寸处。

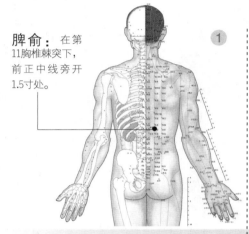

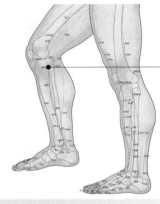

**阴陵泉**：在人体的小腿内侧，膝下胫骨内侧髁凹陷处。

按摩能促进脾功能的脾俞穴。

按摩能促进水液代谢的阴陵泉穴。

## 食疗调补

## 适宜吃

糯米

蚕豆

豌豆

桂圆

## ● 对症药方

　　**桂圆人参汤**：桂圆肉6枚，白糖3钱，人参4钱。

　　**煎法**：把剥好的桂圆肉盛入竹筒式瓷碗内，加入白糖，再加入人参，碗口罩以1层丝绵，于饭锅上蒸。

　　**服药法**：饭前服用，每日1次。

# 肾阳虚型水肿

　　肾阳虚衰，蒸腾及气化无力，多余的水液就无法通过尿液排出体外，而停滞于体内，因此会导致水肿。这类水肿常发生在下半身、足内踝等部位。此类水肿多表现为手脚冰冷、容易疲惫、腰足酸痛无力。

　　肾阳虚体质的人首先须保暖全身，恢复活力，避免着凉及过度摄取水分。

## 穴位按摩

**肾俞：** 在第2腰椎棘突下，后正中线旁开1.5寸处。

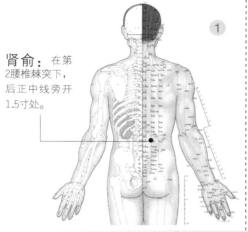

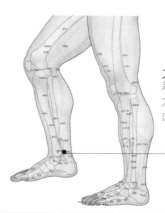

**太溪：** 在人体足内侧，内踝后方和跟腱之间的凹陷处。

按摩促进肾功能的肾俞穴。

按摩能促进水液代谢的太溪穴。

## 食疗调补

## 适宜吃

猪肾

核桃

冬瓜

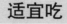

肉桂

## ● 对症药方

　　**真武汤：** 茯苓 3 钱，白芍 3 钱，白术 2 钱，生姜 3 钱，炮附子 1 枚（破为 8 片）。

　　**煎法：** 水煎。

　　**服药法：** 每日 2 次。

**41**

# 失眠 痰热/肝火/心肾不交/心脾两虚

失眠是一种长期性睡眠质量较差的症状，表现为难以入眠、不能入睡、维持睡眠困难、过早或间歇性醒来而引起的睡眠不足。造成失眠的原因有心理、生理、药物、不良习惯与环境等多重因素。随着社会的发展，生活节奏的加快，失眠的发生率有上升的趋势。

| 类型 | 特征 | 病因 |
|------|------|------|
| 痰热型失眠 | 不易入睡，容易醒来，多梦、胸闷、呃逆、目眩 | 饮食无节制影响消化吸收，使多余的水湿停滞于体内而形成痰热，内扰心神所致 |
| 肝火型失眠 | 无法安心平躺、入睡后经常中途醒来，晨起头痛、目眩、耳鸣、情绪焦躁易怒 | 精神压力太大或是愤怒会造成肝气郁结，久郁化火所致 |
| 心肾不交型失眠 | 睡眠偏浅、手足与胸部充血、发热、盗汗、耳鸣、心神不宁 | 压力太大或者过度劳累，会使肾中阴液不足，心肾平衡失调 |
| 心脾两虚型失眠 | 感到不安、心悸、不易入睡、多梦、脸色差、容易疲惫、食欲不振 | 心血与脾气不足，使元神失养所致 |

## ● 失眠原因

失眠主要与心的功能有关。元神能够安静收纳于心中，才能有安稳的睡眠。

心功能过于亢奋，或是心功能衰弱，人就会变得心神不宁而无法入眠。

堆积于体内的痰热扰乱了心神，也会造成睡眠过浅，夜起增多。

感到焦躁，或是思虑过深而无法入眠的人，是因为肝气郁结，久郁化火，上扰心神所致。

另外，若肾中阴液不足，无法控制心的功能，则会导致心肾不交而引起失眠。

# 痰热型失眠

　　过量摄取油腻食物与甜食、暴饮暴食，会影响消化吸收的功能，使多余的水液停滞于体内形成痰热，妨碍心神安宁，进而使人出现夜里惊醒、失眠、胸闷、呃逆、目眩等症状。

　　这类人群应注意调节饮食，尤其是饮食不宜过量。

## 穴位按摩

中脘：在人体的前臂掌侧，从近手腕的横纹的中央，往上大约3指宽的中央部位。

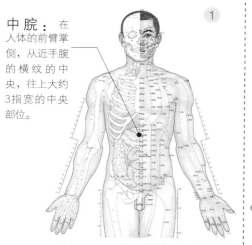

丰隆：位于足外踝上8寸处。

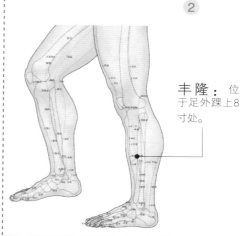

睡前按摩能够促进脾胃功能的中脘穴。

睡前按摩可以祛痰的丰隆穴。

## 食疗调补

### 适宜吃

白萝卜

冬瓜

慈菇

海带

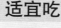
海苔

## ● 对症药方

　　**黄连温胆汤**：半夏3钱，陈皮2钱，竹茹3钱，枳实2钱，茯苓3钱，炙甘草1钱，红枣1枚，黄连3钱。

　　**煎法**：水煎。

　　**服药法**：每日1次，睡前服用。

42

# 肝火型失眠

　　精神压力太大或是愤怒会造成肝气郁结，久郁化火，上扰心神，而致失眠。症状是不易入睡，入睡后经常中途醒来，早上也很早便醒来。这种人群还伴随有情绪焦躁、易怒、头痛、目眩、耳鸣等症状。

　　因肝火旺盛而失眠的人首先需消除精神压力，其次要多运动，增强体质。

## 穴位按摩

肝俞：第9胸椎棘突下，旁开1.5寸。

①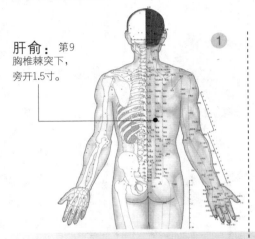

②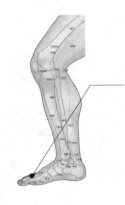

行间：在足背侧，当第1、2趾间，趾蹼缘的后方，赤白肉际处。

按摩能促进肝功能的肝俞穴。

按摩能清肝热的行间穴。

## 食疗调补

## 适宜吃

芹菜

西红柿

绿茶

菊花

## ● 对症药方

　　**加味逍遥散**：当归、白芍、茯苓、白术、柴胡各2钱，牡丹皮、山栀、甘草各1钱。

　　**煎法**：水煎。

　　**服药法**：空腹，每日1次。

# 心肾不交型失眠

　　压力太大或者过度劳累，会使肾中阴液不足，心与肾的平衡失调。心阳无法受到控制，使心处于兴奋状态而导致失眠。这类人群通常伴随有腰足酸痛、心悸、头晕，手足与胸部充血发热、盗汗、口干舌燥等症状。这种情况下不服安眠药是很难入睡的，即使入睡也会很快被惊醒。

　　建议在睡前喝杯热牛奶，有助睡眠。

## 穴位按摩

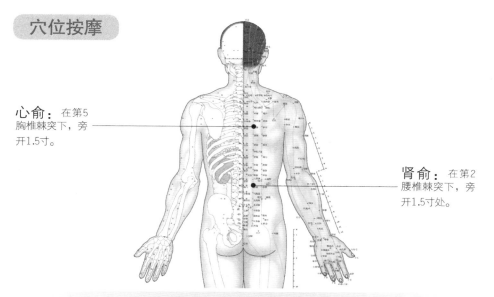

心俞：在第5胸椎棘突下，旁开1.5寸。

肾俞：在第2腰椎棘突下，旁开1.5寸处。

同时按摩能促进心功能的心俞穴和能促进肾功能的肾俞穴。

## 食疗调补

### 适宜吃

梨

葡萄

白菜

黑木耳

鱿鱼

## 对症药方

　　**黄连阿胶汤**：黄连2钱，阿胶3钱，黄芩2钱，鸡子黄2枚，白芍3钱。

　　**用法**：水煎2次，阿胶烊入，生鸡子黄调入药汁中。

　　**服药法**：每日1次，睡前服用。

# 心脾两虚型失眠

　　这种体质的人就算全身无力、感到有睡意，也无法入眠。心脾两虚型失眠的原因是心脾功能减弱，脾虚血亏心神失养，无法维持元神的安定而造成的。症状表现为不安、心悸、容易疲劳、夜里无法入眠、食欲下降等。

　　这种情况下要保持心神安宁，不要太在意能否睡着。躺下后按摩相应穴位，也能够改善以上症状。

## 穴位按摩

**神门：** 在手腕关节的手掌一侧，尺侧腕屈肌腱的桡侧凹陷处。

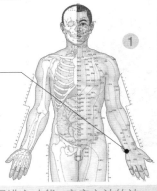

**足三里：** 位于小腿前外侧，当犊鼻穴下3寸，距胫骨前嵴1横指（中指）处。

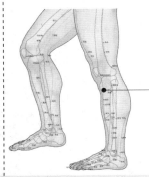

按摩能促进心功能、安定心神的神门穴。

按摩能调补气血的足三里穴。

## 食疗调补

## 适宜吃

莲子

菠菜

胡萝卜

海参

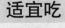

红枣

## ● 对症药方

　　**归脾汤：** 桂圆肉2钱，黄芪3钱，人参2钱，白术3钱，当归3钱，茯神3钱，酸枣仁2钱，木香2钱，甘草1钱，远志2钱。

　　**煎法：** 先将以上10味药分别切细，一起放入锅中。加1000毫升水，然后再加生姜5片、红枣1枚，煎至500毫升，除去药渣即可。

　　**服药法：** 不拘时候，每日3次。

人体经络使用手册全书

# 头痛 血淤/痰浊上扰/肝郁气滞/肝阳上亢

头痛是因头、颈部痛觉末梢感受器受到刺激，产生异常的神经冲动并传达到脑部所致的。头痛是一种临床常见症状，病因较复杂，颅内病变、颅外病变、其他局部疾病及神经官能症、精神病等都可以引发头痛。

| 类型 | 特征 | 病因 |
|------|------|------|
| 血淤型头痛 | 疼痛的部位固定、运动时或夜间加剧，多为有节奏的间歇性刺痛 | 因跌打损伤或颈椎扭伤造成内出血，使血流停滞而形成的 |
| 痰浊上扰型头痛 | 头重、目眩、恶心、呕吐、食欲不振、胃中翻腾，多为紧绷般的疼痛 | 饮食不规律、饮酒、过度劳累、压力太大等造成痰浊内生，上扰头部所致 |
| 肝郁气滞型头痛 | 头晕、脸色差、有疲劳感，多因压力增加而恶化、容易复发 | 因压力过大使肝功能减退，肝气郁结不疏而导致的 |
| 肝阳上亢型头痛 | 目眩、耳鸣、头晕、情绪焦躁、易怒、眼睛充血、下半身无力、腰部酸痛、痛感多为胀痛 | 因压力过大使肝功能减退、肝阴不足，肝阳上行至头部而导致的 |

## ● 头痛原因

现代医学往往不能很好地治疗无明确病因的头痛。中医则可以从产生疼痛的部位、疼痛的性质与疼痛时的状况来判断病因并加以对症治疗。

疼痛的部位大致固定，且多为带有节奏的间歇性刺痛，是血淤型头痛，这类痛感往往在运动时及夜里加剧。

伴随恶心呕吐而来的紧绷式疼痛，是体内堆积过多的痰浊所造成的，饮食不规律与脾功能减退是主因。

整个头颈部都产生胀痛的症状，是因为压力过大使得肝气郁结不疏所导致。

愤怒与焦躁的情绪会促使肝的阳气上升至头部，而引起头痛，这种头痛在中老年人中较多见。高血压与更年期障碍、自主神经功能失调所造成的头痛，也属于此类。

# 血淤型头痛

　　血流停滞、气血运行不畅所造成的头痛多为发于固定部位的刺痛。其可能是由跌打损伤或颈椎扭伤所造成的内出血，或其他疾病所致。在运动时与夜间痛感往往会增强。

　　这种情况下应保持全身血液循环通畅。如按摩穴位或使用热毛巾温敷头部，都可以改善头部的血液循环，消除疼痛。同时要注意不能使头部受凉。

## 穴位按摩

三阴交：在人体小腿内侧，足内踝上缘3指宽，内踝尖正上方胫骨内侧缘后方凹陷中。

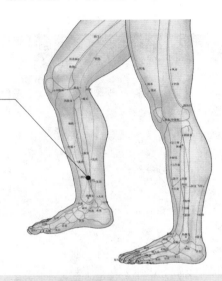

按摩具有消淤、止痛效果的三阴交穴。

## 食疗调补

## 适宜吃

油菜

大蒜

慈姑

山楂

## ● 对症药方

　　**通窍活血汤**：赤芍1钱，川芎3钱，桃仁3钱（研泥），红枣7枚（去核），红花3钱，老葱3根（切碎），生姜3钱（切碎），麝香1分（绢包）。

　　**煎法**：用黄酒250毫升，将前7味煎至1碗，去渣，将麝香入酒内，再煎2沸。

　　**服药法**：临卧服。

# 痰浊上扰型头痛

头痛并伴随恶心想吐、食欲不振、胃中翻腾、头昏、目眩等症状，属于痰浊上扰型头痛，这种头痛在痛感上多表现为紧绷式，这是脾功能减退的表现。

饮食不规律、饮酒、过度劳累、压力太大等都可以造成痰浊上扰型头痛。这种情况下应该注意调节饮食以恢复脾脏功能，改善水液代谢。

## 穴位按摩

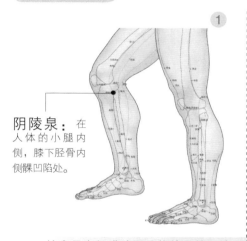

阴陵泉：在人体的小腿内侧，膝下胫骨内侧髁凹陷处。

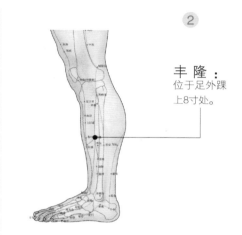

丰隆：位于足外踝上8寸处。

按摩具有促进脾胃功能效果的阴陵泉穴。

按摩具有祛痰作用的丰隆穴。

## 食疗调补　　　　　　　　　适宜吃

红豆

绿豆

荷叶

海带

### ● 对症药方

**导痰汤**：陈皮 2 钱，半夏 3 钱，茯苓 3 钱，白术 3 钱，香附 2 钱，青皮 2 钱，黄芩 2 钱，瓜蒌仁 3 钱，砂仁 2 钱，黄连 2 钱，甘草 1 钱。

**煎法**：加生姜 3 片，水煎服。

**服药法**：每日 1 次。

43

# 肝郁气滞型头痛

　　压力过大或精神情志因素使得肝功能失调、气机郁滞，往往会引起头部胀痛。这种情况下产生疼痛的部位并不固定。另外疲劳与睡眠不足也会引起头痛。容易复发是这类头痛的一大特征。

　　患此类头痛的人要注意缓解压力，使全身气血运行通畅。

## 穴位按摩

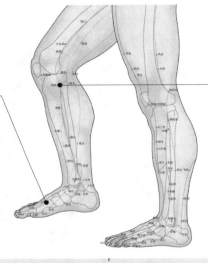

**太冲**：位于人体足背侧，当第1跖骨间隙的后方凹陷处。

**阳陵泉**：在小腿外侧，当腓骨小头前下方凹陷处。

按摩能调节肝功能的太冲穴。　　　　按摩能促进肝气运行的阳陵泉穴。

## 食疗调补　　　　　　　　　　　　　　　　适宜吃

荞麦

大蒜

油菜

白萝卜

橘子

### ● 对症药方

　　**柴胡疏肝散**：陈皮、柴胡各 2 钱，川芎、枳壳、白芍各 3 钱，甘草 1 钱，香附 2 钱。

　　**煎法**：水煎。

　　**服药法**：每日 1 次。

# 肝阳上亢型头痛

肝气郁久化火，会消耗肝阴，使肝阳不受抑制而上升至头部，引起头痛。这类头痛的特征为侧头部胀痛、易怒、情绪焦躁，以及眼睛充血，同时伴随有目眩、耳鸣、头晕等症状。患者还会同时出现下半身无力、腰部酸痛等。

这种情况下应尽量避免精神刺激，如愤怒、烦恼、过度兴奋等，以求平肝潜阳。

## 穴位按摩

**百会**：位于人体头部，在头顶正中线与两耳尖端连线的交点处。

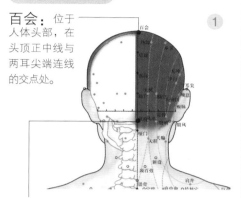

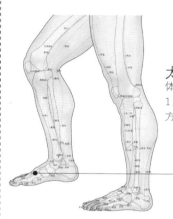

**太冲**：位于人体足背侧，当第1跖骨间隙的后方凹陷处。

**风池**：位于人体的颈后部，后枕骨下，两条大筋外缘陷窝中。

同时按摩能调整上身阳气的风池穴与百会穴。

按摩能平肝潜阳的太冲穴。

## 食疗调补

## 适宜吃

芹菜　　　　鱿鱼　　　　黑木耳　　　西红柿　　　菊花

## ● 对症药方

**钩藤散**：钩藤、陈皮、半夏、麦冬、茯苓、茯神、人参、菊花、防风各 3 钱，甘草 2 钱，石膏 4 钱。

**煎法**：用水 1000 毫升，加生姜 7 片，煎至 500 毫升，去渣即可。

**服药法**：每日 1 次，温服。

43

# 肩膀酸痛 肝郁/血淤/痰湿/血虚

肩膀酸痛指肩关节及肩胛周围筋骨肌肉感到酸痛的症状。可能由外感风湿或风热、强力负重、跌扑损伤等引起，其中由外感风湿所致者，肩痛偏后，常与背痛并见。

| 类型 | 特征 | 病因 |
|---|---|---|
| 肝郁型肩膀酸痛 | 从颈后部至头、肩部胀痛，忧郁、常叹息，伴随头痛、易怒 | 压力过大使肝气郁结不疏，阻碍肩膀一带气血运行所致 |
| 血淤型肩膀酸痛 | 后头部有酸痛感、肩膀僵硬 | 外伤或者姿势不良，导致血淤积于肩部，阻碍气血运行所致 |
| 痰湿型肩膀酸痛 | 肩膀筋肉紧绷、肌肉酸痛，触摸肩膀时却不觉僵硬 | 体内多余水液聚生成痰湿，使气血运行不畅所致 |
| 血虚型肩膀酸痛 | 脸色差、神情呆滞、肩膀筋肉强硬，无酸痛感 | 血不足，筋肉无法得到充分的滋养而导致 |

## ● 肩膀酸痛原因

肩膀酸痛的原因复杂，可以分为很多种类。大多表现为气血郁滞所引起的肩膀酸痛与无力感。

后脑部至颈、肩部胀痛，并伴随头痛的症状，是由于压力过大引起肝气郁滞，阻碍肩周气血运行所致。

触摸肩膀时感觉有坚硬的硬块，并且有强烈的酸痛感，是血淤型肩膀酸痛。通常因外伤与姿势不良，使体内血流淤滞，积于肩部所造成的。

肌肉僵硬的人虽然会觉得肩膀酸痛，但实际触摸相关部位时，却没有硬块。这是体内多余的水液聚生成痰湿，并停滞于肩周，使得血液循环变差所致。

相反地，自己不觉得酸痛，触摸肩膀时却发现十分僵硬，是因为提供筋肉营养的血不足所导致的。

# 肝郁型肩膀酸痛

压力过大会使肝气郁结，经络运行不畅，造成肩周气血运行变差，从而引起肩膀筋肉胀痛。此类症状多发于后脑部到颈、肩膀。肝郁型肩膀酸痛者常常伴随头痛的症状，特征是情绪焦躁、忧郁、唉声叹气。

这种情况下要注意舒缓压力，改善血液循环。建议多运动或者参加自己感兴趣的娱乐活动。

## 穴位按摩
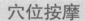

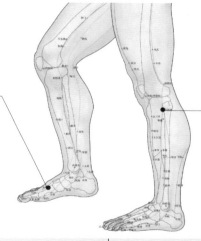

**太冲**：位于人体足背侧，当第1跖骨间隙的后方凹陷处。

**阳陵泉**：在小腿外侧，当腓骨小头前下方凹陷处。

按摩具有调节肝功能作用的太冲穴。　　按摩可以疏肝行气的阳陵泉穴。

## 食疗调补　　　　　　　　　　　　适宜吃

白萝卜

荞麦

油菜

橘子

芹菜

## ● 对症药方

**柴胡汤**：柴胡半斤，枳壳（麸炒）半斤，白芍半斤，甘草1两。

**煎法**：粉碎成粗粉，混匀，开水冲泡或炖服。

**服药法**：每服3钱，每日2次。

44

# 血淤型肩膀酸痛

血淤型肩膀酸痛可能是由外伤或姿势不良，导致血液停滞于肩膀周围所造成的。多表现为肩膀和头部肌肉僵硬，按压时会感到疼痛。

有血淤型肩膀酸痛的患者最应该注意的是保持血液循环通畅，避免受凉。长期伏案工作或维持同一个姿势的人，应该适时更换姿势，并进行适量运动，以改善血液循环。

## 穴位按摩

膈俞：第7胸椎棘突下，旁开1.5寸。

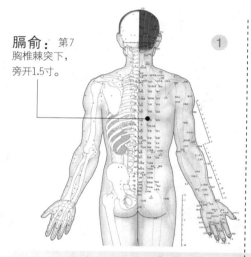

①

按摩促进血液循环的膈俞穴。

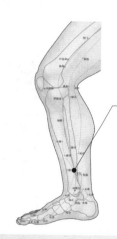

②

三阴交：在人体小腿内侧，足内踝上缘3指宽，踝尖正上方胫骨内侧缘后方凹陷中。

按摩能行气、活血、止痛的三阴交穴。

## 食疗调补

### 适宜吃

油菜

韭菜

大蒜

慈姑

山楂

## ● 对症药方

**通导散**：大黄2钱，生地黄2钱，桃仁2钱，枳壳2钱，赤芍2钱，当归2钱，陈皮2钱，木通1钱，朴硝1钱，甘草1钱。

**煎法**：水煎。

**服药法**：每日1次，温服。

人体经络使用手册全书

332

# 痰湿型肩膀酸痛

　　痰湿所引起的肩膀酸痛主要是由于饮食不规律和脾功能减弱，导致多余水分堆积于体内，聚生成痰湿而阻碍气血运行所致。临床主要表现为肩膀酸痛。

　　这种情况下应当注意适量运动以促进水液的代谢，同时注意合理调节饮食，避免过量饮食。

## 穴位按摩

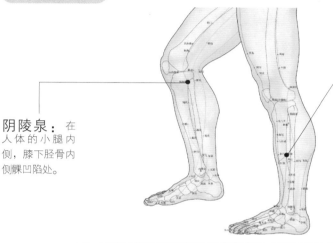

**丰隆：**位于足外踝上8寸处。

**阴陵泉：**在人体的小腿内侧，膝下胫骨内侧髁凹陷处。

按摩能促进脾胃功能的阴陵泉穴。　　　　按摩具有祛痰功用的丰隆穴。

## 食疗调补

**适宜吃**

红豆

绿豆

昆布

莲叶

## ● 对症药方

　　**二术汤**：厚朴2钱，苍术2钱，半夏2钱，藿香叶1钱，陈皮1钱，茯苓3钱，白术3钱。

　　**煎法**：水煎。

　　**服药法**：每日1次，温服。

44

# 血虚型肩膀酸痛

　　由于过劳和手术、月经、分娩等造成失血，无法给予筋肉充分的滋养，可能会引发血虚型肩膀酸痛。主要表现为筋肉偏细、脸色差，肩膀僵硬，却没有酸痛的感觉，即使按压也不会感到疼痛。

## 穴位按摩

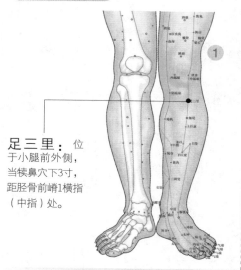
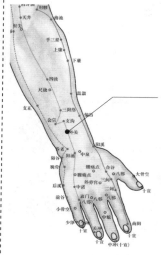

**足三里**：位于小腿前外侧，当犊鼻穴下3寸，距胫骨前嵴1横指（中指）处。

**外关**：在手背腕横纹上2寸，尺桡骨之间，阳池穴与肘尖的连线上。

按摩能够调补气血的足三里穴。　　按摩能使肩部筋肉放松的外关穴。

## 食疗调补　　　　　　　适宜吃

胡萝卜

黑木耳

动物肝脏

金针菜

## ● 对症药方

　　**四物汤**：当归3钱，白芍3钱，川芎1钱，熟地黄3钱，五味子1钱，麦冬3钱。

　　**煎法**：水煎。

　　**服药法**：每日1次。

# 目眩 肝火/肝阳上亢/气血两虚/痰浊

目眩是一种眼前发黑、有如天旋地转、视物昏花，仿佛要晕倒一般的症状。中医理论认为目眩是由气血不足、肝阳上亢、痰浊上扰等所致。

| 类型 | 特征 | 病因 | |
|------|------|------|---|
| 肝火型目眩 | 耳鸣、头痛、天旋地转般的目眩、睡眠过浅、多梦 | 肝失条达，肝气郁滞，气郁化火，上扰头目所致 | |
| 肝阳上亢型目眩 | 心悸、耳鸣、失眠、盗汗、手脚发热、腰足虚弱、口干、天旋地转般的目眩 | 肝阳上升，扰乱平衡，症状较肝火型略轻 | |
| 气血两虚型目眩 | 体质差、头晕似要晕倒、呼吸困难、视野变暗、容易疲惫、脸色苍白 | 气血不足，清阳不升，头部失养所致 | |
| 痰浊型目眩 | 全身无力、总是想睡、没有食欲、恶心想吐 | 暴饮暴食、疲劳、睡眠不足、压力过大等造成痰浊内生，阻碍气血运行所致 | |

## ● 目眩原因

目眩症状的出现表明头部血液循环发生了异常，通常由两种状况所致。一是气血无法顺利上抵头部，一是有害物质上抵头部，扰乱了平衡。

目眩时感觉天地旋转，并且在生气时症状会加重，其原因是肝失条达，肝气郁滞。这种目眩通常伴随耳鸣、头痛等症状的出现，这是肝气郁滞，郁而化火，进而上扰头目而引起的肝火型目眩。

手脚发热并伴随心悸等症状的，则是肝中阴液不足，无法抑制肝阳，造成肝阳上亢的目眩。其目眩的程度虽然不及肝火型，但也会有失眠与盗汗等症状。

感到呼吸困难、头晕，似乎要昏倒的，则是因气血不足，无法顺利上抵头部造成的气血两虚型目眩。

而休息后也无法改善的目眩，则是体内多余的水液聚生成痰浊，阻碍了气血运行所致。

# 肝火型目眩

　　患者会感到天旋地转般的目眩，并且在发怒时加剧，这是由于肝气郁滞，气郁化火，上扰头目所致。

　　此症状常发生在压力大且易怒的人身上，同时还常伴随耳鸣与头痛的症状，夜里睡眠浅而多梦。高血压以及梅尼埃氏症候群发作时出现的目眩也属于此种类型。

　　患有此型目眩的人，应学习如何调节自己的情绪，并减轻压力。

## 穴位按摩

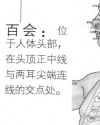

**百会：** 位于人体头部，在头顶正中线与两耳尖端连线的交点处。

① 

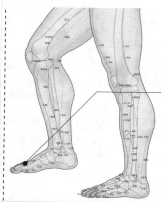

② 

**行间：** 在足背侧，当第1、2趾间，趾蹼缘的后方赤白肉际处。

按摩能平息肝火的百会穴。　　按摩能清肝火的行间穴。

## 食疗调补

## 适宜吃

芹菜

西红柿

绿茶

菊花

## ● 对症药方

　　**龙胆泻肝汤：** 龙胆草2钱，黄芩3钱，栀子3钱，泽泻3钱，木通2钱，当归1钱，生地黄2钱，柴胡2钱，生甘草2钱，车前子2钱。

　　**煎法：** 将以上10味草药分别切细，加水1000毫升，煎至500毫升，除去药渣即可。

　　**服药法：** 每日3次，不拘时候。

# 肝阳上亢型目眩

此种目眩主要表现为目眩有如天旋地转，多伴随手脚发热、心悸、耳鸣、心情浮躁、夜里不易入眠且多梦、盗汗与口干等症状。这是肝与肾的阴液不足，无法抑制阳气，导致肝阳上升头目所致。相较肝火型的症状略轻。

## 穴位按摩

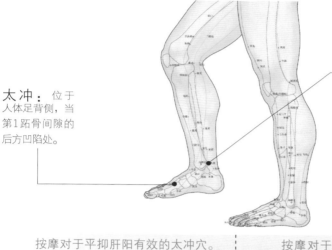

**太溪**：在人体足内侧，内踝后方和跟腱之间的凹陷处。

**太冲**：位于人体足背侧，当第1跖骨间隙的后方凹陷处。

按摩对于平抑肝阳有效的太冲穴。

按摩对于调节水液代谢十分有效的太溪穴。

## 食疗调补

### 适宜吃

绿茶　　　　牡蛎　　　　黑芝麻　　　　枸杞子

## ● 对症药方

**镇肝熄风汤**：牛膝 3 钱，代赭石 3 钱，龙骨 3 钱，牡蛎 3 钱，川楝子 2 钱，玄参 3 钱，天冬 3 钱，麦芽 2 钱，茵陈 2 钱。

**煎法**：将以上 9 味药分别捣碎，加水 1000 毫升煎至 500 毫升，除去药渣即可。

**服药法**：饭前服用，每日 2 次。

# 气血两虚型目眩

　　气血不足会导致头部失养而引起目眩。主要表现为呼吸困难、视野变暗，似乎要昏倒，指突然站起后头晕目眩。这种体质的人大多原本体力较差，容易疲惫且脸色苍白。要预防此种目眩，需要补充气血，充分休息并多摄取有营养的食物。

## 穴位按摩

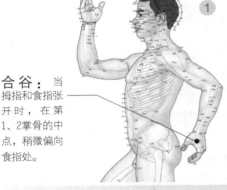

合谷：当拇指和食指张开时，在第1、2掌骨的中点，稍微偏向食指处。

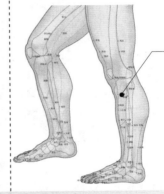

足三里：位于小腿前外侧，当犊鼻穴下3寸，距胫骨前嵴1横指（中指）处。

按摩具有补气作用的合谷穴。

按摩具有补血作用的足三里穴。

## 食疗调补　　　适宜吃

糯米

猪肉

豆腐

胡萝卜

香菇

## ● 对症药方

　　**归脾汤：**白术、当归、茯苓、黄芪（炒）、桂圆肉、远志、酸枣仁（炒）各3钱，木香1钱，炙甘草各1钱，人参2钱。

　　**煎法：**加生姜3片、红枣1枚，水煎。

　　**服药法：**每日2次。

# 痰浊型目眩

多余的水液聚生成痰，停滞于体内，一方面会阻碍气血的运行，另一方面会上行至头部造成目眩。表现为天旋地转般的眩晕感，并伴随恶心想吐的症状，休息后也不见改善。这种体质的人总是很想睡，并且常常食欲不振。这种病症是由暴饮暴食和疲劳、睡眠不足、压力过大导致的。患者应注意调节饮食，不要进食过量，同时进行适量的运动，以改善体质。

## 穴位按摩

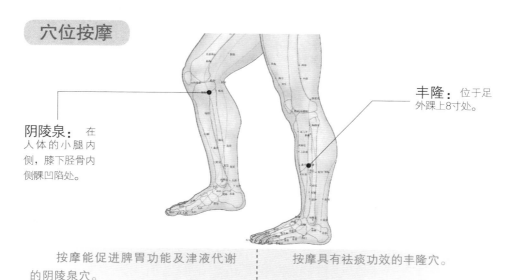

阴陵泉：在人体的小腿内侧，膝下胫骨内侧髁凹陷处。

丰隆：位于足外踝上8寸处。

按摩能促进脾胃功能及津液代谢的阴陵泉穴。

按摩具有祛痰功效的丰隆穴。

## 食疗调补

### 适宜吃

燕麦

红豆

海苔

白萝卜

海带

## 对症药方

**半夏白术天麻汤**：黄柏2钱，干姜2钱，天麻3钱，苍术3钱，茯苓3钱，黄芪3钱，泽泻3钱，人参2钱，白术3钱，炒神曲1钱，半夏2钱，陈皮1钱。

**煎法**：加水1000毫升，煎至500毫升，除去药渣即可。

**服药法**：每日1次，饭前温服。

# 腰痛 寒湿/肾虚/血淤

腰痛是以腰部一侧或两侧疼痛为主要症状的病症。现代医学的肾脏疾病、风湿病、腰肌损伤、脊椎及脊髓疾病，或者女性月经不调都可以导致腰痛。

| 类型 | 特征 | 病因 |
|---|---|---|
| 寒湿型腰痛 | 腰部冷痛、寒冷和阴雨天加重，温暖患部则症状减轻，多伴下半身水肿、全身无力 | 寒湿邪气入侵体内，阻碍气血运行所致 |
| 肾虚型腰痛 | 腰部隐隐作痛，酸软无力，肾阴虚者，可见盗汗、手脚心热、口燥咽干 | 肾阳或肾阴不足，不能濡养腰背所致 |
| 血淤型腰痛 | 腰痛如刺、痛处固定、多汗、容易疲劳、怕冷 | 血流停滞造成的淤血疼痛 |

## ● 腰痛原因

急性腰痛大多是外因引起的,而慢性腰痛大多是内因引起的。一般疼痛的起因有外感寒湿、气血淤滞、湿热或热毒等。

另外，腰是肾的精气流入之处，是易受肾功能影响的部位，故被称为"肾府"，因此肾功能的减退也会造成腰部疼痛。

下半身发冷与水肿，温暖患部后症状会减轻的，是外界侵入的寒湿之邪停滞于腰部所致。常见于在高湿度环境下工作的人。

腰与足踝酸痛，稍加按摩会有所改善的，是肾虚所造成的腰痛。肾是主司骨骼生长的脏器，若腰痛症状恶化，则可能会发展成骨质疏松症。

触摸腰部时感到有硬块且有刺痛者，是血液淤滞于腰部所致，这种刺痛往往会在夜间与运动时加剧。

# 寒湿型腰痛

侵入体内的寒湿邪气停滞于腰部，阻碍气血运行，则会导致腰痛。这种腰痛多伴随有下半身发冷及水肿的症状，为生活在寒冷且高湿度环境的人所常见。

患者要注意避免穿着过薄的衣物，且注重腰部周围及全身的保暖，避免使身体着凉。特别是被雨淋湿或流汗后，要赶快换上干的衣服以避免受凉。

## 穴位按摩

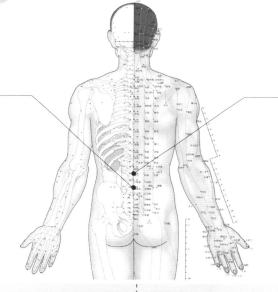

腰阳关：在腰部，当后正中线上，第4腰椎棘突下凹陷中。

命门：当后正中线上，第2腰椎棘突下凹陷处。

按摩腰阳关穴以温经散寒。　　　按摩命门穴以温暖腰部。

## 食疗调补

**适宜吃**

红豆

蚕豆

生姜

大蒜

肉桂

### ● 对症药方

**甘姜苓术汤**：生姜3钱，茯苓3钱，白术3钱，甘草1钱。

**煎法**：水煎。

**服药法**：每日1次。

46

# 肾虚型腰痛

　　若肾功能减退，精气不足，不能濡养腰背，或肾阳不足，不能温煦经络则可导致腰痛。此类型以慢性腰痛较多，而其他类型的腰痛也往往会伴随着肾虚的症状。肾也是主司骨骼生长的脏器，若肾虚持续发展下去，将会导致骨质疏松症。

　　这类人群活动腰部时疼痛会加剧，稍微休息后则症状减轻，且多伴随头晕与耳鸣等症状。此时按摩腰部可以缓和疼痛。

## 穴位按摩

肾俞：在第2腰椎棘突下，旁开1.5寸处。

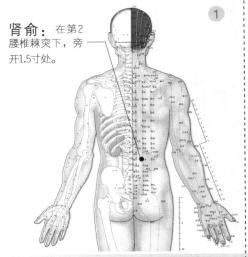

① 按摩能提高肾功能的肾俞穴。

太溪：在人体足内侧，内踝后方和脚筋腱之间的凹陷处。

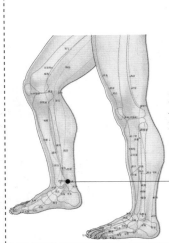

② 按摩具有补益肾中精气作用的太溪穴。

## 食疗调补　　　　　　　　　　适宜吃

韭菜

虾

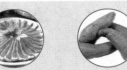
羊肉

红薯

枸杞子

## ● 对症药方

　　伴随腰部发冷症状时可服用中成药牛车肾气丸；伴随手脚充血发热的症状时可服用中成药六味地黄丸。

# 血淤型腰痛

触摸腰部时感到有硬块且有强烈刺痛感者，是血淤引起的腰痛。刺痛感会在活动时加剧，而且因为睡眠时血流减缓，在半夜的时候痛感也会有所加剧。

患有此型腰痛者凡事不应勉强，须安心静养。贴透气湿布对于缓和疼痛十分有效。然而虽然同样都是血淤症状，但也有冷湿布敷与热湿布敷的区别，应以自己感到舒适为宜。

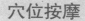

## 穴位按摩

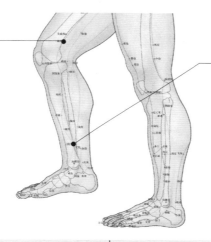

血海：在大腿内侧，髌底内侧端上2寸处。

三阴交：在人体小腿内侧，足内踝上缘3指宽，内踝尖正上方胫骨内侧缘后方凹陷中。

按摩能改善血液循环的血海穴。　　　按摩能改善淤血状况的三阴交穴。

## 食疗调补

### 适宜吃

荞麦

大蒜

山楂

油菜

## ● 对症药方

**通导散**：大黄2钱，生地黄2钱，桃仁2钱，枳壳2钱，赤芍2钱，当归2钱，陈皮3钱，木通1钱，朴硝1钱，甘草1钱。

**煎法**：水煎。

**服药法**：每日1次，睡前服用。

# 心悸 气虚/血虚/阴虚

心悸是一种自觉心脏跳动而不能自主的不适感或心悸感。当心率加快时会感到心脏跳动不适，心率缓慢时会感到心脏搏动有力。心悸时，心率可快可慢，也可有心律不齐，心率和心律正常者也可以有心悸。

| 类型 | 特征 | 病因 |
|---|---|---|
| 气虚型心悸 | 呼吸迫促，尤其不能登高，登高就会胸闷，甚则出现心痛，运动时心悸症状加剧。畏寒喜暖、懒于动作。没精神、常想躺下休息，容易出汗、稍微活动便呼吸困难、脉搏偏慢 | 气能行血，气不足则运血无力，心血不足，心失滋养，则搏动紊乱 |
| 血虚型心悸 | 心悸、脸色差、失眠、感到不安、目眩、静不下心、常常健忘 | 血不足，则无以养心，心失所养则搏动失常 |
| 阴虚型心悸 | 脉搏过快、胸闷、失眠、盗汗、目眩、耳鸣，静不下心、手脚心发热 | 镇静心神的功能减退，造成心功能过于亢奋 |

## ● 心悸原因

心悸是心神不安定所引起的，心是掌管血液循环的脏器。心悸的发生常与平素体质虚弱、情志所伤、劳倦、汗出受邪等因素有关。根据心悸的症状，可分为很多个种类。

运动时发生心悸、呼吸困难、胸痛等症状，是气虚所造成的。气的生成不足是造成气虚型心悸的主要原因。患有这种病症的人常常没有精神，并且总是想躺下来休息。

相反地，若心失所养，无法濡养心神而产生心悸，则是血虚型心悸。这种人气血平衡失调，使心神得不到足够的滋养，则人会感到不安、易受惊吓、夜间无法入眠，脸色也会变差，容易感到疲惫。

若血虚症状加重，则会使阴液不足而造成阴虚状态，此时人会感到胸闷且脉搏加速、手脚心发热。

嘴唇泛紫并伴随胸部刺痛，是血淤所引起的。这类人肌肤缺乏光泽，而且会感到胸闷。

# 气虚型心悸

　　运动时发生心悸与呼吸困难，并感到胸痛，即是气虚型心悸，这种心悸是因气不足造成心的动力不足所致。气不足，会使得人没有精神、容易疲劳，常常想躺下来休息。另外，脉搏也会偏慢，或者有脉律不整的情形，而且身体容易流汗。若病情加重，则会有手脚发冷与身体怕冷等症状的出现。

　　要改善症状，首先必须补气，并进行充分的休养，多摄取容易消化的食物。

## 穴位按摩

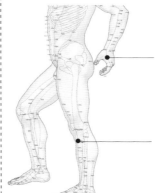

心俞：第5胸椎棘突下，旁开1.5寸处。

合谷：当拇指和食指张开时，在第1、2掌骨的中点，稍微偏向食指处。

足三里：位于小腿前外侧，当犊鼻穴下3寸，距胫骨前嵴1横指（中指）处。

心俞穴是对各种心悸都有效的穴位，也可长按。

若感到胸痛时，可以刺激合谷穴；按摩足三里穴具有促进肠胃功能的作用。

## 食疗调补

## 适宜吃

红薯

红枣

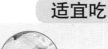

猪肉

## ● 对症药方

　　**安神定志汤**：人参2钱，黄芪3钱，茯苓、茯神、远志各2钱，石菖蒲、龙骨各2钱。

　　**煎法**：以上中药，以水1000毫升，煮取500毫升汤药，除去药渣即可。

　　**服药法**：每日2次，早晚饭前服。

**47**

# 血虚型心悸

　　心悸时伴有脸色差、头晕等症状，是血虚引起的。由于血虚无以滋养心神，心神失养而致搏动紊乱。

　　血虚型心悸的症状是健忘、容易受惊、不安、焦躁以及无法静下心来。虽然身体容易感到疲惫，需要充分休养，但到了夜里往往会因心神不安而失眠。建议就算无法入眠，也不要太过在意，躺着休息就好。

## 穴位按摩

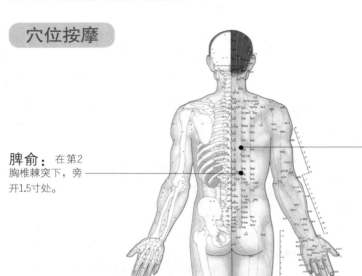

**脾俞**：在第2胸椎棘突下，旁开1.5寸处。

**膈俞**：在背部，当第7胸椎棘突下，旁开1.5寸处。

可以按摩能够促进肠胃功能的脾俞穴。

可刺激具有补血作用的膈俞穴。

## 食疗调补

### 适宜吃

莲子

红枣

猪心

桂圆

## ● 对症药方

**保元汤**：黄芪3钱，人参2钱，炙甘草1钱，肉桂1钱，生姜2片。

**煎法**：以上5味药，加水1000毫升，煎至500毫升即可。

**服药法**：不拘时服。

人体经络使用手册全书

# 阴虚型心悸

脉搏快且容易感到胸闷、心悸的人，是因为供给心养分的血、津液等心阴不足，造成心的功能亢进所致。此类型的人会感到目眩、耳鸣、手脚心发热、口干舌燥。在精神方面则会有健忘、容易受惊、感到不安、焦躁、无法静下心来等症状。在夜里无法轻易入睡，且会有盗汗症状。

## 穴位按摩

心俞：在第5胸椎棘突下，旁开1.5寸。

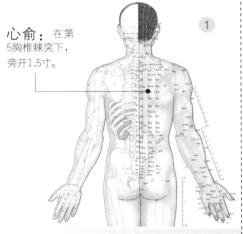

太溪：在人体足内侧，内踝后方和跟腱之间的凹陷处。

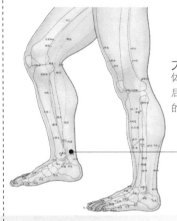

按摩能安定心神的心俞穴。

入睡前按摩可以安定情绪的太溪穴。

## 食疗调补

## 适宜吃

莲子

猪心

冬瓜

百合

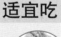
核桃

## ● 对症药方

**黄连阿胶汤**：黄连4钱，黄芩2钱，白芍2钱，鸡子黄2枚，阿胶3钱。

**煎法**：以水1000毫升，先煎前3味，取500毫升，去渣，入阿胶烊尽，稍冷却，入鸡子黄，搅匀即可。

**服药法**：每次温服200毫升，每日3服。

**47**

# 48 胃痛 虚寒/湿热蕴积/肝郁气滞

　　胃痛在中医上称"胃脘痛"，是指上腹胃脘部、近心窝处发生疼痛的病症。胃痛是临床上常见的症状，如胃炎、胃及十二指肠溃疡病、胃神经官能症、胃黏膜脱垂、胃下垂、胰腺炎、胆囊炎及胆石症等病都可以引起胃痛。中医理论认为造成胃痛的原因有寒邪犯胃、饮食伤胃、肝气犯胃、脾胃虚弱等。

| 类型 | 特征 | 病因 |
|---|---|---|
| 虚寒型胃痛 | 温暖身体后症状缓和、容易疲惫、恶心想吐、腹部发冷 | 温暖胃部的阳气不足，或脾胃虚寒，造成胃失温养所致 |
| 湿热蕴积型胃痛 | 咽喉干涩、口臭、胸部发热、呕吐、按压胃部时有疼痛及不适感 | 湿热之邪蕴积于胃中，损伤胃的功能 |
| 肝郁气滞型胃痛 | 胃胀痛、情绪焦躁、忧郁、常叹气 | 压力过大使肝气郁结，横逆犯胃而影响胃的功能所致 |

## ● 胃痛原因

　　当身体着凉或者吃了生冷的食物时，感到胃痛，是因阳气不足所导致的虚寒型胃痛。温暖身体可使气血运行状况得以改善，进而缓和疼痛。

　　相反地，若感到胃部持续灼痛，则属于湿热蕴积型胃痛，须用清胃热的方法来加以治疗。

　　若因压力过大或情志因素使胃痛发作或加剧，则属于肝郁气滞型胃痛，这类人群往往会因胃酸的分泌不稳定，而发生胃溃疡。

人体经络使用手册全书

# 虚寒型胃痛

这类胃痛是因寒邪凝滞胃中或脾胃虚寒，使胃失温养所致。常见于全身容易发冷与容易感到疲惫的人身上。

在空腹时容易感到胃痛，而在饮食后症状有所改善，为此类型胃痛的最大特征。触摸胃脘时会感到患部发冷，在温暖疼痛部位或是用手按压之后，疼痛会稍微缓和。

## 穴位按摩

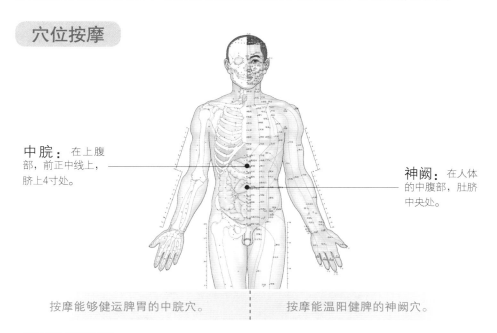

中脘：在上腹部，前正中线上，脐上4寸处。

神阙：在人体的中腹部，肚脐中央处。

按摩能够健运脾胃的中脘穴。

按摩能温阳健脾的神阙穴。

## 食疗调补

**适宜吃**

韭菜

鸡肉

辣椒

胡椒

山椒

## ● 对症药方

**人参汤**：人参 2 钱，茯苓（去黑皮）3 钱，白术 3 钱，陈皮 2 钱，肉桂 2 钱，厚朴（去粗皮，以生姜汁炙）2 钱，半夏 2 钱，炙甘草 1 钱。

**用法**：加水 1000 毫升，加生姜 5 片，煎至 500 毫升，去渣。

**服药法**：每日 1 次，空腹服用。

48

# 湿热蕴积型胃痛

　　胃部感到持续性的灼痛，并且口干舌燥，是湿热之邪蕴积于胃部所造成的。多发于嗜食辛辣厚味的人身上，并且会有口臭与胸部灼痛、呕吐等现象，按压腹部时疼痛会加剧。

　　这类人会口干舌燥而很想喝水，此时虽然摄取水分很有必要，但也不应一口气喝下，应采取分次、少量饮用的方式。

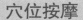

## 穴位按摩

① ②

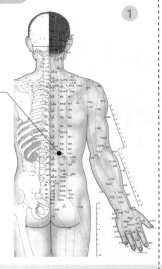

**胃俞**：在背部，第12胸椎棘突下，旁开1.5寸。

**内庭**：足背第2、3趾间缝纹端。

按摩能够调整胃功能的胃俞穴。　　按摩能行气和胃的内庭穴。

## 食疗调补

## 适宜吃

西瓜

苹果

梨

白菜

黑木耳

## ● 对症药方

**白虎汤**：石膏 4 钱，知母 3 钱，甘草 1 钱，粳米 2 钱。

**煎法**：水煎至米熟汤成，去渣。

**服药法**：每日 1 次，温服。

人体经络使用手册全书

# 肝郁气滞型胃痛

精神压力过大与紧张等因素会使肝气郁滞，阻碍胃部气血运行而致疼痛。胃部周围感到胀痛，并且在压力增加时，痛感会加剧。这类人群往往会感到情绪焦躁、忧郁以及常常叹气。因此要尽量避免愤怒与焦躁的情绪，避免进食速度太快。仔细咀嚼，可以促进唾液分泌，同时胃也较有充分的时间分泌胃酸，以更好地消化食物。

## 穴位按摩

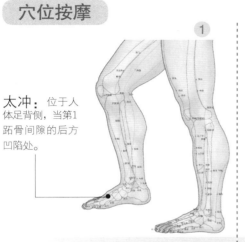
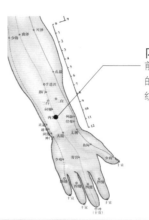

太冲：位于人体足背侧，当第1跖骨间隙的后方凹陷处。

内关：在人体的前臂掌侧，从近手腕的横纹的中央，腕横纹上2寸。

按摩能够促进肝功能的太冲穴。

按摩具有行气止痛作用的内关穴。

## 食疗调补

## 适宜吃

白萝卜

菠菜

韭菜

荞麦

## ● 对症药方

**大柴胡汤**：柴胡4钱，生姜3钱，大黄3钱，枳实3钱，黄芩4钱，白芍4钱，半夏4钱，红枣12枚。

**煎法**：将以上8味草药分别切细，用水1000毫升，煮取汤药800毫升，去滓再煎至500毫升即可。

**服药法**：每日3次，饭后服用。

**48**

图书在版编目（CIP）数据

人体经络使用手册全书 / 高海波, 刘红主编. —南京 : 江苏凤凰科学技术出版社, 2016.6（2021.1 重印）
（含章·健康养生堂书系）
ISBN 978-7-5537-3742-3

Ⅰ . ①人… Ⅱ . ①高… ②刘… Ⅲ . ①经络 – 手册
Ⅳ . ①R224.1-62

中国版本图书馆CIP数据核字(2014)第203077号

## 人体经络使用手册全书

| | |
|---|---|
| 主　　　编 | 高海波　　刘　红 |
| 责 任 编 辑 | 樊　明　　祝　萍 |
| 助 理 编 辑 | 冼惠仪 |
| 责 任 校 对 | 郝慧华 |
| 责 任 监 制 | 方　晨 |

| | |
|---|---|
| 出 版 发 行 | 江苏凤凰科学技术出版社 |
| 出版社地址 | 南京市湖南路 1 号 A 楼，邮编：210009 |
| 出版社网址 | http://www.pspress.cn |
| 印　　　刷 | 文畅阁印刷有限公司 |

| | |
|---|---|
| 开　　　本 | 718 mm × 1 000 mm　1/16 |
| 印　　　张 | 22 |
| 字　　　数 | 250 000 |
| 版　　　次 | 2016年6月第1版 |
| 印　　　次 | 2021年1月第2次印刷 |

| | |
|---|---|
| 标 准 书 号 | ISBN 978-7-5537-3742-3 |
| 定　　　价 | 45.00元 |